高等学校教材

供临床、预防、口腔、护理、检验、影像及相关专业用

医学信息学概论

主 编 董建成

副主编 宋余庆 胡新平 赵文龙

编 委（按姓氏笔画排序）

马 路（首都医科大学） 杨克虎（兰州大学）

马家奇（中国疾病预防控制中心） 罗爱静（中南大学）

王秀平（山西医科大学） 赵文龙（重庆医科大学）

王 伟（吉林大学） 胡新平（南通大学）

邓汉生（复旦大学） 徐一新（复旦大学）

孙志挥（东南大学） 郭继军（中国医科大学）

宋余庆（江苏大学） 董建成（南通大学）

张志美（南通大学） 程艾军（首都医科大学）

秘 书 蒋 葵（南通大学）

人民卫生出版社

图书在版编目（CIP）数据

医学信息学概论/董建成主编 . —北京：人民卫生出版社，2010.1

ISBN 978-7-117-12173-6

Ⅰ . 医… Ⅱ . 董… Ⅲ . 医学:信息学 Ⅳ . R – 05

中国版本图书馆 CIP 数据核字（2009）第 191406 号

门户网：www. pmph. com	出版物查询、网上书店
卫人网：www. ipmph. com	护士、医师、药师、中医师、卫生资格考试培训

医学信息学概论

主　　编:董建成

出版发行:人民卫生出版社(中继线 010-59780011)

地　　址:北京市朝阳区潘家园南里 19 号

邮　　编:100021

E - mail: pmph @ pmph.com

购书热线:010-67605754　010-65264830

　　　　　010-59787586　010-59787592

印　　刷:三河市国英印务有限公司

经　　销:新华书店

开　　本:787×1092　1/16　**印张:**18.75

字　　数:457 千字

版　　次:2010 年 1 月第 1 版　2022 年 7 月第 1 版第 11 次印刷

标准书号: ISBN 978-7-117-12173-6/R · 12174

定　　价: 37.00 元

序

首先要祝贺我国最新的一本既与国际医学信息学接轨,又包容我国医学信息学基本实践的《医学信息学概论》即将出版,为我国医学信息工作者提供一本既带有医学信息学原汁原味又带有本土气息的著作。

随着 20 世纪 60～70 年代以来计算机科学技术和信息科学技术的飞速发展及其在医学领域的广泛应用,一门基于信息科学、计算机科学、医学科学、管理学、工程学、图书馆学、语言学、心理学及其他应用科学的理念和方法的结合,以研究医学信息的搜集、处理、存贮、检索、传输、管理和有效应用的原理与方法为基本内容的新兴交叉学科——医学信息学便应运而生。其应用性极强,适用性极广,又不乏自身的特点和理论基础。医学信息学在医疗实践、医学研究、医学教育、医学决策和管理方面起着越来越重要的作用,在各种医学信息系统(包括临床医疗系统、图象处理系统、公共卫生系统和决策支持系统)建设、各种医学信息资源整合和利用、电子病历、电子健康档案、医学决策支持系统、生物信号收集与识别及处理、医学图象处理与重建、各种医学决策(包括临床决策、卫生决策等)系统中的应用越来越广泛和深入,为提高医疗、卫生、教学和研究的效果、效率、效力作出了重要贡献。而医生的信息素养和医疗卫生信息化建设的水平已成为现代医生个人和医院乃至整个医疗卫生事业发展的重要前提条件。医学信息学的广泛应用,在很大程度上改变了人们的医疗卫生观念,还从来没有一门科学像信息科学这样如此广泛和深刻地影响和改变着医学的整体面貌,是医学进一步发展的重要基础、桥梁、手段和动力。

由董建成教授主编的这本《医学信息学概论》着重于医学信息学基础理论、基本知识和基本技能的叙述,将计算机与网络、信息技术等方面的内容作为信息学的基础加以简要介绍,而对于分子与生物革命引导的新兴学科群和信息与计算革命引导的新兴学科群之间交叉形成的生物信息学,虽然与医学信息学有关,但其主要是作为医学研究的手段,因而也只在书末加以概述,全书重点阐述医院信息系统、临床信息系统、医学图象信息系统、公共卫生信息系统、远程医学、网络信息检索和医学决策支持系统。

这是一本结构简明、内容扼要而又反映医学信息学全貌的中等部头的简明读本。相信这本书能在医学信息教育、医疗实践、医学研究、医学决策乃至整个医疗卫生系统的信息化建设中发挥重要的作用。

中华医学会医学信息学分会　主任委员

中国医学科学院、中国协和医科大学　教　　授

2009 年 10 月于北京

1

前　言

医学信息学(medical informatics)是研究生物医学信息、数据和知识的存储、检索并有效利用,以便在卫生管理、临床控制和知识分析过程中作出决策和解决问题的科学。它是信息科学与生物医学的交叉学科,应用领域十分广泛,遍及临床医学、预防医学、基础医学和人类健康的每一个角落。

随着信息科学与生物医学的快速发展,医学信息学的研究和应用不断深入和扩大,并逐渐成为现代和未来生物医学科学发展的基石。2009 年 4 月,中共中央国务院发布了《关于深化医药卫生体制改革的意见》,明确提出要建立实用共享的医药卫生信息系统,医疗卫生信息化成为医药卫生体制改革的重要支撑之一。其价值已在 SARS、甲型 H1N1 流感的防控和医院改革与建设中日益凸显。在国外,医学信息学的研究浪潮亦日益汹涌,美国总统奥巴马亦在 2009 年提出了设立全国电子健康档案(EHR)的行政框架,并拨款 190 亿美元,致力于电子健康档案的数字化和网络化建设。

《医学信息学概论》是卫生部规划的高等医药院校教材整体中的一门新课程。本书的作者由卫生部教材办公室聘请,在内容编写上努力做到具有先进性、科学性、实用性和可操作性,能够反映医学信息学的进展;在文字上,力求言简意赅,概念清楚,结构严谨,言之有据。本书主要供高等医药院校的临床、预防、口腔、护理、检验、影像及相关专业的本科生作教科书使用,是为医学生适应医学信息化环境的入门教材,也是适合广大医疗卫生工作者学习的一本好参考书。

在本书的编写过程中,承蒙卫生部教材办公室和人民卫生出版社的指导和支持;参加编写的各位专家鼎力相助,为本书的编写和质量保证花费了大量的精力;中国医学科学院的王汝宽教授自始至终地关心和指导编写过程,并为本书作序;学术秘书蒋葵副教授、张志美研究员在本书的稿件整理上,做了大量卓有成效的工作,在此一并表示深深的感谢。

由于水平和时间所限,本书可能会有不少缺点,敬请读者不吝赐教和指正。

董建成

2009 年 9 月于南通大学

目　　录

第一章

绪　论

医学信息学(medical informatics)是研究生物医学信息、数据和知识的存储、检索并有效利用,以便在卫生管理、临床控制和知识分析过程中作出决策和解决问题的科学。它是信息科学与生物医学的交叉学科,前者是其方法学,后者是其应用领域。随着信息科学与生物医学的快速发展,医学信息学的研究和应用不断深入和扩大,并逐渐成为现代和未来生物医学发展的基石。

由卫生部规划的高等医药院校教材是一个整体,医学信息学作为这个整体中的一门新课程,是为了使医科大学生适应医疗卫生信息化的进程,也是医学教育全球标准之基本要求。医学信息学的涉及面很广,为了避免不必要的重复,本书着重于基础理论、基本知识和基本技能的叙述。虽然计算机与网络、信息技术、生物信息学等方面的内容与医学信息学有关,本书仍简要地加以叙述;而其他学科的教材将会从各自的角度,有更加详细的阐明,在需要时,可参考相关教材,从而能对医学信息学的方方面面有更深入的了解。

第一节　医学信息学的发展历史

医学信息学是伴随着计算机技术在生物医学领域的应用而产生和发展起来的。其最初的标志可以追溯到国际信息处理联合会(International Federation for Information Processing,IFIP)在 1967 年成立的与卫生有关的技术委员会(technical committee 4,TC4)。经过 10 年的不断发展,于 1978 年成立了国际医学信息学学会(International Medical Informatics Association,IMIA),并一直是 IFIP 的成员之一。IMIA 是国际医疗卫生信息学领域内公认的领导,也是世界卫生组织(WHO)认可的非政府组织。目前,IMIA已拥有 45 个以上的国家级和相当于国家级的团体成员,4 个地区性联合会:欧洲医学信息学联盟(European Federation for Medical Informatics,EFMI)、亚太医学信息协会(Asia Pacific Association for Medical Informatics,APAMI)、非洲地区医学信息学联合会(Health Informatics in Africa,Helina)和拉丁美洲医学信息学会(Regional Federation of Health Societies in Latin America,IMIA-LAC)。

在美国,作为国家卫生服务研究和发展中心的 AHRQ(the agency for healthcare research and quality)在 1968～1999 年提供医学信息学研究基金的过程可谓是全球医学信息学发展历史的一个缩影。从 30 年间 AHRQ 提供资助的 130 个医学信息学研究课题看,大致可分为 3 个方面(表 1-1)。

表 1-1　AHRQ 资助医学信息学的主要领域

医疗卫生信息系统：

　　医学信息系统

　　计算机数据存储与检索系统

　　临床实验室、医学影像和危重病人处理自动化

决策支持与质量保证：

　　计算机辅助决策系统

　　以患者为中心的 HIV 管理系统

　　质量保证与改进

电子病历与整合信息系统

　　医学信息标准

　　研究与发展

　　写作

　　卫生信息隐私

　　由此可见，国际医学信息学的研究是随着信息科学技术的发展而迅速崛起的。在早期，由于医学知识面广量大、医疗数据复杂多变，而大多数的医生和医院是依赖纸和笔去记录数据、依赖图片和文档去存储数据、依赖他们的记忆和检索能力在书刊、病历、图片等各种文献中去查找数据，以便作出正确决策和解决问题。当时的研究者认识到计算机在数据存储、检索和建立信息系统方面有着巨大的能量，并开展了医学信息系统的研究和开发。在 20 世纪70 年代，Morris F. Collen 等人已经成功建立了"可集成、可扩展、变长和可变格式"的包含100 万病人记录的数据库。Duke 大学 Frank Starmer 等人试图通过纵向数据的收集和存储来进行流行病学研究，以提高对流行病的认识和治疗体系的效果，并建立了计算机化冠状动脉树的几何结构，且成功地应用于心脏疾病的分类。当初开发成功的 COSTAR（computer stored ambulatory record）、STOR（summary time-oriented record）、RMIS（regenstrief medical information systems）等优良系统，不但有力推进了计算机在临床及其实验室、影像科和危重病人处理中的应用，而且至今仍对医学信息系统的开发和研究产生影响。

　　帮助临床医生进行医学决策的第一代系统出现于 20 世纪 50 年代的后期，这些系统主要采用基于决策树和真值表的方法，其后出现了基于统计学方法的系统，而真正应用人工智能技术最早开发成功的临床决策支持系统是 Stanford 大学的 Edward Feigenbaum 所领导的研究小组于 1976 年完成的 MYCIN 专家系统，用于抗生素药物治疗。其间，研究人员开发了众多不同类型的临床决策支持系统，如 De Dombal's 急腹痛诊断系统、CASNET 青光眼诊疗系统、INTERNIST 内科疾病诊断治疗系统、CHESS（comprehensive health enhancement support system）系统，等等。与此同时，应用信息学方法进行诊疗质量控制也是 AHRQ 基金资助的一个重要方面，如早期的 ACMAD（ambulatory care medical audit demonstration）、CSP（complications screening program），直至 20 世纪 90 年代后期"Web-enabled"临床信息系统，充分显示了计算机系统在帮助医生改善医疗质量方面的重要作用。

建立一个基于知识的电子病历(electronic medical records,EMR)及其整合信息系统一直是关系到如何有效地检索患者医疗数据并综合利用医学知识来改进医疗处理过程的重点和难点。早在 1971～1974 年间,美国的 El Camino 医院最先获得了 AHRQ 的基金资助,研究成功了在医院内具有管理和临床功能的医学信息系统(technicon medical information system),应用后医院的护理费用减少了 5%,平均住院时间缩短 4.7%,医院成本全面下降。随着医学信息学研究的不断深入,医学信息标准化的重要性亦日益突出,并逐步成为医学信息交流和通讯的基础。到 20 世纪 90 年代的中后期,AHRQ 与美国国立医学图书馆(National Library of Medicine,NLM)合作资助了 LOINC(logical observation identifier names and codes)标准的研究,并开展了与包括 ISO/TC 215(international standards organization's technical committee 215)在内的多方合作研究,取得了较为丰硕的成果。

医学信息学作为一个新的专业学科在美国、欧洲和中国经历了各自的发展过程。美国国立医学图书馆早在 1972 年就开始支持医学信息学研究生培训计划,其后建立了医学信息学系和规范的学位教育,而且有了较为专门的研究中心和公认的学术单位。欧洲的许多医学院校在 20 世纪 90 年代初也设立了医学信息学专业,荷兰鹿特丹的 Erasmus 大学同时设有医学信息学的医学博士和哲学博士课程。我国在 80 年代就有 4 所医学院校创办了医学图书情报专业,开始了医学信息学的探索,至今已有 40 余所高校设有医学信息学专业或方向的本科与研究生专业,教育部也在 2003 年将"医学信息学(070408W)"正式列入高等教育专业目录。

第二节 医学信息学的研究内容

医学是一门多学科交叉所形成的综合性、系统性的知识体系,医学信息学则研究生物医学和卫生健康领域的所有信息,因而既有其明显的应用性,又有其基础理论性。医学信息学的研究不仅面对多学科的知识综合,而且包括医学专门知识和临床经验。

经过半个多世纪的发展,医学信息学作为一门新兴的独立学科,在医学教育、医疗实践以及医学研究中扮演着越来越重要的角色,并逐渐渗透到生物医学和卫生健康领域的各个方面,如生物信号分析、医学图像处理、电子病历、临床支持系统、医学决策系统、医院信息管理系统、健康管理、卫生信息资源等。随着其科学原理的不断完善和有步骤地解决问题,医学信息学的研究内容日益明晰。主要有 3 个方面:

一、医 学 信 息

信息与物质、能量是构成现实世界的三大要素,作为各自独立的资源,物质为人们提供各种各样的材料,能量提供各种各样的动力,信息提供无穷无尽的知识,三者之间存在着密切的关系。医学信息(medical information)不但包括生物医学和卫生健康领域的各类消息、信号、指令、数据、情报、知识等客观信息,其形式可以是文字、声音、图像、数字、符号、手势、姿态、情景、状态、实物等;同时,也包括人类的信息活动。对于个体的人来说,信息活动的基本过程包括信息获取、信息传递、信息处理与再生、信息使用等,如图 1-1 所示。其中的信息获取又包括信息感知、信息识别、信息提取等子过程;信息传递又包括信息变换、信息传输、信息交换等子过程;信息处理与再生又包括信息存储、信息检索、信息分析、信息加工、信息再生等子过程；而信息使用则包含信息转换、信息显示、信息调控等子过程。

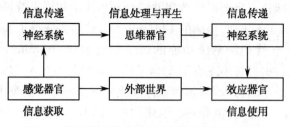

图 1-1　信息活动的基本过程(资料来源：齐从谦)

二、医学信息技术

医学信息技术(medical information technology，MIT)是用于管理和处理医学信息所采用的各种技术的总称，是人们用来获取信息、传输信息、存储信息、分析和处理信息、显示信息的相关技术，其研究内容涉及科学、技术、工程以及管理等学科。主要的技术有 4 个方面：①感测与识别技术：包括信息识别、信息提取、信息监测的传感技术及其与测量技术、通信技术相结合的遥感技术，可以极大地扩展人类感觉器官获取信息的能力；②信息传递技术：包括各种网络技术、通信技术，以及被视为从"现在"向"未来"或从"过去"向"现在"传递信息的存储技术，具有实现医学信息快速、可靠、安全转移的功能；③信息处理与再生技术：除了编码、压缩、加密等信息处理技术外，还包括在信息处理的基础上重新产生更深入、更本质或更具决策意义的新信息，即信息的再生；④信息施用技术：是信息过程的最后环节，包括控制技术、显示技术等。由此可见，传感技术、通信技术、计算机技术和控制技术是信息技术的四大基本技术，其中的现代计算机技术和通信技术是信息技术的两大支柱。

三、医学信息系统

以计算机为基础的医学信息系统(medical information systems，MIS)是结合生物医学和卫生健康的科学理论与方法，应用信息技术解决医疗卫生和健康问题，为临床和管理决策提供支持的系统。医学信息系统注重于研究生物医学与信息技术的结合，探讨相关数据的识别、采集、输入、传递和信息的存储、加工、维护、利用过程中的内在规律以及基于信息学手段的形式表达与处理规律。医学信息系统的输入、输出是明确的，如图 1-2 所示，即输入数据，输出信息，且输出的信息是有用的，服务于信息系统的目标。信息系统中的处理包括计算、比较、交换、检索、存储等，是对输入数据的加工并使其能够被利用；反馈是对输入数据或处理过程的调整，也是有效控制的重要手段，以提高医学信息系统的有效性。目前常见的医学信息系统有：医院信息系统(hospital information system，HIS)、实验室信息系统(laboratory information systems，LIS)、临床信息系统(clinical information systems，CIS)、图像存储与传输系统(picture archiving and communication systems，PACS)、公共卫生信息系统(public health information systems，PHIS)、远程医学(telemedicine)、信息检索(information retrieval)、决策支持系统(decision-support systems，DSS)以及电子病历(electronic medical records，EMR)、电子健康档案(electronic health records，EHR)等。

国际医学信息学会原主席、荷兰 Erasmus 大学的 van Bemmel JH 教授和美国 Stanford

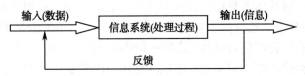

图 1-2 信息系统定义示意图(资料来源:杨善林和刘业政)

大学的 Musen MA 教授曾为了有助于教学和理解信息技术在医疗卫生领域应用的潜力与局限性,将医学信息学研究内容描述为一个六层次的结构模型(如图 1-3)。该模型显示:每个层次涉及不同类型信息技术的应用,随着层次的增加,医疗卫生领域信息技术应用的复杂程度越来越高,对于人类的依赖也越来越多;不经过较低层次,不可能直接到达较高层次,在最高层得到的结果必然影响到所有较低层次的应用。如在数据交换和远程通信层的应用,几乎没有太多的技术性问题,而在研究和开发层次的应用,需要调查研究如何对医学过程进行形式化的描述,利用数学、物理学的形式体系和信息学的工具,建立评估模型和算法,开发实用和智能的处理系统。

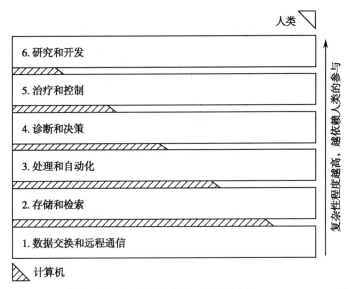

图 1-3 医疗卫生领域的计算机应用复杂性结构模型(资料来源:van Bemmel JH 和 Musen MA)

信息科学与信息技术在生物医学和卫生健康领域的典型应用就是医学信息系统,虽然人们在 MIS 的理论、开发方法以及相关的医学管理模式等方面进行了很多研究,但由于医疗卫生环境和管理目标复杂多变等诸多因素的影响,目前大多数的医学信息系统仍很难长期、稳定、可靠地运行,很难达到预期的效果。因此,需要我们深入研究医疗卫生的信息学本质和特征并付诸应用。本教材的使用对象为医药卫生及其相关专业的大学生,故而以医学信息及其系统的综合应用为主要教学内容,关于计算机、网络、通讯等信息技术的介绍比较简单,有兴趣的同学可以参考相关的专门教材。

第三节 医学信息学的研究进展

医学信息学的任务是借助医学科学研究中获得的知识,利用现代信息技术开发和评估各种有关获取、处理、解释患者数据的方法与系统。它必将全方位地涉及医疗卫生和健康领域,成为世界各国医疗卫生建设的重要组成部分。美国 Stanford 大学的 Musen MA 教授称医学信息学正面临它的青春期,他们需要进一步明确自己的目的并制定未来可达到的目标。从国际医学信息学会的历年年鉴主题(表 1-2)及其当前专业工作组的设置(图 1-4)可以窥见一斑。

表 1-2　IMIA 历年医学信息学年鉴主题

年　份	年 鉴 主 题
1992	Advances in an Interdisciplinary Science
1993	Sharing Knowledge and Information
1994	Advanced Communications in Health Care
1995	The Computer-based Patient Record
1996	Integration of Information for Patient Care
1997	Computing and Collaborative Care
1998	Health Informatics and the Internet
1999	The Promise of Medical Informatics
2000	Patient-centered Systems
2001	Digital Libraries and Medicine
2002	Medical Imaging Informatics
2003	Quality of Health Care—The Role of Informatics
2004	Towards Clinical Bioinformatics
2005	Ubiquitous Health Care Systems
2006	Assessing Information Technologies for Health
2007	BioMedical Informatics for Sustainable Health Systems
2008	Access to Health Information

(资料来源:http://www.imia.org 2009-03-26)

(一) 电子病历被持续关注

电子病历(EMR)是以患者为中心建立的一个完整的、终身的、纵向的、多媒体的、包含所有重要临床信息的记录。电子病历是临床信息系统(CIS)的核心,应该同时具有辅助临床决策功能。近年来,电子病历一直是医学信息学研究的重要内容,其优点也越来越被人们所认识。然而,完整的电子病历系统如何保证个人医疗信息的共享与交流? 医生与患者如何通过网络存取、传输、查询和分析所需的电子病历? 如何利用电子病历提高医疗质量、减少医疗差错、降低医疗费用、开展医学研究、评价医疗质量? 电子病历的安全性及患者隐私等都成为医学信息学研究迫切需要解决的热点问题。

(二) 电子健康正迅速崛起

电子健康(e-Health)是以电子网络为依托、以健康需求为导向、以电子健康档案(EHR)为基础,提供个性化服务的国民健康综合信息平台。它的诞生给疾病的诊治、创伤的康复和健康与卫生管理带来了全新的革命,也让人类对未来的医疗保健充满了更多的希望与期待。

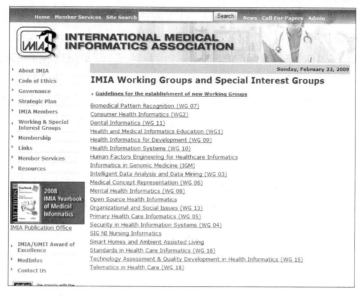

图 1-4　IMIA 专业工作组的设置(资料来源:http://www. imia. org 2009-02-22)

早在 2000 年,欧盟各国首脑批准了包含 e-Health 的"电子欧洲启动计划(e-Europe Initiative)",2003 年颁布了电子健康部长宣言(Ministerial Declaration on e-Health),翌年将"欧洲电子健康行动计划(Action Plan for a European e-Health)"纳入欧盟第六次框架计划。在美国,1999 年组织召开了第一届电子健康发展的高层峰会,启动了医学互联网研究,一些促进 e-Health 研究与发展的组织机构和基金会不断涌现;2005 年,美国政府提出了在 10 年内建立国家电子病历系统的长期规划,成立了"国家健康信息技术协调办公室",每年召开全国性政策和最佳实践的会议。2009 年初,新任总统奥巴马又计划投资 190 亿美元推进健康档案的电子化工程,强调利用新技术来解决经济社会发展面临的紧迫问题。在中国,2003 年的"非典"暴露了国内卫生信息基础设施的脆弱后,国家 863 项目"现代数字医疗核心装备和关键技术"设立了电子健康专题组并召开了 e-Health 北京研讨会,2008 年启动的《健康中国 2020》战略又将电子健康推到了医学信息学研究的前沿,2009 年将建立全国公民的电子健康档案写入了新医改方案。总之,电子健康的研究和应用已在国内外迅速展开,必将成为各国医疗卫生体制改革和健康服务体系建设的必备基础。

(三) 数字技术更深入临床

数字技术在医学领域的应用,极大地改变了现代医学的面貌,如外科手术导航、影像立体重建、人工器官的个性化再造、有创诊疗手术的虚拟仿真、远程医疗的应用等等,使临床诊断和治疗精度大为提高,有望成为突破传统临床医学的重要利器和切入点。"数字可视人"的研究开拓了其在医学、国防、航空、航天、交通、竞技等领域极其广泛的应用前景,能够替代许多真人办不到的事情,因而成为国内外科学研究的前沿阵地,其研究重心将由"数字可视人"向"数字物理人"和"数字生理人"转移,理论研究与应用研究协调发展。

(四) 信息系统建设方兴未艾

随着医院信息化建设的持续深入,不仅对医院的管理模式、管理理念带来根本性的变革,而且对患者的就医流程、医疗业务流程等都带来前所未有的变化。医院的信息化建设已经不再只是简单地应用 HIS、LIS、PACS、CIS 等信息系统,而是应当在此基础上进一步拓展信息化建设的范畴,积极开发和建设诸如数字化虚拟仿真、智能辅助诊疗决策、知识库、数字医疗机器人等医学信息系统,不断丰富医院信息化建设的内涵,并在体系结构上真正实现临床诊疗信息、公共卫生信息、医学科研信息、公民健康信息等各类医学信息系统的整合和共享。

(五) 新兴分支学科快速成长

如生物信息学(bioinformatics)、神经信息学(nuroinformatics)、临床信息学(clinical informatics)、健康信息学(health informatics)、公共卫生信息学(public health informatics)、远程医学信息学、护理信息学(nursing informatics)、牙科信息学、医药信息学,等等。

(董建成)

思 考 题

1. 何谓医学信息学?
2. 医学信息学的研究内容是什么?
3. 信息活动的基本过程是什么?
4. 何谓医学信息技术? 主要包括哪些技术?
5. 何谓医学信息系统? 常见的医学信息系统有哪些?
6. 医学信息学的任务是什么?
7. 医学信息学的主要研究进展有哪些?

第二章

信息学基础

20世纪人类取得了一系列科学技术的辉煌成就,并形成了电子信息、生物技术、新材料技术、航天航空、原子能等高技术领域和高技术产业,其中对经济和社会影响面最广、影响力最大、影响持续时间最长的是信息科学技术。近40年中,在微电子技术和数字技术的双轮推动下,电子信息设备通过极其迅速地更新换代,使其性能快速提高、体积不断缩小、价格明显下降,为信息技术的广泛应用创造了良好的技术条件和经济可能性。

第一节　计算机及其网络

从20世纪40年代电子计算机诞生以来,其发展速度之快,大大超出了人们的预料。计算机已经成为信息处理系统中最重要的一种工具,它不仅承担着信息加工、信息存储、信息传递的任务,而且在信息感测、信息识别、信息控制、信息显示等领域也都离不开计算机。同时,随着计算机互联网络的迅猛兴起,已将世界各地100多万个网络、15亿用户连接起来,形成了一个覆盖全球的开发和利用信息资源的大通道,对人类社会经济活动和生活方式产生了深刻的影响。目前,人们正在研究开发的计算机系统,主要着眼于计算机的智能化,以知识处理为核心,可以模拟或部分代替人的智能活动,具有自然的人机通信能力,这将是一个需要长期努力才能实现的目标。

一、计算机组成

计算机系统由硬件和软件两部分组成。计算机硬件是组成计算机的各种物理设备的总称,如计算机的处理器芯片、存储器芯片、底板(母板)、各类扩充板卡、显示器、鼠标器、键盘、硬盘、软盘、打印机等,都是计算机的硬件。计算机软件(computer software,简称软件)是指在计算机中运行的各种程序及其处理的数据和相关的文档。程序用来向计算机硬件指出应如何一步步地进行规定的操作,数据则为程序处理的对象,文档是软件设计报告、操作使用说明和相关技术资料等,它们都是软件不可缺少的组成部分。

(一) 输入设备

用以向计算机输入信息的设备通称为输入设备。按照输入信息的类型,有数字和文字输入设备(如键盘、写字板),位置和命令输入设备(如鼠标器、触摸屏),声音输入设备(如麦克风、MIDI演奏器),图形输入设备(如扫描仪、数码相机),视频输入设备(如摄像机),温度、压力输入设备(如温度、压力传感器)等。输入到计算机中的信息都使用二进位("0"和

"1")来表示。

(二) 中央处理器

负责对输入信息进行计算、排序、分类、检索等处理的部件称为"处理器",是一种结构十分复杂、能够高速执行算术运算、逻辑运算和数据传送等操作的计算机部件。随着大规模集成电路的出现,处理器的所有组成部分已经可以制作在一块不足 $4cm^2$ 的半导体芯片上,因其体积很小,这样的处理器被称为"微处理器"(microprocessor),例如 Intel 公司的 Pentium(奔腾)处理器。

一台计算机中可以有多个处理器,有的用于通信,有的用于绘图,各有其不同的任务。其中承担系统软件和应用软件运行任务的处理器称为"中央处理器"(central processing unit,CPU),是任何一台计算机必不可少的核心组成部件。大多数计算机只包含一个CPU。为了提高处理速度,计算机也可以包含 2 个、4 个、8 个甚至几百个、几千个 CPU。使用多个 CPU 实现超高速计算的技术称为"并行处理",采用这种技术的计算机系统称为"多处理器系统"。

(三) 内存储器和外存储器

计算机的一个重要特性是其具有强大的记忆功能,能够将程序和数据(包括原始数据、中间运算结果与最终结果等)储存起来,具有这种功能的部件称为"存储器"。存储器分为内存储器(简称内存或主存)和外存储器(简称外存或辅存)两大类。

内存储器直接与 CPU 相连接,存取速度快,但容量相对较小,是计算机中的工作存储器,用来存放正在运行的程序和需要立即处理的数据。CPU 工作时,其所执行的指令及处理的数据都是从内存中取出的,产生的结果也存放在内存之中。

外存储器也称为辅助存储器,是存取速度较慢但容量相对较大的一类存储器,能够长期存放计算机系统中几乎所有的信息。计算机执行程序时,外存中的程序及相关的数据必须先传送到内存中,然后才能被 CPU 使用。

(四) 输出设备

用以从计算机输出信息的设备称为输出设备,其功能是将计算机中用"0"和"1"表示的信息转换成为人类可直接识别或感知的形式。例如,显示器、打印机、绘图仪等都是输出文字和图形的设备,音箱是输出语音和音乐的设备。

输入设备和输出设备通称 I/O(input/output)设备,是计算机与外界(人、环境或其他设备)联系和沟通的桥梁,用户或外部世界通过 I/O 设备与计算机系统互相通信。

(五) 系统总线与 I/O 端口

系统总线(system bus)是用于在 CPU、内存、外存和各种输入输出设备之间传输信息并协调它们工作的一种部件(含传输线和控制电路)。有些计算机把用于连接 CPU 和内存的总线称为系统总线(或 CPU 总线、前端总线),把连接内存和 I/O 设备(包括外存)的总线称为 I/O 总线。为了方便地更换与扩充 I/O 设备,计算机系统中的 I/O 设备一般都通过 I/O接口与各自的控制器连接,然后由控制器与 I/O 总线相连。通常的 I/O 接口有并行口、串行口、视频口、USB 口等,它们的外形、结构和信号交换规程各不相同。

二、计算机软件

计算机软件的概念和分类是随着计算机科学技术的发展而不断深化的。从学科内涵来讲,计算机软件所包含的内容可概括为算法和软件基础理论、构造计算机软件的方法学和各种软件开发技术以及与此相关的开发工具。计算机软件技术在整个计算机科学技术领域中占有重要的地位,也是掌握和开发计算机应用的必要基础。

(一) 计算机软件分类

按照不同的原则和标准,可以将计算机软件划分为不同的种类。从应用的角度出发,通常将软件大致划分为系统软件和应用软件两大类。

1. 系统软件　为了有效地运行计算机系统、为应用软件开发或运行提供支持、或者能为用户管理与使用计算机提供方便的一类软件统称为系统软件。系统软件是任何计算机系统必不可少的软件,人们在购买计算机时,供应商必须提供给用户一些最基本的系统软件,否则计算机将无法工作。系统软件的主要特征有二:①与计算机硬件具有很强的交互性,能够对硬件资源进行统一的控制、调度和管理;②系统软件有一定的通用性,其并非专门为解决某个(种)具体应用而开发的软件。常见的系统软件有:基本输入/输出系统(BIOS)、Windows 操作系统、C 语言编译器、数据库管理系统、常用的实用程序(如磁盘清理程序、备份程序)等。

2. 应用软件　专门用于解决各种具体应用问题的软件称为应用软件。由于计算机的通用性和应用的广泛性,应用软件比系统软件更加丰富多样。按其开发方式和适用范围,应用软件可分为两类:①可以在许多行业和部门中共同使用的通用应用软件。如文字处理软件(word、adobe acrobat)、电子表格软件(excel)、图形图像软件(AutoCAD、photoshop、coreDraw、3DS MAX)、媒体播放软件(media player、real player、winamp)、网络通信软件(internet explorer、outlook explorer、FTP)、演示软件(powerpoint)等;②按照不同领域用户的特定应用要求而专门设计的定制应用软件。如医院管理信息系统(hospital management information systems,HMIS)、电子病历(electronic medical records,EMR)、实验室信息系统(laboratory information systems,LIS)、临床决策支持系统(clinical decision support systems,CDSS)、公共卫生信息系统(public health information systems,PHIS)、电子健康(e-Health)等。

(二) 计算机软件技术

研制和开发计算机软件所需的技术统称为计算机软件技术。按照计算机软件学科的内容划分,计算机软件技术主要包括 7 个方面:

1. 软件工程技术　包括软件开发的原则与策略,软件开发方法与软件过程模型,软件标准与软件质量,软件开发的组织与项目管理,软件版权管理等。

2. 程序设计技术　包括程序的结构与算法设计,程序设计风格,程序设计语言,程序设计方法和程序设计自动化,程序正确性证明,程序变换等。

3. 软件工具环境技术　包括人机接口技术,软件自动生成,软件工具的集成和软件开发环境,软件复用,逆向工程等。

4. 系统软件技术　包括操作系统,编译方法,分布处理,并行处理技术等。

5. 数据库技术　包括数据模型,数据库与数据库管理系统,分布式数据库,面向对象的数据库技术,各类专用数据库技术等。

6. 网络软件技术　包括协议工程,网络管理,局域网技术,网络互联技术,智能网络等。

7. 与实际工作相关的软件技术　包括软件质量控制,软件配置管理,用户在线帮助文档和图标设计,软件规模控制,软件评估和软件开发计划的制订,软件需求表示和软件规格说明书的确定等。

必须指出,软件技术还渗透到计算机科学技术的其他领域,如人工智能、中文信息处理、图形图像处理、计算机辅助技术、计算机实时控制和仿真、多媒体计算技术等。

(三) 操作系统

操作系统(operating system,OS)是一些程序模块的集合,它们能以尽量有效、合理的方式组织和管理计算机的软硬件资源,合理安排计算机的工作流程,控制和支持应用程序的运行,并向用户提供各种服务,以使用户能够灵活、方便、有效地使用计算机,也使整个计算机系统高效率地运行。因此,操作系统是计算机中最重要的一种系统软件。

1. 操作系统的作用 操作系统不但能够有效地管理系统中的各种软硬件资源,为用户提供友善的人机界面,而且还为应用程序的开发和运行提供了一个高效率的工作平台。

(1) 管理系统中的各种软硬件资源:包括处理器管理、存储管理、文件管理、I/O 设备管理等。

(2) 为用户提供友善的人机界面:用户界面(user interface,亦称用户接口或人机接口)是实现用户与计算机通信的软、硬件部分的总称。借助于键盘、鼠标器、显示器及有关的软件模块(如 Windows 中的桌面、"开始"菜单、任务栏及资源管理器等),操作系统向用户提供了一种图形用户界面(graphical user interface,GUI),它通过多个窗口分别显示正在运行的各个程序的状态和输出,采用图标(icon)来形象地表示系统中的文件、程序、设备等对象,借助点"菜单"的方法来选择要求系统执行的命令或输入的某个参数,利用鼠标器控制屏幕光标的移动并揿动按键触发某个操作命令的执行,甚至还可以采用拖放(drag and drop)方式执行所需要的操作。所有这些使用户能够十分直观、灵活、方便、有效地使用计算机,免去了记忆操作命令的沉重负担。

(3) 为应用程序的开发和运行提供一个高效率的平台:人们将没有安装任何软件的计算机称为裸机,在裸机上开发和运行应用程序难度大,效率低,甚至难以实现。安装了操作系统之后,其屏蔽了几乎所有物理设备的技术细节,以规范、高效的方式(如系统调用、库函数等)向应用程序提供了有力的支持,从而为开发和运行应用程序提供了一个平台。

(4) 其他:辅导用户操作(帮助功能),处理硬件错误,保护系统安全等。

2. 多任务处理 中央处理器(CPU)是计算机系统中的核心硬件资源。为了提高 CPU 的利用率,操作系统一般都支持同时运行若干个程序,称之为多任务处理(multitasking)。这里所说的任务(task)是指装入内存并启动执行的一个应用程序。以 Windows 操作系统为例,其一旦成功启动之后,就进入了多任务处理状态。此刻,除了操作系统本身相关的一些程序正在运行之外,用户还可以启动多个应用程序(如 IE 浏览器、Word、电子邮件等)同时工作,它们可以互不干扰地独立运行。用户借助于"Windows 任务管理器"可以随时了解系统中有哪些任务正在运行,处于什么状态,CPU 的使用率是多少,存储器使用情况如何等有关信息,如图 2-1 所示。

3. 存储管理 虽然计算机的内存容量不断扩大,但限于成本和安装空间有限等原因,其容量总有限制。在运行规模大、数据多的程序时,内存往往不够使用,特别是在多任务处理的时候,要求存储器能被多个任务所共享,因此如何对存储器进行有效的管理,不仅直接影响到存储器的利用率,而且还对系统的性能有重大影响。所以,存储管理是操作系统的一

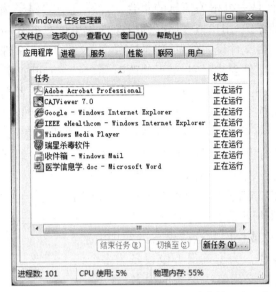

图 2-1　使用任务管理器查看 Windows 系统中的任务运行情况

项非常重要的任务。存储管理的主要内容包括内存的分配和回收、内存的共享和保护、内存自动扩充等。现在,操作系统一般都采用虚拟存储技术(也称虚拟内存技术,简称虚存)进行存储管理。

在 Windows 操作系统中,用户可以利用系统工具来查看内存的工作情况,包括已分配的内存大小、未使用的物理内存大小、可交换的内存大小、交换文件的大小、进页的数目、出页的数目等,如图 2-2 所示。

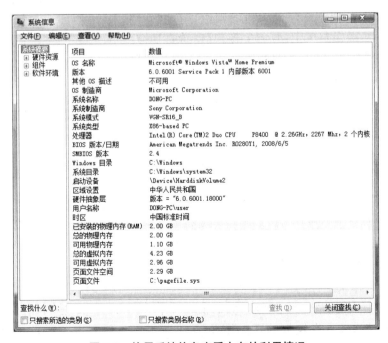

图 2-2　使用系统信息查看内存的利用情况

4. 文件管理　文件是一组相关信息的集合。计算机中的程序、数据、文档通常都组织成为文件存放在外存储器中,用户或程序必须以文件为单位对外存储器中的信息进行访问和操作。每个文件都是由文件说明信息(包括文件名、文件类型、文件大小、文件属性、文件创建者、文件物理位置、文件创建时间、最近修改时间、最近访问时间等)和文件的具体内容组成的,二者是分开存放的,前者保存在文件目录(文件夹)中,后者则全部保存在磁盘的数据区。文件管理是由文件管理程序完成的,其基本功能有四:①创建新文件或新文件夹:在外存中为新文件或文件夹分配空间,将文件或文件夹的说明信息添加到指定的文件夹中。②保存文件:将内存中的程序、数据等信息以规定的文件名存储到指定外存的特定文件夹中。③读出文件:将指定外存的特定文件夹中的特定文件读出到内存。④删除文件:从指定外存的特定文件夹中将特定的文件删除,释放其原先占用的存储空间。

5. 设备管理　负责组织和管理系统中的各种输入输出设备,有效地处理用户或程序对这些设备的使用请求,完成实际的输入输出操作。为了确保 I/O 设备为多个任务所共享,设备管理程序必须解决设备的命名、登记、分配、回收及调度等一系列问题。对于可并发共享的设备(如磁盘、显示器等),为了使设备利用率达到最优,设备管理程序将根据每个设备的特点来全局调度和安排设备的操作。例如,对硬盘的多个读写要求可以进行排序,使得每次读写操作的磁头移动距离都尽可能短。对于独占设备(如打印机、绘图仪等),可以采用假脱机(SPOOLing)技术,把每一个要打印或绘制的文档,按"先进先出"的顺序将其存放在队列中,然后以后台方式依次进行打印或绘图,从而大大提高了慢速独占设备的利用率。在 Windows 操作系统中,有一个称为"设备管理器"的工具程序,启动后可以按类型或按连接方式来寻找所关心的设备,查看该设备的信息和当前工作状态,也可以修改或重新设置设备的操作环境,如图 2-3 所示。

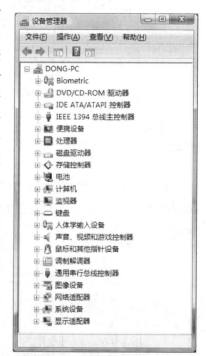

图 2-3　使用设备管理器
查看设备情况

6. 常用操作系统　目前个人计算机使用的操作系统一般都具有单用户多任务处理功能,安装在网络服务器上运行的操作系统则具有多用户多任务处理的能力。常见的操作系统有 Windows、Unix、Linux 等。

(1) Windows 操作系统:由美国微软公司开发,提供了多任务处理和图形用户界面,使得在 Windows 环境下使用计算机的操作大为简化,是一种在个人计算机上广泛使用的操作系统。先后推出的产品有 Windows 9x、Windows NT、Windows 2000、Windows XP、Windows Vista 等。

(2) Unix 操作系统:由美国 Bell 实验室开发,是一种通用多用户交互式分时操作系统,已成为国际上目前使用最广发、影响最大的主流操作系统之一。其主要特点是结构简练、功能强大、可移植性好,具有较强的互操作性、可伸缩性和容纳新技术的能力,网络通信功能好。

（3）Linux 操作系统：由芬兰青年学者 Linus Torvolds 原创，是一个多用户多任务的操作系统，支持多种工作平台和多处理器。Linux 系统是一种"自由软件"，或者说它属于一种 GPL（genaral public license）软件，其源代码向世人公开，吸引对该系统感兴趣的人们共同工作，集中众人智慧，共享系统资源，以至其用户快速壮大，其中大多数为中、高级用户，引起了信息技术领域的重视。

（四）程序设计语言

1. 程序设计语言的分类　程序设计语言按其级别可以划分为 3 大类。

（1）机器语言：是使用计算机指令系统的程序语言。用机器语言编写的程序，全部都是二进制代码形式，可以被计算机直接执行。由于机器语言直接依赖机器的指令系统，对于不同类型甚至不同型号的计算机，其机器语言是不同的。因而，在一种类型计算机上编写的机器语言程序，在另一种不同的计算机上可能不能运行。机器语言不易记忆和理解，所编写的程序也难于修改和维护，所以用机器语言编制程序的难度很大。

（2）汇编语言：汇编语言用助记符代替机器指令的操作码和操作数，如用 ADD 表示加法，用 SUB 表示减法等。这样就能使它的每条指令都有明显的符号标识。用汇编语言编写程序与编写机器语言程序相比，较为直观和容易记忆，但汇编语言仍然是面向机器指令系统的，存在机器语言的各项缺点。

（3）高级语言：为了克服汇编语言的缺陷，提高编写程序和维护程序的效率，一种接近人们自然语言（主要是英语）的程序设计语言应运而生了，这就是高级语言。因其可对具体算法进行描述，所以又称算法语言。高级语言的表示方法接近解决问题的表示方法，具有通用性，在一定程度上与机器无关，而与自然语言对过程的描述是一致的，可以适用于任何配置了这种高级语言的计算机。因此，高级语言具有易学、易用、易维护的特点，人们可以更有效、更方便地用它来编制各种用途的计算机程序。

2. 语言处理系统　除了机器语言程序外，其他软件语言编写的程序都不能直接在计算机上执行，需要对它们进行适当的变换。语言处理系统的作用是把用程序语言（包括汇编语言和高级语言）编写的各种程序变换成可在计算机上执行的程序，或最终的计算结果，或其他中间形式。程序语言处理系统随被处理的语言及其处理方法和处理过程的不同而异。但任何一个语言处理系统通常都包含一个翻译程序，将一种语言的程序翻译成等价的另一种语言的程序。被翻译的语言和程序分别称为源语言和源程序，而翻译生成的语言和程序分别称为目标语言和目标程序。按照不同的翻译处理方法，可将翻译程序分为 3 类。

（1）汇编程序（assembler）：从汇编语言到机器语言的翻译程序。

（2）解释程序（interpreter）：按源程序中语句的执行顺序，逐条翻译并立即执行相应功能的处理程序。

（3）编译语言（compiler）：从高级语言到机器语言或汇编语言的翻译程序。

此外，语言处理系统还包括正文编辑程序（用于建立和修改源程序文件）、连接编辑程序（将多个分别编译或汇编过的目标程序和库文件进行组合）和装入程序（将目标程序装入内存并启动执行）等。

3. 主要程序语言　迄今为止，各种不同应用的程序语言有数百种之多，具有一定影响的主要程序语言有如下几种。

（1）FORTRAN（FORmula TRANslation）语言：一种主要用于数值计算的面向过程的

程序设计语言,接近数学公式,简单易用。

(2) ALGOL(ALGOrithmic Language)语言:是一个早期研制的高级算法语言,在其基础上发展起来的 PASCAL 语言,因其丰富的数据类型和灵活的控制结构,编译效率高,强调程序的可靠性和易于验证性,被称为第一个结构化程序设计语言。

(3) Java 语言:是一种面向对象、用于网络环境的程序设计语言,适合于网络分布环境,具有一定的平台独立性、安全性和稳定性。

(4) C 语言(C++、C#)语言:是当前应用最广泛的通用程序设计语言之一,其语言与运行支撑环境分离,可移植性好,语言规模小因而相对简洁,高度灵活,程序运行效率高。

(5) 其他:如 LISP 语言(适用于符号操作和表处理,主要用于人工智能领域)、PROLOG 语言(一种逻辑式编程语言,主要用于人工智能领域)、Ada 语言(类似于 PASCAL 语言,且易于控制并行任务和处理异常情况)、MATLAB(一种提供数据可视化等功能的数值计算语言)等。

(五) 算法和数据结构

要使计算机完成某一问题的解题任务,首先必须针对该问题设计一个解题步骤,然后再据此编写程序。这里所说的解题步骤就是"算法",而程序则是对解题对象和解题步骤用程序语言进行的一种描述。程序中用具有一定结构的变量来表示问题的对象,用函数和语句来实现解题的操作。因此,"算法"和"数据结构"是编写程序所要首先考虑的两个重要方面。

1. 算法(algorithm) 是问题求解规则的一种描述过程。在算法中要精确定义一系列规则,这些规则指定了相应的操作顺序,以便在有限的步骤内得到所求问题的解答。尽管算法由于求解问题的不同而千变万化、简繁各异,但它们都必须满足五个基本性质。

(1) 确定性:算法中的每一步运算必须有确切的定义,即每一步运算应该执行何种操作必须是清楚明确的,无二义性的。

(2) 有穷性:一个算法总是在执行了有穷步的运算后终止。

(3) 能行性:算法中有待实现的运算都是可执行的,即在计算机的能力范围之内,且在有限的时间内能够完成。

(4) 输入:具有零个或多个输入量,即算法执行前给出初始量。

(5) 输出:至少产生一个输出(包括参量状态的变化)。

由此可见,算法与程序是有明显区别的。分析一个算法的好坏,除其正确性外,还应考虑执行算法所要占用的计算机资源(时间复杂度和空间复杂度),算法是否易理解、易调试、易测试等。常用的算法设计方法有迭代法、穷举搜索法、递推法、分治法、回溯法、贪婪法和动态规则法等。

2. 数据结构(data structures) 是研究程序设计中计算机操作对象以及它们之间关系和运算的一个专门学科。主要包括三方面的内容。

(1) 数据的逻辑结构:是数据间关系的描述,只抽象地反映数据元素间的逻辑关系,而不管其在计算机中的存储方式。

(2) 数据的存储结构:是数据的逻辑结构在计算机存储器上的实现,其映像包括数据元素自身值和数据元素之间的关系。

(3) 数据的运算:对各种数据逻辑结构有相应的各类运算,每种逻辑结构都有一个运算的集合,常用的运算有检索、插入、删除、更新、排序等。

实质上,数据的运算定义在数据逻辑结构上,而其运算的具体实现要在存储结构上进行。在传统的程序设计语言中,所提供的数据类型即反映了其数据结构。简单的数据结构可用单一的标准数据类型(如整型、实型、字符型等)来定义,而复杂的数据结构(如数组、记录、指针等)则需要简单的数据结构复合而构成,在此基础上还可以得到更为复杂的数据结构。

(六) 计算机软件理论基础

数学与电子学等学科一起奠定了计算机科学的基础,而数学是计算机科学特别是计算机软件的理论基础。计算机科学也推动了数学的发展,为数学研究开辟了更广阔的天地。许多著名的计算机科学家和软件大师都认为:对程序设计可以这样理解,它就是数理逻辑,或者是用计算机语言书写的数理逻辑,或者是数理逻辑在计算机上的应用。因此,对软件理论的研究,特别强调对相关数学知识的掌握。软件理论基础涉及众多的数学分支,本节只能扼要地列出相关的数学分支条目,让读者了解其中大致的内容,以便深入学习和研究。

1. 数值计算(numerical computation)　研究使用计算机求解各种数学问题的数值方法,包括离散型方程和连续系统离散化的数值求解。在数值求解数学问题时,需要考虑误差、收敛性和稳定性等因素。数值计算的研究内容随着计算机发展和应用范围的扩大而不断丰富。从数学类型看,它包括数值逼近、数值微分与数值积分、数值代数、最优化方法、常(偏)微分方程数值解法、积分方程数值解法、计算几何、计算概率统计等。

2. 离散结构　在计算机科学与技术发展过程中,曾经涉及和应用了许多现代数学学科,这些数学学科大多具有"离散型"和"能行性"的特点。20世纪60年代初,为了适应计算机科学的发展和培养计算机科学人才的需要,人们将上述数学学科中的相关内容加以分析、研究和整理,并以"离散数学(discrete mathematics)"而称之。因此,离散数学是以离散结构为主要研究对象且与计算机科学技术密切相关的一些现代数学分支的总称。一般而言,离散数学主要包括集合论、逻辑学、抽象代数、范畴论、图论、计算数论和组合学等。

3. 计算理论(theory of computation)　是关于计算和计算机械的数学理论。1936年,为了讨论对于每个问题是否都有求解的算法,该领域的科学家相继创造了递归函数论,提出了理想计算机和通用图灵机的概念,后者在很大程度上影响了1946年出现的程序存储式计算机的设计理论。近代计算机的诞生,使研究的焦点从理论可计算性转移到现实可计算性,产生了算法学和计算复杂性理论、自动机制论和形式语言理论等。

4. 程序理论(theory of programs)　是研究程序的语义性质、程序设计及开发方法的理论,其基本问题是如何建立一个相对完善的理论框架,为软件的设计和开发方法提供理论依据。这个框架应能提供有效地描述程序规约的语言;应能定义可操作的变换方法,以便能规约构造可执行的程序;应能给出验证程序与其规约之间一致性的机制。科学家的研究业已形成了程序语义理论、程序逻辑理论、类型理论、程序验证理论、并发程序理论等。20世纪80年代后,随着超大规模集成电路技术的日臻成熟,并行和分布计算机系统得到迅速发展,特别是国际互联网的出现和广泛使用,大大促进了并行程序理论和网格计算理论的发展,使之成为程序理论的重要分支。

三、计算机网络

计算机网络是利用通信设备和网络软件,把地理位置分散而功能独立的多个计算机及其他智能设备以相互资源共享和进行信息传递为目的连接起来的一个系统。

（一）计算机网络的组成

计算机网络是计算机与通信相结合的产物,是一个非常复杂的系统,网络中的所有硬件设备和软件必须遵循一系列的协议才能高度协调地进行工作。因此,一个计算机网络至少有三个主要组成部分。

1. 若干个主机(host) 它们可以是各种类型的计算机,大到巨型机,小到便携式 PC机,甚至一个内嵌微处理器的智能设备(如手机),它们用来向用户提供信息服务。

2. 一个通信子网 由一些通信链路和节点交换机(也叫通信处理机)组成,用于进行数据通信。

3. 一系列的通信协议及相关的网络软件 通信协议是为了确保计算机之间能进行互联并尽可能少地发生信息交换错误而制定的一组规则或标准,实现通信协议的软件和(或)硬件是计算机网络不可缺少的组成部分。

（二）计算机网络的分类

计算机网络有多种不同的类型,分类的方法也很多。按使用的传输介质,可分为有线网和无线网;按网络的拓扑结构,可分为星型网、环形网、总线网、树形网、网状网、混合网(如总线/星型网)等;按使用的协议,可分为 TCP/IP 网、SNA 网、IPX 网等;按网络使用的性质,可分为公用网和专用网;按网络使用的对象,可分为政府网、企业网、金融网、校园网等。

更多的情况下,人们从网络所覆盖的地域范围把计算机网络分为局域网和广域网。将作用范围在局域网和广域网之间,如一个城市的网络叫做城域网或市域网(metropolitan area network,MAN)。城域网的数据传输速率也相当高,其作用距离约为 5~50km。

（三）网络服务与网络软件

1. 网络工作模式 网络中的计算机可以扮演不同的角色。从共享资源的角度看,提供共享资源(如磁盘空间、打印机、处理器等)的计算机是服务器,使用服务器资源的计算机是工作站(workstation,也称客户机)。每一台联网的计算机或者是工作站,或者是服务器,或者两者都是。计算机网络的基本工作模式有二:①对等(peer-to-peer)模式:其特点是网络中的每台计算机既可以作为工作站,也可以作为服务器,即每一台计算机都能既充当服务的请求者,又充当服务的提供者,这种情况以局域网居多。②客户/服务器模式:其特点是网络中的每一台计算机都扮演着固定的角色,要么是服务器,要么是客户机;通常,扮演服务器角色的大多是一些专门设计的高性能的硬件,如文件服务器、数据库服务器、打印服务器等。

2. 网络服务 是指用户通过计算机网络在共享资源及数据通信等方面能够得到的新增功能。常用的网络服务有四种。

(1) 文件服务:也称共享存储服务,是指网络用户不仅可以使用自己工作站上的程序与数据,而且也可以使用服务器或者其他工作站上可共享的程序与数据。

(2) 打印服务:网络上的工作站一般都不再配置单独的打印机,用户需要打印输出时,操作系统将会自动地把输出的文件送到网络打印机。

(3) 消息服务:是指网络能够实现用户之间的相互通信,在用户之间传递以文本、图像和声音所表示的信息(message)。与文件服务不同,网络不是简单地将信息保存起来,而是直接传送给用户或者通知应接受消息的用户,如电子邮件(e-mail)就是典型的消息服务。

(4) 应用服务:是一种为网络用户运行软件的服务,即工作站需要执行的某一项任务,部分甚至全部都是由网络上的另一台计算机(称为应用服务器)完成的。应用服务允许网络上的计算机相互间共享处理能力,协同完成特定的某项任务。这样做的好处是可以在最为合适的硬件和软件上运行应用程序,不用对网络上的每一台计算机进行升级,便可以增强网络用户的处理能力。应用服务器往往是一种处理速度快、存储容量大的计算机,它比用户工作站有更强的处理能力,一般都配置了优化的操作系统。所以,工作站在完成一项复杂的应用时,可以将需要大量计算的、耗时的任务交给服务器去做,自己仅仅完成一些输入、输出等简单的任务。以这种方式来完成任务的信息处理模式通常称之为"客户/服务器(client/server,C/S)"模式,工作站运行的程序是"客户",应用服务器运行的程序是"服务员"。常用的数据库服务器就是一种广泛使用的应用服务器。

3. 网络操作系统 连接在网络上的计算机,必须安装网络操作系统才能进入网络并正常工作,即获得网络服务或者提供网络服务。网络操作系统是在普通操作系统的基础上,扩充了按照网络体系结构和协议所开发的软件模块而实现的。除了常规的操作系统功能之外,网络操作系统的功能包括:网络通信、网络服务、网络管理、网络安全和各种网络应用。网络操作系统包含两个部分:①服务器软件:安装在服务器上,用于控制对服务器硬盘的访问,维护与管理打印队列,监测与记录用户的操作等;②客户机软件:安装在每个工作站上,负责建立与网络上其他节点的连接,发出服务的请求,并接受其他节点的服务。通常的操作系统如 Windows 9x、Windows ME、Windows XP、Windows Vista 等,都具有一定的网络通信和网络服务功能。而在客户/服务器模式的网络中,安装 Windows XP 的计算机一般只能作为网络上的客户机,网络中作为服务器使用的计算机必须安装专门的网络操作系统,如 Unix、Linux、Windows NT Server、Windows Server 2003、NetWare 等。

4. 网络应用软件 通常为可以安装在网络服务器上,当工作站发出请求时,服务器就把它的一个拷贝传送到工作站的内存中并启动运行的软件,如常用的文本处理软件、电子表格软件、绘图软件等。另外,可供多个用户在网络上协同工作的群件(groupware)、能在指定用户范围内自动进行流转和处理文档的工作流(workflow)软件,都是不同类型的网络应用软件。

(四) 计算机局域网

计算机局域网(local area network,LAN)是使用专用的高速通信线路把许多计算机相互连接而成的网络,其在地域上局限于较小的范围(1 千米或几千米)之内,一般是一幢建筑、一个楼群、一个单位或一个小区内的计算机互联成网。局域网常见于公司、学校和政府机构,是计算机网络中最流行的一种形式,其主要特点是:①为一个单位所拥有,地理范围有限;②使用专用的、多台计算机共享的传输介质,数据传输速率高(10Mbps~1Gbps);③通信延迟时间较短,可靠性较好(10^{-11}~10^{-8})。

1. 局域网的组成 通常情况下,局域网由网络工作站、网络服务器、网络打印机、网络接口卡、网络传输介质和网络互联设备组成。

(1) 网络工作站:当一台计算机使用电缆或其他通信介质与一个局域网进行了连接时,它就成为网络上的一个工作站(Workstation),而使用这台计算机的用户就成了一个网络用户,工作站本身所具有的程序、数据、硬盘、打印机等都是该用户的本地资源,网络上其他工作站和服务器的资源称为网络资源。

(2) 网络服务器:网络上为所有工作站提供软件、数据、外设及存储空间的计算机称为网络服务器。据其提供的服务可分为文件服务器(用于为工作站提供数据和程序,具有很大的存储容量和高速的存取能力)、应用服务器(根据工作站的请求,为工作站执行应用软件,并将执行的结果送给工作站)、打印服务器(为工作站完成打印任务)等,有些网络服务器不仅为网络用户提供共享的网络资源,而且还具有网络的管理功能。

(3)网络打印机:为所有网络用户提供打印服务的共享打印机。

(4)网络接口卡:网络上的每一台设备(包括工作站、服务器、打印机等)都称为网络上的一个节点(node)。网络上的每一个节点都有一块网络接口卡(NIC,简称网卡),网卡通过电缆把节点与网络连接起来,将需要发送的数据从计算机传送到网络,需要接收的数据从网络传送到节点。不同类型的网络使用不同类型的网卡。

(5)传输介质和网络互联设备:大多数局域网通过专门铺设的电缆把服务器、工作站、打印机等连接在一起。一个网络可能会使用几种不同的电缆,如光缆、同轴电缆和双绞线,它们分别使用在网络中的不同部位,有的作为主干线,有的作为支线。有些局域网通过无线电或者红外线进行数据传输,这种局域网称为无线局域网,一般应用于不容易安装电缆或为了便于移动设备联网的场合。

2. 以太网(ethernet) 按照传输介质所使用的访问控制方法,可以将局域网分为以太网、标记环网、FDDI网和交换式局域网。以太网是最常用的一种局域网,它采用总线结构,所有的节点通过以太网卡连接到一条总线上。以太网采用广播方式进行通信,即一个节点发送的信息,可以送达网上的所有其他节点。节点之间传输数据时,计算机必须把数据分成一个一个帧(frame),每个节点每次只能使用总线传输一个帧。为了实现总线上任意两个节点之间的通信,局域网中的每个节点都有一个唯一的地址,称为介质访问地址(media access address,简称MAC)。当发送节点发送一帧信息时,帧中必须包含自己的MAC地址和接收节点的MAC地址。每次通信时,连接在总线上的所有节点,都要检测信息帧中的MAC地址,决定是否应该接收该信息帧,这个任务也是由每个节点的网卡完成的。信息帧的接收方可以是一个节点,也可以是一组节点(称为组播),甚至是网络上所有其他的节点(称为广播)。

3. 光纤分布式数字接口网(fiber distributed data interface,FDDI) 是采用环形拓扑结构,利用光纤将多个节点环接起来,以使该环上的节点依次获得对环路访问权的网络。为了提高可靠性,FDDI采用双环结构,即主环和副环。主环支持正常情况下的数据传输工作,副环作为一种备份设施,保证在主环故障或者节点故障时环路仍然可以正常地工作。FDDI使用光纤作为传输介质,其传输速率为100Mb/s或更高。由于光纤特有的低损耗特性,使得线路的不间断距离增大,可用于长距离通信。多模光纤可达2km,单模光纤可达100km。在网络构造方面,由于FDDI采用双环结构(图2-4),每个设备可以挂接到两个环路节点上,因此具有高可靠性。加上光纤本身无辐射,因而增加了数据传输的保密性。

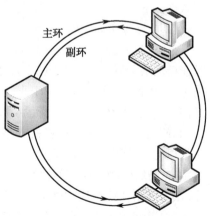

图2-4 FDDI网的双环结构
(来源:http://www.mcmcse.com/glossary/images)

4. 交换式局域网 是一种星形拓扑结构的网络,其基本组成部件是一个电子交换器,许多计算机都连接在交换器上,并通过交换器进行相互通信。与总线网不同的是,交换器从发送节点接收数据后,直接传送给指定的接收节点,不向任何其他节点传送数据。因此,交换式局域网与总线结构局域网的最大区别在于,连接在交换器上的每一个节点,各自独享一定的带宽(10Mb/s 或 100Mb/s,即该节点所使用的网卡的带宽),而总线式局域网却是网上所有节点共享一定的带宽(总线的带宽)。最常用的交换式局域网是使用交换式集线器(switch hub)构成的交换式以太网;另外一种交换式局域网是使用 ATM 交换机构建的 ATM 局域网。

5. 无线局域网(wireless local area network,WLAN) 是局域网与无线通信技术相结合的产物。它采用红外线(IR)或者无线电波(RF)进行数据通信,能提供有线局域网的所有功能,同时还能按照用户的需要方便地移动或改变网络。无线局域网技术具有很好的灵活性,通过无线网卡、无线 hub、无线网桥等设备使无线通信得以实现,其最大通信范围可以达到几十千米。无线局域网采用的协议主要有 IEEE 802.11 及蓝牙(bluetooth)等标准。

6. 局域网的扩展 在使用局域网上的计算机进行数据通信时,它们的响应时间是与网络的范围(计算机之间的距离)成正比的。为了使连接在网络上的所有节点都能达到较小的网络延迟,局域网所连接的计算机的最大距离是有所限制的,一般局限在一幢建筑物内部。怎样扩展局域网的规模和范围呢? 常用的方法有两种:①使用中继器进行互联:如果信号在通信线缆(双绞线、同轴电缆或光纤等)中传输时产生的衰减或变形到一定程度,信号将不能被识别,计算机之间就无法正常通信。中继器(repeater)的功能是把接收到的信号整形放大后继续进行传送,起到一个信号"接力"的作用。中继器可以用于连接同类型的两个局域网或者延伸一个局域网的范围,当安装一个局域网而物理距离又超过了线路的规定长度时,就可以用它进行延伸。通常的以太网集线器(hub)实际上就是一种中继器。②使用网桥进行互联:网桥(bridge)也用来连接两个同类型的网段,但它比中继器多了一个"帧过滤"的功能,即网桥会检查每一信息帧的发送地址和目的地址。如果这两个地址都在网桥的这一半(同一网段),那么这个帧就不会发送到网桥的另一半(另一个网段),只有在信息帧的发送地址和目的地址不在同一网段的情况下,网桥才把该帧发给另一个网段。这样就可以降低整个网络的通信负荷,该功能叫做"帧过滤"。交换式集线器本质上就是一个网桥。

(五) 计算机广域网

广域网(wide area network,WAN)是把相距遥远的许多局域网和计算机用户互相连接在一起,其作用范围通常可以从几十千米到几千千米,甚至更大的范围,所以广域网有时也称为远程网。

1. 远程数字通信线路 建设一个广域网首先必须解决远距离数据传输问题。与局域网使用专线的方式不同,广域网大部分是依靠电信局的公用数据通信线路来解决的,只有一些特殊的部门和应用才自己建立专用的传输线路和网络。

(1) 数字电话线路:尽管电话系统中的数字通信线路是设计来传输数字语音的,但它们也可以用来传输数据。实际上,在计算机网络发展的初期,数字电话设备就是计算机网络中实现远程连接的最重要的手段。计算机用户为了实现与远程计算机或网络的连接,最简便的方法就是租用电话公司的一条数字线路作为自己的专线使用,线路的速率根据实际的数据传输要求来决定。电话公司则按月收取线路租用费,费用取决于线路的容量和跨越的距离。

（2）光纤高速传输干线：光纤传输技术的发展给高速数字线路的建设创造了条件。高速的光纤数字传输线路（也适用于微波和卫星传输）采用了统一的国际标准，称为同步光纤网（synchronous optical network，SONET），亦称同步数字系列（synchronous digital hierarchy，SDH），一般用 SDH/SONET 来表示。光同步数字传输网 SDH/SONET 是宽带综合业务数字网 B-ISDN 的基础之一。它可以灵活地支持各种数字业务，包括各种类型的计算机网络；它容易组网，无需人工更改配线，几秒钟便可重新组网；它有自愈功能，一旦线路出现故障，业务在几十毫秒内便迅速恢复。SDH/SONET 的数据传输速率等级如表 2-1 所示。表中 SDH 的基本速率单位为 155.520Mbps，其速率分级名称为同步传输模块（synchronous transport module，STM）；SONET 的基本速率单位是 51.840Mbps，电信号称为同步传输信号（synchronous transport signal，STS），光信号称为光载波（optical carrier，OC）。

表 2-1　SDH 的速率等级表

SDH 模块（欧/亚）	SONET（北美）	速率（Mbit/s）	话路数目
STM-0	OC-1；STS-1	51.840	810
STM-1	OC-3；STS-3	155.520	2 430
STM-4	OC-12；STS-12	622.080	9 720
STM-16	OC-48；STS-48	2 488.320	38 880
STM-64	OC-192；STS-192	10.7Gbit/s	155 520

（资料来源：张福炎和孙志挥）

2. 广域网接入技术　远程数字通信线路可以作为广域计算机网络跨地区的数据通信干线，但如何把个人或单位的计算机就地接入广域网呢？解决的方案有如下几种：

（1）电话拨号接入：家庭计算机联网最简便的方法就是利用本地电话网。由于计算机输入输出的数据都是数字信号，而本地电话网大多数使用的是模拟信号，两者之间必须使用一种转换装置，这就是调制解调器（MODEM）。它由调制器和解调器两部分组成，调制器（MOdulator）的基本功能是把计算机送出的数字信号变换为适合于在模拟电话信道上传输的模拟信号，解调器（DEModulator）的功能是把模拟信号恢复成数字信号。

（2）ISDN：综合业务数字网（integrated services digital network，ISDN）通过普通电话的本地环路向用户提供数字语音和数字传输服务，即使用与模拟信号电话系统相同类型的双绞铜线，但却提供端到端的数字通信线路，这是其与电话网的最大不同。

（3）ADSL：非对称数字用户线（asymmetric digital subscribe line，ADSL）技术是一种为接收信息远多于发送信息的用户而优化的技术。所谓非对称是指用户线的上行速率与下行速率不同，上行速率低，下行速率高，特别适合传输多媒体信息业务，如视频点播（VOD）、多媒体信息检索和其他交互式业务。ADSL 不需要改变电话的本地环路，只需在线路两端加装 ADSL 设备（专用的 ADSL MODEM）即可实现数据的高速传输。成为继 Modem、ISDN 之后一种全新的、更快捷、更高效的接入方式。

（4）电缆调制解调（Cable MODEM）技术：是一种利用有线电视网的同轴电缆高速传送数字信息的技术。其在传输数据时，将同轴电缆的整个频带划分为三个部分，分别用于数字信号上传、数字信号下传和电视节目的模拟信号下传。这样即可使数字信号与模拟信号不发生冲突而可以同时传送,所以在上网的同时也可以收看电视节目。

（5）光纤接入网:是使用光纤作为主要传输介质的远程网络接入系统。在其网络结构中,需要由其中的交换局将电信号转换为光信号,以便在光纤中传输,到达用户端之后,通过光网络单元(ONU)将光信号转换成电信号,然后再送到计算机。光纤接入网按照主干系统和配线系统的交界点——光网络单元的位置可划分为:光纤到路边(FTTC)、光纤到小区(FTTZ)、光纤到大楼(FTTB)、光纤到家庭(FTTH)等不同类别。

3. 分组交换与路由　广域网与局域网的本质区别是网络的规模而不是距离。局域网也有扩展空间距离的方法,比如卫星网桥可以用来连接一个局域网内任意距离的两个网段,然而带宽的限制决定了它不能连接任意多个场地的任意多台计算机;广域网则能按需要连接距离较远的许多场地,每个场地内有许多计算机,并能使得大量计算机相互之间能同时通信。其基本原理是:

（1）分组交换与存储转发:计算机需要传输的数据都要预先划分为若干个数据包(packet,也称为分组),然后以数据包为单位在网络中传输,到达目的地计算机后,再把这些包拼装恢复为原先的形式。所以网络中负责将传输数据包进行存储转发的通信处理机称为分组交换机或包交换机(packet switch)。交换机的端口有两种,连接计算机的端口速度较慢,连接另一个交换机的端口速度较快。交换机与交换机之间是远程数据通信的干线,几乎所有的数字通信方式都可以使用,包括租用的专线、光纤、微波、卫星频道等。其工作模式是存储转发(store and forward),即每当交换机收到一个包后,检查该数据包的目的地址,决定应该送到哪个端口进行发送。

（2）广域网的物理编址:连接在广域网上的每台计算机都必须有一个地址,当发送数据包时,发送者必须在包中给出目的计算机的地址。包交换机每收到一个包时,必须选择一条路径来转发这个包。为此,网络中的每一台交换机都必须有一张表(称为路由表),用来给出目的地地址与输出端口的关系。为使广域网能正确运行,所有交换机中的路由表都应有完整的路由,即必须包含所有可能目的地的下一站交换机位置,而且下一站的交换机位置必须是指向目的地的最短距离。

4. 常用广域网　实际应用中有许多不同的广域网,它们采用的数据包格式、地址格式、相互连接的数据通信线路等各不相同,有着不同的应用。常见的以公共数据通信线路为基础的广域网有:

（1）X. 25网:亦称公共分组交换网,是较早利用公共电话网以分组交换方式进行数据传输的广域网。其传输速率一般小于64kb/s,主要用于速度要求不高、数据传输量不大的业务。

（2）帧中继(frame relay,FR)网:也叫帧中继交换网,是使用光纤作为传输介质的X. 25分组网的改进方案。因其光纤通信的高可靠性,不但使X. 25网中的差错处理得到了简化,降低了传输延迟,而且较大地提高了信道的传输速率,可以达到2Mbps。

（3）SMDS:亦称变换多兆位数据服务(switched multi-megabit data service,SMDS),是一种优化后的高速广域网数据服务,例如,它将数据包的头部开销减到最小,并使每个包能装多达9 188字节的数据;它把信息切割成固定长度(53字节)的信元在网上传输;它还提供了一种虚拟专用网(virtual private network,VPN)的能力,使访问通路只为一个用户所专用,没有人可以访问其他人的信息,提供了像专用网络那样的安全性。

（4）ATM：即异步传输模式（asynchronous transfer mode，ATM），试图设计一种单一的技术在广域内提供语音、动态图像和数据服务。为获得高速率、低延迟、无抖动的数据传输，ATM把数据分成较小的固定大小的包，称为信元（cell），每个ATM信元包括53个字节。

（六）互联网及其应用

互联网（Internet）是世界上最大的计算机网络，它将世界各地的计算机网络互联成为一个超级计算机网络。它是怎样将不同类型的网络连成一个巨大而统一的网络并允许网络中的任意两台计算机进行通信的呢？这就必须解决诸如计算机统一编址、数据包格式转换等一系列问题，即网络中的所有计算机和交换机必须都认同一套统一的通信规则（称为网络协议）才能进行互联。目前应用最广的网络协议是TCP/IP协议。

1. TCP/IP协议标准　是不同网络在保持各自个性（如包格式、编址方案等）基础上，为实现网络互联而共同遵守的一个协议标准。事实上，TCP/IP是一个协议系列，已经包含了100多个协议，TCP（transmission control protocol，传输控制协议）和IP（Internet protocol，网际协议）是其中两个最基本、最重要的协议，因此通常用TCP/IP来代表整个协议系列。TCP/IP协议标准将计算机网络中的通信问题划分为4个层次，即应用层、传输层、网络互联层、网络接口和硬件层，规定了各个层次的功能和目的，其主要的4个特点是：①适用于多种异构网络的互联；②确保可靠的端对端通信；③与操作系统紧密配合；④既支持面向连接服务，也支持无连接服务。

2. IP地址　TCP/IP协议定义了主机（host computer）的概念，即连接到网络并运行应用程序的任何计算机。在由许多网络互联而成的庞大计算机网络中，为了实现计算机之间相互通信，必须为每一台计算机分配一个唯一的地址，简称IP地址。IP地址依拥有主机的数量而分为A、B、C、D、E 5个类型，每一个IP地址由类型号、网络号（net-id）和主机号（host-id）三部分构成。任何用户的计算机若要进入互联网，都必须事先获得IP地址授权机构分配的IP地址。

3. IP数据报　相互连接的一些物理网络，它们使用的数据包或信息帧的格式可能是互不兼容的，因此不能直接将一个网络送来的包传送给另一个网络。为了克服这种异构性，IP协议定义了一种独立于物理网的数据包格式，称为IP数据报（IP data gram）。IP数据报由两部分组成，即头部和数据区。头部的信息主要是为了确定在网络中进行数据传输的路由，内容包括发送数据报的计算机IP地址、接收数据报的计算机IP地址、IP协议的版本号（如IPv4或IPv6）、头部长度、数据报长度和服务类型。

4. 路由器（router）　是一台用于完成网络互联工作的专用计算机，它可以把局域网与局域网、局域网与广域网或者两个广域网互相连接起来，被连接的这两个网络不必使用同样的技术。因此，路由器是连接异构网络的基本设备。路由器的任务是将一个网络中源计算机发出的IP数据报转发到另一个网络中的目标计算机，并根据路由表选择最好的路径传送报文。

5. 互联网提供的服务　互联网由大量的计算机和信息资源组成，它为网络用户提供了非常丰富的功能，也称其为网络服务。主要包括有电子邮件（e-mail）、远程文件传输（file transfer protocol，FTP）、远程登录（telnet）、信息服务（world wide web，WWW）、BBS、专题讨论、在线交谈、游戏，等等。

6. 下一代互联网　随着第一代互联网的迅速普及,互联网的 IP 地址、安全等方面的局限及问题也逐渐凸显出来,并对互联网的发展形成了严重制约。下一代互联网的特点有:①更大:第一代互联网地址将在 2010 年彻底耗尽,全球正面临严重的 IP 地址枯竭危机。而下一代互联网将采用 IPv6(互联网协议第 6 版)地址协议,在地址空间设计上采用 128 位长度,其地址容量约为 3.4×10^{38} 个,可充分解决地址空间不够的问题。②更快:下一代互联网与传统的宽带概念不同,它强调端到端的高速,而不是目前的接入概念,伴随着传输技术的发展,下一代互联网的速度在任何一个端与端之间都有可能达到 100 兆以上。③更安全:目前的互联网因为种种原因,有严重的安全隐患,比如它只管到哪里去,而不问从哪里来,从而造成很多安全隐患。但下一代互联网不仅要管到哪里去,而且要管从哪里来,这些都将从根本的体系上解决安全问题。④更便捷:下一代互联网将突出地以人的便捷使用为原则,因此一切便捷的服务将完全渗透到下一代互联网中。

(七) 网络信息安全

在网络环境下使用计算机,信息安全是一个非常突出的问题。这是因为信息在传输过程中,其安全有可能受到多种威胁,如传输中断(通信线路切断、文件系统瘫痪等)会影响数据的可用性(data availability),信息被窃听(包括文件或程序的非法拷贝)将危及数据的机密性(data confidentiality),信息被篡改将破坏数据的完整性(data integrity),而伪造信息则失去了数据(包括用户身份)的真实性(data authenticity)。

为了保证网络信息安全,首先需要正确评估系统信息的价值,确定相应的安全要求与措施,其次是安全措施必须能够覆盖数据在计算机网络中存储、传输和处理等各个环节,否则安全就不会有效。由于没有绝对安全的网络,所以考虑安全问题时必须在安全性和实用性(成本)之间采取一个折衷的方案,在系统设计与实施时着重考虑如下的一种、几种或全部安全措施:

(1) 真实性鉴别(authentication):对通信双方的身份和所传送信息的真伪能准确地进行鉴别。

(2) 访问控制(access control):控制不同用户对信息等资源的访问权限,防止未授权用户使用资源。

(3) 数据加密:保护数据秘密,未经授权其内容不会显露。

(4) 数据完整性:保护数据不被非法修改,使数据在传输前、后保持完全相同。

(5) 数据可用性:保护数据在任何情况(包括系统故障)下不会丢失。

(6) 防止否认(non-reputation):接收方要发送方不否认信息是他发出的,而不是他人冒名发送的,发送方也要求接收方不否认已经收到信息。

(7) 审计管理(audit management):监督用户活动,记录用户操作等。

(孙志挥　董建成)

第二节　信息资源与数字媒体

信息是事物运动的状态与方式。信息经过人类的开发与组织构成了信息资源,与物质和能量一起成为人类社会发展可利用的三大基本资源之一。为了确保信息资源的有效利用,人类以信息技术为手段,对信息资源实施计划、预算、组织、指挥、控制、协调等活动被称为信息资源管理,其范围广及数据处理、电子通信、记录管理、信息服务等。

一、信息与信息技术

现代信息技术的核心是电子计算机和网络通信技术。作为信息处理设备的电子计算机,无论在信息量的存储方面,还是在信息处理加工速度方面都有了长足的发展,性能不断提高,价格大幅下降,为计算机广泛应用于信息处理提供了可能。

(一) 信息

具体地讲,信息是事物内部结构和外部联系运动的状态和方式。由于宇宙间的一切事物都在运动,都有一定的运动状态,因而都在产生信息,这是信息的绝对性和普遍性;同时,由于一切不同的事物都具有不同的运动状态与方式,信息又具有其相对性和特殊性。

信息的功能是信息属性的体现。相对于信息的本质属性和一般属性,信息的功能可分为两个层次:信息的基本功能在于维持和强化世界的有序性,信息的社会功能则表现为维系社会的生存,促进人类文明的进化和人类自身的发展。具体地说,信息的功能主要表现在5个方面:①信息是宇宙万物有序运动的内在依据;②信息是人类认识世界和改造世界的中介;③信息是维系社会生存与发展的动因;④信息是智慧的源泉,是人类的精神食粮;⑤信息是管理的灵魂。

(二) 信息处理

信息处理是指与下列内容相关的行为和活动:

(1) 信息的收集:如信息的感知、测量、识别、获取、输入等。

(2) 信息的加工:如分类、计算、转换、管理、检索、分析、综合等。

(3) 信息的存储。

(4) 信息的传递。

(5) 信息的施用:如显示、控制等。

现阶段的信息处理技术呈现两种发展趋势:一种是面向大规模、多介质的信息,使计算机系统具备处理更大范围信息的能力;另一种是与人工智能进一步结合,使计算机系统更加智能化地处理信息。智能信息处理是计算机科学中的前沿交叉学科,也是应用导向的综合性学科,其目标是处理海量和复杂信息,不仅具有很高的理论研究价值,而且对于国家信息产业乃至整个社会经济的发展都具有极为重要的意义。以互联网应用为主要背景的生物医学信息的智能化处理,主要包括大规模的文本处理、图像信息检索与处理、基于 Web 的数据挖掘等。

(三) 信息技术

信息技术(information technology,IT)是指用来扩展人类信息器官的功能、协助人们进行信息处理的一类技术。人类的信息器官主要有四:①感觉器官:包括视觉、听觉、触觉、嗅觉和味觉等器官,主要用于获取信息;②神经器官:包括导入神经网络、中间传导神经网络和导出神经网络,主要用于传递信息;③思维器官:指人的大脑,可以对输入的信息进行记忆、比较、运算、分析和推理,并依此进行决策和指挥,即处理和再生信息;④效应器官:包括操作器官(手)、行走器官(脚)和语言器官(口、舌、喉)等,主要用于施用信息使产生实际效用。因此,基本的信息技术也可以分为四种:

（1）扩展感觉器官功能的感测与识别技术：包括传感技术和测量技术，可将人类的感觉延伸到人力所不及的微观世界和宏观世界以从中获取信息。

（2）扩展神经器官功能的通信与存储技术：包括信息的空间传递和时间传递技术。

（3）扩展思维器官功能的计算与处理技术：包括计算机硬件和软件技术、人工智能、专家系统和人工神经网络技术等，可以更好地处理和再生信息。

（4）扩展效应器官功能的控制与显示技术：包括一般的伺服调节技术和自动控制技术，可以更好地应用信息，使之能够发挥更大的作用。

现代通信技术主要包括数字通信、卫星通信、微波通信、光纤通信等。通信技术的迅速发展大大加快了信息传递的速度，使地球上任何地点之间的信息传递速度缩短到几分钟之内甚至更短，加上价格的大幅下降，通信能力的快速提高，多种信息媒体（如数字文本、图形图像、声音视频等）的传输，使社会生活发生了极其深刻的变化。

二、信 息 资 源

信息是普遍存在的，但信息并非全部是资源，只有满足一定条件的信息才能称之为信息资源。人类围绕信息资源所开展的活动主要包括信息资源的生产、管理与消费三大部分，其中的信息资源生产与消费是信息资源管理的两个端点，信息资源管理则是连接信息资源生产与消费的通道和纽带。

（一）信息资源

信息资源是经过人类开发与组织的信息的集合。信息开发是指人类根据自身需求以感知、思维、创造等方式从物质和能量中提取、生产信息的过程。信息组织是指人类根据一定的规则以语言文字、图形图像、声音视频等符号为手段对所开发的信息实施有序化的过程。信息的开发与组织通常是一个过程的两个方面，开发离不开组织，组织本身也是一种开发。从本质上讲，信息资源是一种可利用的信息，是一种附加了人类劳动的信息。信息资源是由信息、人、符号、载体4种最基本的要素构成的，其中的信息是信息资源的源泉，人作为认识主体是信息资源的生产者和利用者，符号是人生产和利用信息资源的媒介和手段，载体则是存储和利用信息资源的物质工具。换言之，信息资源是人类通过一系列的认知和创造过程之后以符号形式存储在一定载体（包括人的大脑）上可供利用的全部信息。相对于非资源型信息，信息资源具有4个明显的特征：

1. 智能性 信息资源是人类脑力劳动或认知过程的产物，人类的智能决定着特定时期或特定个人的信息资源的质与量。信息资源的智能性要求人类必须将自身素质的提高和智力开发放在第一位，必须确立教育与科研的优先地位。

2. 有限性 信息资源的有限性是由人类智能的有限性决定的，信息资源只是大量信息的一小部分，比之人类的信息需求，它永远是有限的。信息资源的有限性要求人类必须从全局出发，合理布局和共同利用信息资源，最大限度地实现资源共享，促进人类与社会的发展。

3. 不均衡性 由于人们的认识能力、知识储备和信息环境等多方面的条件不尽相同，其所掌握的信息资源也多寡不等；同时，由于社会发展水平不同，对信息资源的开发程度不同，地球上不同区域信息资源的分布也不均衡。信息资源的不均衡性要求有关信息政策、法律、规划等必须考虑导向性、公平性和有效利用性。

4. 整体性 信息资源作为整体是对一个国家、一个地区或一个组织的政治、经济、文化、技术等的全面反映,信息资源的每一要素只能反映某一方面的内容。信息资源的整体性要求对所有的信息资源和信息资源管理机构实行集中统一的管理从而避免人为的分割所造成的资源重复和浪费。

(二) 信息资源管理

信息资源管理(information resource management,IRM)是为了确保信息资源的有效利用,以现代信息技术为手段,对信息资源实施计划、预算、组织、指挥、控制、协调的一种人类管理活动。信息资源管理一般被认为是一个集成领域,是由多种人类信息活动所整合而成的特殊形式的管理活动。它通常需要遵循以下 5 个原则:

1. 必须认识到信息是一种组织资源　信息资源管理的主要目标之一是确保一个组织机构在信息资源方面的投资能够以最佳的方式运作,这就要求有关人员必须将信息视为一种宝贵的资源,并视信息资源共享为一种规则而不是例外。

2. 在利用信息资源和技术时,必须保证职责分明　即明确规定谁管理这些资源、谁利用这些资源、彼此的权利和义务是什么、如何确保合作与资源共享等内容。

3. 业务规划与信息资源规划必须紧密地联系在一起　信息资源管理的许多活动领域从前都主要依赖于用户需求的被动的辅助部门,随着信息资源管理的进化,它与最高层的战略规划的关系越来越密切,这种趋势最终形成了一种规则。

4. 必须对信息技术实施集成管理　信息技术的集成管理是实现信息资源管理内部融合的前提,是在新技术环境下提高潜在生产率的必要条件,是最大限度地利用信息技术集成优势的管理保证。

5. 最大限度地提高信息质量　改进信息利用和促进信息增值是一个组织机构的战略目标。信息资源管理的最终目的是使机构中的每一个成员都成为有效的信息处理者和决策者,从而有效地提高每个人和整个机构的生产率。

三、数字媒体及应用

当代电子信息技术的基础有两项:一项是微电子与光纤技术,另一项是数字技术。利用数字技术记录和传播的信息媒体有一个共同特点,即信息的最小单元是比特,我们称这样的信息媒体为数字媒体(digital media)。

(一) 数字技术

数字技术就是用"0"和"1"两个数字来表示、处理、存储和传输一切信息的技术。数字化的技术内涵是全面采用数字技术实现信息系统,这是电子信息技术的发展趋势。电子计算机从一开始就采用了数字技术,通信和信息存储领域也已经大量采用数字技术。

1. 比特(binary digit,bit)　比特是计算机和其他数字系统处理、存储和传输信息的最小单位,一般用小写的字母"b"表示。比特的取值只有两种状态:即"0"和"1"。许多情况下比特只是一种符号而没有数量的概念。比特在不同的应用中有不同的含义,有时候使用它表示数值,有时候使用它表示文字和符号,有时候则表示图形或图像,有时候还可以表示声音或视频。因为比特的单位太小了,一个西文字符需要用 8 个比特表示,一个汉字至少需要用 16 个比特才能表示;所以,另一种稍大些的数字信息的计量单位是字节(binary term,byte),一般用大写的字母"B"表示。一个字节包括 8 个比特。

2. 比特的运算　在数字电路中,电位的高或低、脉冲的有或无经常用"0"和"1"来表示;

在人们的逻辑思维中,命题的真或假也可以用"0"和"1"来表示。对比特的运算与数值计算中的加、减、乘、除四则运算不同,需要使用逻辑代数这个数学工具。逻辑代数是英国数学家乔治·布尔(George Boole)在19世纪中叶提出的,也称为布尔代数。逻辑代数中最基本的逻辑运算有3种:逻辑加(也称"或"运算,用符号"OR"、"∨"或"+"表示)、逻辑乘(也称"与"运算,用符号"AND"、"∧"或"."表示)以及取反(也称"非"运算,用符号"NOT"或"-"表示)运算。它们的运算规则如下:

逻辑加:

$$\frac{0}{\begin{array}{c}\vee 0\\\hline 0\end{array}} \qquad \frac{0}{\begin{array}{c}\vee 1\\\hline 1\end{array}} \qquad \frac{1}{\begin{array}{c}\vee 0\\\hline 1\end{array}} \qquad \frac{1}{\begin{array}{c}\vee 1\\\hline 1\end{array}}$$

逻辑乘:

$$\frac{0}{\begin{array}{c}\wedge 0\\\hline 0\end{array}} \qquad \frac{0}{\begin{array}{c}\wedge 1\\\hline 0\end{array}} \qquad \frac{1}{\begin{array}{c}\wedge 0\\\hline 0\end{array}} \qquad \frac{1}{\begin{array}{c}\wedge 1\\\hline 1\end{array}}$$

取反运算最简单,"0"取反后是"1","1"取反后是"0"。

当两个多位的二进制信息进行逻辑运算时,按位独立进行,即每一位不受同一信息的其他位影响。

3. 比特的存储　使用各种类型的存储器存储二进位信息时,存储容量是一项很重要的性能指标。存储容量使用2的幂次作为单位有助于存储器的设计。经常使用的单位有:

千字节(kilobyte,简写为 kb),$1kb=2^{10}$字节$=1\,024b$;

兆字节(megabyte,简写为 Mb),$1Mb=2^{20}$字节$=1\,024kb$;

吉字节(gigabyte,简写为 Gb),$1Gb=2^{30}$字节$=1\,024Mb$(千兆字节);

太字节(terabyte,简写为 Tb),$1Tb=2^{40}$字节$=1\,024Gb$(兆兆字节)。

应该注意的是,在数据通信和计算机网络中传输二进位信息时,由于是一位一位串行传输的,传输速率的度量单位是每秒多少比特。经常使用的传输速率单位如下:

比特/秒(b/s),有时也写成"bps";

千比特/秒(kb/s),$1kb/s=10^{3}$比特/秒$=1\,024b/s$;

兆比特/秒(Mb/s),$1Mb/s=10^{6}$比特/秒$=1\,024kb/s$;

吉比特/秒(Gb/s),$1Gb/s=10^{9}$比特/秒$=1\,024Mb/s$;

太比特/秒(Tb/s),$1Tb/s=10^{12}$比特/秒$=1\,024Gb/s$。

(二) 数字媒体

在人类社会中,文本、数据、图形、图像、声音、视频等都是人们用以表达和传递信息的媒体(medium)。而利用数字技术来表示、处理、存储和传输信息的一类媒体被称为数字媒体(digital media)。如利用计算机存储、处理和传播的信息媒体即数字媒体。数字媒体可以用来表现文本数据、图形图像、声音视频等信息,这些信息的融合又被称为多媒体(multimedia)。

数字媒体技术是通过现代计算机和通信手段,综合处理文本数据、图形图像、声音视频等信息,使抽象的信息变成可感知、可管理、可交互的一种技术。主要研究与数字媒体信息的获取、处理、存储、传播、管理、安全、输出等相关的理论、方法、技术与系统。因此,数字媒体技术是包括计算机技术、通信技术和信息处理技术等各类信息技术的综合应用技术,其所涉及的关键技术及内容主要包括数字信息的获取与输出技术、数字信息存储技术、数字信息处理技术、数字传播技术、数字信息管理与安全等。其他的数字媒体技术还包括在这些关键技术基础上综合的技术,如基于数字传输技术和数字压缩技术广泛应用于数字媒体网络传输的流媒体技术,基于计算机图形技术广泛应用于数字娱乐产业的计算机动画技术,以及基于人机交互、计算机图形和显示等技术广泛应用于娱乐、广播、展示与教育等领域的虚拟现实技术等。

(三) 数字媒体的应用

1. 文本与文本处理　文字是一种书面语言,由一系列称为字符(character)的书写符号所构成。文字信息在计算机中使用文本(text)来表示。文本是基于特定字符集的、具有上下文相关性的一个字符流,每个字符均使用二进制编码表示。文本是计算机中最常见的一种数字媒体,其在计算机中的处理过程包括:文本准备(如汉字输入)、文本编辑、文本处理、文本存储与传输、文本展现等,根据应用场合的不同,各个处理环节的内容和要求可能有很大的差别。

2. 图像与图形　计算机中的数字图像按其生成方法可以分成两大类:①图像(image):是从现实世界中通过扫描仪、数码相机等设备获取的图像,也称为取样图像(sampled image)、点阵图像(dot matrix image)或位图图像(bitmap image);②图形(graphics):是使用计算机制作或合成的图像(synthetic image),也称为矢量图形(vector graphics)。使用计算机对数字图像进行去噪、增强、复原、分割、提取特征、压缩、存储、检索等操作处理,称为数字图像处理,详见第五章。

3. 数字声音　声音是传递信息的一种重要媒体,也是计算机信息处理的主要对象之一,它在多媒体技术中起着重要的作用。计算机处理、存储和传输声音的前提是必须将声音信息数字化。数字声音是一种连续媒体,数据量大,对存储和传输的要求比较高。

4. 数字视频　视频(video)是指内容随时间变化的一个图像序列,也称为活动图像或运动图像(motion picture)。常见的视频有电视和计算机动画。电视能传输和再现真实世界的图像与声音,是当代最有影响力的信息传播工具。计算机动画是计算机制作的图像序列,是一种计算机合成的视频。与传统的模拟视频相比,数字视频具有很多的优点,如复制和传输时不会造成质量下降,容易进行编辑修改,有利于传输(抗干扰能力强、易于加密),可节省频率资源等。

(郭继军　孙志挥)

第三节　信息系统与数据库

在当今社会信息化的进程中,综合应用各种新技术的信息系统是功不可没的。信息系统使全社会的信息管理、信息检索、信息分析达到了新的水平。因此,学习信息系统和数据库的相关基础知识,了解信息系统设计、开发、应用的方法、技术和工具,对于信息时代的每一个成员而言都是十分必要的。

一、计算机信息系统

计算机信息系统(computer based information system,简称信息系统)是一类以提供信息服务为主要目的的数据密集型、人机交互的计算机应用系统。计算机信息系统已经广泛应用于各个行业和领域的信息化建设,特别是进入 21 世纪以来,互联网已成为强大的计算机应用基础设施,基于网络的计算机信息系统得到广泛的应用,从电子邮件、网上购物、远程医疗、远程教学,到企业信息化、医院信息化、政府信息化、军队信息化等,正在为人类的社会进步乃至人们生活方式的改变发挥越来越大的作用。

(一) 信息系统的类型

1. 从功能分类　有电子数据处理、管理信息系统、决策支持系统等。

2. 从信息资源分类　有地理信息系统、多媒体管理系统等。

3. 从应用领域分类　有办公自动化系统、军事指挥信息系统、医院信息系统、卫生信息系统、电子政务系统、电子商务系统等。

4. 从信息处理的深度分类　又可以分为 4 类:①业务信息处理系统:包括操作层业务处理系统、管理层业务处理系统、知识层业务处理系统等;②信息检索系统(information retrieval system):包括文献检索系统、事实检索系统、数值检索系统等;③信息分析系统(information analysis system,IAS):包括决策支持系统(decision support system,DSS)、经理支持系统(executive support system,ESS)等;④专家系统(expert system,ES)。

(二) 信息系统的技术特点

1. 涉及的数据量大,数据一般需存放在辅助存储器(外存)中,内存中设置缓冲区,只暂存其中当前要处理的一小部分数据。

2. 绝大部分数据是持久的,即不随程序运行的结束而消失,而需长期保留在计算机系统中。

3. 这些持久数据为多个应用程序所共享,甚至在一个单位或更大范围内共享。

4. 除具有数据采集、传输、存储和管理等基本功能外,还可向用户提供信息检索、统计报表、事务处理、分析、控制、预测、决策、报警、提示等信息服务。

(三) 信息系统的结构

计算机信息系统是一种人机结合的系统,通过用户界面可向系统输入原始数据、操作命令并获得结果信息。输入的数据由专门程序按一定格式送入数据库;对输入的操作命令,系统将调用相应的处理程序,对有关数据进行加工处理,得到的结果再通过用户界面显示给用户。由此可见,信息系统是面向信息、由计算机硬件、软件和相关人员共同组成一个整体的计算机应用系统。它除了计算机之外,还包括人、人工过程及数据等资源。虽然信息系统是多种多样的,但其基本结构又是共同的,一般可分为 4 个层次:

1. 基础设施层　由支持计算机信息系统运行的硬件、系统软件和网络组成。

2. 资源管理层　包括各类结构化、半结构化和非结构化的数据信息,以及实现信息采集、存储、传输、存取和管理的各种资源管理系统,主要有数据库管理系统、目录服务系统、内容管理系统等。

3. 业务逻辑层　由实现各种业务功能、流程、规则、策略等应用业务的一组信息处理代码构成。

4. 应用表现层　是通过人机交互等方式,将业务逻辑和资源紧密结合在一起,并以多媒体等丰富的形式向用户展现信息处理的结果。

目前,信息系统的软件体系结构包括客户/服务器和浏览器/服务器两种主流模式,它们都是上述计算机信息系统层次结构的变种。

信息系统是一个向单位或部门提供全面信息服务的人机交互系统,它的用户包括各级人员,其影响遍及整个单位或部门。它与应用单位的信息流程、制度、政策、目标、策略、组织、人财物资源、对外联系,甚至传统和工作习惯都有密切的关系。信息系统的开发和运行,不只是一个技术问题。许多非技术因素,如领导的重视、用户的合作和参与等,对其成败往往有决定性影响。由于应用环境和需求的变化,对信息系统常常要做纠正性、完善性和适应性维护。在信息系统开发和维护过程中,应尽可能采用各种先进成熟的软件开发工具。

(四) 信息系统的发展趋势

1. 信息多媒体化　是计算机科学与技术发展的趋势,也是信息系统应用的需求。信息多媒体化可以扩大其应用领域和提高其服务质量。多媒体的基本技术已经成熟并实用化,但要实现信息系统的多媒体化,还需解决诸如多媒体数据库、多媒体数据处理及其语言、高级人机交互等技术。

2. 系统集成化　构建一个计算机系统的关键是实现分布在网络上系统各类信息资源的有机整合和有效管理,集成的内容主要有基础通信集成、数据集成、应用集成、业务流程集成以及企业与企业或部门与部门之间的集成等。目前有一类称为"中间件(middleware)"的软件,可使应用软件相对独立于计算机硬件和操作系统,已成为开发、部署和运行计算机信息系统,并实现系统有效集成的主流平台。

3. 功能智能化　随着信息量的指数级增长和计算机信息系统复杂度的不断升级,好用性问题已越来越突出。为此,在信息系统中融入各种智能技术已成为当前计算机信息系统的发展趋势,目前常用的智能技术包括联机数据分析、数据挖掘和知识发现、智能搜索引擎和语义 Web 以及为用户提供个性化信息服务的各种智能技术等。

4. 结构分布化　由于要求信息系统在大范围内进行集成,而信息源和用户一般在地理上总是分散的。这就需要计算机网络、分布式处理和分布式数据库等技术的支持。当前,客户/服务器已成为分布式信息系统的流行结构。在分布式信息系统中,用户不但可以共享包括数据在内的各种计算机资源,而且还可以在系统的支持下,合作完成某一任务,例如共同决策、共同拟定计划、共同设计产品等。信息系统在这方面的功能称为计算机辅助协同工作(computer-supported cooperative work,CSCW),这既是应用的需要,也是技术发展的必然趋势。

二、数据库系统

早期的数据管理都采用文件系统(file system)。用户根据应用需要将数据按其内容、结构和用途组成若干文件并存储在外存中,由操作系统统一管理,操作系统为用户使用文件提供相应的界面。20 世纪 60 年代中期以后,由于数据量急剧增长,计算机用于管理并实现共享数据的需求日益迫切。文件系统明显不能满足这种要求,人们逐渐发展了以统一管理和共享数据为主要特征的数据库系统(database system,DBS)。在数据库系统中,数据不再仅仅服务于某个程序或用户,而是按一定的结构存储于数据库,作为共享资源,由一个称为数据库管理系统(database management system,DBMS)的软件管理,使得数据能为尽可能多的应用服务。从文件系统到数据库系统标志着数据管理技术的一次飞跃。由此,建立以数据库为核心的信息系统也就成为信息技术的重要内容。

（一）数据库系统的特点

与文件系统相比，数据库系统具有以下特点：

1. 数据结构化　数据库系统中的数据面向整个单位的全局应用，并采用一定的数据模型来进行描述和定义，因而数据具有整体结构化的特征。在说明数据结构时，不但要描述数据本身的特征，同时还要描述数据之间的联系。这是数据库系统与文件系统的本质区别。

2. 数据共享性高，冗余度低　由于是从全局分析和描述数据，就使数据可以适应多个用户、多种应用共享数据的需求。由此也可显著减少数据冗余，节省存储空间，避免数据之间的不相容性，保证数据的一致性。

3. 系统灵活，易于扩充　面向整个系统设计结构化的数据，不但有利于系统中多个应用共享，而且便于增加新的应用。可以从整体数据集合中按应用系统的需求选取相应的数据子集，用作局部应用的数据集合。当应用需求改变或增加时，只要重新选取新的子集或加上一部分数据便可满足新的需求。

4. 数据独立于程序　数据独立性包括两方面的内容：①数据的逻辑独立性：是指用户的应用程序与数据库的逻辑结构相互独立。系统中数据逻辑结构改变并不影响用户的应用程序，即应用程序不需改变。②数据的物理结构：是指用户的应用程序与存储在数据库中的数据相互独立。由于数据存储是由 DBMS 管理的，因此数据的物理存储改变也不影响用户的应用程序，即应用程序也不需改变。

5. 统一管理和控制数据　由于数据库系统是数据密集型的应用，因此数据库管理系统必须强化对数据的统一管理和控制。为此数据库管理系统一般均要提供数据安全性、完整性、并发控制以及故障恢复的功能。

6. 具有良好的用户接口　用户可方便地开发和使用数据库。

（二）数据库系统的组成

数据库系统（database system，DBS）是指具有管理和控制数据库功能的计算机应用系统。除了用户应用程序外，一般由计算机支持系统、数据库、数据库管理系统和有关人员组成。

1. 计算机支持系统　是指用于数据库管理的硬件和软件支持系统。①硬件支持环境：主要指计算机硬件设备。在数据库应用系统的需求中，特别强调数据库主机或数据库服务器必须有足够大的外存容量，高效率存取的 I/O，大的主机吞吐量以及功能强大的任务处理能力。对于分布式数据库而言，还要求有完善网络支持环境。②软件支持系统：除了 DBMS 之外，数据库系统软件支持环境还包括操作系统、应用系统开发工具、各种宿主程序语言等。DBMS 是在操作系统的文件系统基础上发展起来的，而且一般是在操作系统的支持下工作的。应用系统开发工具是数据库系统为应用开发人员提供的一组开发工具集，如面向报表的自动生成工具、绘制统计图表的自动生成工具等。

2. 数据库　即物理数据库，是指按一定的数据模型组织，长期存放在外存上的一组可共享的相关数据集合。通常这些数据是面向一个单位或部门的全局应用的。数据库中除了存储用户直接使用的数据外，还存储有另一类"元数据"，它们是有关数据库的定义信息，如数据类型、模式结构、使用权限等。这些数据的集合称为数据字典（data dictionary，DD），它是数据库管理系统工作的依据，数据库管理系统通过 DD 对数据库的数据进行管理和维护。

3. 数据库管理系统　DBMS 是对数据进行管理的软件系统，是数据库系统的核心软件。数据库系统的一切操作,包括按数据模型来创建数据库的对象、应用程序对这些对象的操作(检索、插入、修改和删除等)以及数据管理和控制等,都是通过 DBMS 进行的。目前,DBMS 的功能因产品而异,但其必备的基本功能有三:①数据定义功能:DBMS 提供数据定义语言(data definition language,DDL),数据库设计人员通过 DDL 语句来描述和定义数据库的结构,包括数据库的用户模式、逻辑模式、存储模式及安全保密等信息的描述。②数据存取功能:DBMS 提供数据操纵语言(data manipulation language,DML),用户使用 DML语句实现对数据库中数据的基本操作,如检索、插入、修改和删除等。③数据库管理功能:DBMS 提供对数据进行管理和控制的机制,以保证数据的安全性、完整性,多用户对数据的并发使用以及发生故障时的系统恢复。

4. 人员 设计、开发和维护数据库的过程中,有大量的人员参与其中的工作。主要人员有四类:①数据库管理员:在大型数据库系统设计和运行中,必须有专门的机构来对数据库进行有效的管理和控制,解决系统设计和运行中出现的问题,行使这种控制权的机构或人员叫数据库管理员(database administrator,DBA)。②系统分析设计员:负责应用系统的需求分析和规范说明,他们要根据用户需求与 DBA 一起确定系统硬、软件配置,并参与概念结构设计、逻辑结构设计和物理设计。③系统程序员:负责设计、开发应用系统功能模块的软件编程人员,他们根据数据库模式和模块功能编写、调试和安装应用程序。④用户:指数据库的最终用户。不同层次的用户按其业务工作的要求,通过应用程序的操作界面使用数据库,分别完成日常业务、管理和决策的工作。

三、信息系统开发与管理

信息系统的开发与管理是一项系统工程,也是涉及多学科的综合技术。信息系统开发周期长、投资大、风险高,比一般技术工程有更大的难度和复杂性。对于从事信息系统分析、设计和管理的有关人员而言,应该掌握的知识是多方面的,其中主要包括软件工程技术、数据库设计技术、程序设计方法以及应用领域的业务知识等。

(一) 信息系统开发方法

一个信息系统开发的成败与采用的开发方法有直接的关系,虽已有多种信息系统的开发方法,但新的方法仍在产生。目前常见的几种方法体系有:

1. 结构化生命周期方法 任何事物都有产生、发展、消亡的过程,信息系统也不例外。信息系统从规划开始,经过分析设计、实施直到投入运行,并在使用过程中随其生存环境的变化而不断修改,当它不再适应需要的时候就要被淘汰,而由新的信息系统代替老的信息系统,这种周期循环称为信息系统的生命周期。结构化方法是将信息系统软件生命分为系统规划、系统分析、系统设计、系统实施和系统维护 5 个阶段。各阶段工作按顺序开展,形如自上而下的瀑布,所以又称瀑布模型方法。在生命周期的每一个阶段都有明确的工程任务并要求产生一定规格的文档资料。只有前一阶段工作完成并通过评审才能开始下一阶段的工作。如果评审过程中发现错误,则要返回到前面某个阶段,重复有关工作,直到该阶段通过评审。这样做可以及时发现错误,防止错误蔓延到后续阶段,避免重大损失。

2. 原型法(prototyping approach) 是伴随着计算机软件技术的发展,特别是在关系数据库系统、第四代程序设计语言(4GL)和各种开发工具产生的基础上,提出的一种具有全新设计思想和开发工具的系统开发方法。所谓原型,是指由系统分析设计人员与用户合作,在短期内定义用户基本需求的基础上,首先开发出一个具备基本功能、实验性的、简易的应用软件。然后运行这个原型,并在相应的辅助开发工具的支持下,按照不断求优的设计思想,通过反复的完善性试验而最终开发出符合用户要求的信息系统。

3. 面向对象开发设计方法(object-oriented modeling,OOM) 是一种自底向上和自顶向下相结合的方法,它以对象建模为基础,建立系统所有对象的数据结构。面向对象技术在需求分析、可维护性和可靠性这 3 个软件开发的关键环节和质量指标上,较之其他方法均有实质性的突破。

4. CASE(computer aided software engineering)方法 是一种自动化或半自动化的方法,可以全面支持除系统规划外的每一个开发阶段的工作,它是 20 世纪 80 年代末从计算机辅助编程工具、第四代程序设计语言(4GL)及绘图工具发展而来的。采用 CASE 工具进行系统开发,必须结合一种具体的开发方法(如上述介绍的 3 种开发方法),CASE 可为它们提供支持各个开发过程的专门工具,实际上是把原先由手工完成的开发过程转变为使用自动化工具和支撑环境的开发过程。

(二) 软件工程方法

软件工程是应用计算机科学、数学及管理科学等原理开发软件的工程。软件工程借鉴传统工程的原则和方法,以达到提高质量和降低成本的目的。其中,计算机科学、数学用于构建模型与算法,工程科学用于制定规范、设计范型、评估成本与确定权衡,管理科学用于计划、资源、质量和成本等管理。以工程化的方式组织软件开发,必须强调的有以下 4 点:

1. 软件开发技术 对软件开发中的策略、原则、步骤和文档作出规定,使软件开发规范化和工程化,以克服早期的手工方式分析和设计软件的随意性。

2. 软件工程管理 对软件生产中的重要环节,要求按预先制定的计划、进度和预算执行,以实现预期的经济效益和社会效益。

3. 软件开发方法 人们通过实践,业已证明行之有效的软件开发方法主要有基于结构化生命周期方法、原型法以及面向对象的分析设计方法等。

4. 软件开发工具 软件开发工具的发展促进了软件开发的高质量和高速度。软件开发环境是支持软件开发过程的软件工具的集合,它可支持软件开发生命周期的各个阶段和各项任务的完成。

(三) 数据库设计

大量信息系统开发的工程实践使人们认识到,除了软件工程技术外,最重要的核心技术是基于数据库系统的设计技术。主要包括 3 个方面:

1. 数据库设计的任务 数据库设计的基本任务是根据一个单位或部门的信息需求、处理需求和数据库的支持环境(包括硬件、操作系统和 DBMS),设计出数据模式(包括用户模式、逻辑模式和存储模式)以及相应的应用程序。信息需求表示一个单位所需的数据及其结构,处理需求表示一个单位经常需要进行的数据处理功能。

2. 数据库设计的方法 数据库设计的方法有两种:①面向过程的设计方法:又称过程驱动的设计方法。它以处理需求为主,兼顾信息需求。所设计的数据库结构可以比较好地满足应用功能的需要,获得好的性能。但随着应用的发展和变化,往往会导致数据库结构的较大变动甚至需要进行重构。②面向数据的设计方法:又称数据驱动的设计方法。它以信息需求为主,兼顾处理需求。所设计的数据库结构可以比较好地反映数据的内在联系,不但可以满足当前应用需求,还可以满足潜在发展的应用需求。

3. 数据库设计的步骤　以结构化生命周期方法为例,可以将其五个阶段细化为数据库的设计步骤。在信息系统开发中,必须把数据模式设计和对数据处理的程序模块设计紧密相结合。事实上,在各个开发阶段这两方面所做的需求分析、设计和实现工作是同步进行的,且需要相互参照、相互补充。同时,按照软件工程的要求,在数据库设计中的各个阶段必须提供相应的设计文档,以此作为本阶段工作的总结,同时也是下一阶段工作的依据和指南。

(四) 系统规划

系统规划的任务是对应用单位的环境、目标、现行系统的状况进行初步调查,根据单位发展目标和战略对建设新系统的需求做出分析和预测,同时考虑建设新系统所受的各种约束,研究实施新系统的必要性和可能性,给出拟建系统的初步方案和项目开发计划,并对这些方案和计划分别从管理、技术、经济和社会等方面进行可行性分析,写出可行性报告。其应遵循以下 4 条原则:

1. 以应用单位的发展目标和战略作为系统规划的出发点,分析本单位管理的信息需求,明确信息系统的战略目标和总体结构。

2. 用户参与,即由使用单位的有关人员和设计部门的系统规划人员共同合作,以便分析问题,研讨解决方案。

3. 信息系统结构要有良好的整体性。

4. 便于实现,方案选择强调实用和实效,技术手段强调成熟和先进,计划安排强调合理和可行。

(五) 系统分析

系统分析即需求分析,是研制信息系统最重要的阶段,也是最基础的阶段。其具体工作是:系统分析员与用户一起,通过详细调查,明确用户的各种数据需求和处理需求,并在此基础上确定系统的目标和功能。需求分析的重点是"数据"和"处理",通过调研和分析,应获得用户对数据库的基本要求,即信息需求、处理需求、安全与完整性需求。在系统分析中经常使用结构化分析方法(structure analysis,SA),从最上层的组织机构入手,采用自顶向下逐层分解的方法分析系统,并用形式化或半形式化的描述(如数据流程图和数据字典)来表达数据和处理过程的关系。数据流程图配以数据字典,就可以从图形和文字两方面对系统需求进行完整的描述。

1. 数据流程图(data flow diagram,DFD)　是使用直观的图形符号,描述系统业务过程、信息流和数据要求的工具,表达数据和处理的关系。

2. 数据字典　是系统中各类数据定义和描述的集合,是进行详细的数据分析所获得的主要成果。在数据字典中对数据流程图中的数据项、数据结构、数据流、处理逻辑、数据存储和外部实体等 6 个方面进行定义。由此可见,数据字典是关于数据库中数据的描述,即元数据而不是数据本身,一般以二维表的关系结构存储在计算机中,并可用一个数据字典软件来管理。

(六) 系统设计

系统设计是从信息系统的建设目标出发,建立系统的数据模型和功能模型,确定系统的总体结构,规划系统规模,确立模块结构,并说明它们在整体系统中的作用及相互关系,选择

必要的设备,采用合适的技术规范等,以保证总体目标的实现。其应遵循的设计原则有四:

1. 系统性 信息系统是作为一个整体而存在的,在系统设计中的有关代码、规范、语言等,都要从整个全局的角度考虑,做到一致化。

2. 灵活性 要求信息系统的环境适应性强,信息系统应具有较好的开放性和结构可变性,在系统设计中,应尽量采用模块化的结构。

3. 可靠性 信息系统要具有强的抵御外界干扰的能力、检错和纠错能力以及故障恢复能力,安全保密性好。

4. 经济性 在满足系统需求情况下,尽可能减少系统开销,系统设计中应避免不必要的复杂化,各模块应尽量简洁,以便缩短流程。

(七) 系统实施

系统实施是开发信息系统的最后一个阶段,其任务是实现系统设计阶段提出的数据逻辑结构、存储结构和软件结构,按实施方案完成一个可实际运行的信息系统,交付用户使用。因此本阶段设计人员的工作有两个方面:①用关系数据库管理系统提供的数据定义语言或实用程序描述数据库逻辑结构和物理结构,使之成为 DBMS 可以接收的源代码,再经过调试产生目标模式,然后即可将数据载入数据库中。②功能程序设计,即按软件结构设计提出的模块要求进行程序编码、编译、连接以及测试的工作。具体内容包括数据载入、应用程序的调试、系统测试(含模块测试、系统测试和验收测试)、数据库试运行和系统的交接。

(八) 系统运行和维护

在保证信息系统正常运行的前提下,为提高系统运行的有效性而对系统的硬件、软件和文档所做的修改和完善都称为系统维护。其内容包括 3 类:

1. 纠正性维护 主要纠正应用软件设计中遗留的种种错误。

2. 适应性维护 为了适应硬件环境或软件环境的变更而对应用程序所作的适当修改。

3. 完善性维护 除了保证数据库正常运行所进行的转储和恢复工作外,完善性维护特指为了提高数据库系统性能或扩充其功能,而对系统和应用程序所作的修改。

(孙志挥 董建成)

第四节 知识管理与知识发现

在信息时代,知识已成为最重要的财富来源之一,知识管理亦随之成为组织和个人的重要任务。知识管理将使任何组织或个人作出更好的决策,在社会竞争中具有更强的实力。

一、知识与知识管理

知识是用于解决问题的结构化的信息,即知识是一种可以随时帮助人们决策与行动的有意义的信息。知识包含真理和信念、观点和概念、判断和展望、方法和诀窍。

(一) 知识的分类

1. 显性知识(explicit knowledge) 是指能用文字或数字等形式表达出来,可以交流和共享的知识。即是有形的、可视的,给人以经验直觉的知识存在形态,如以文字、图像、符号、声音等形式存在于书籍、磁盘、光盘或其他形式数据库中的知识。其主要特点是具有客观性、物质性、可编码性。

2. 隐性知识(tacit knowledge) 是存在于人的大脑、工作程序或某种情景中的不能以经验直觉的知识。隐性知识是高度个性化而且难于格式化的知识,即拥有者不易表达、利用者不易获取的一类知识。如主观的理解、直觉、预感等都属于这一类知识。其与显性知识的分际表现在非客观化、非物质化和无序化。

(二) 知识管理

知识管理(knowledge management,KM)是以整合及协作方式来促进信息资产的创造、捕获、组织、访问和使用过程的一门学科。知识管理的范畴比信息管理和数据管理更为广泛,是对有关知识进行确定、组织、合并、综合和创造性使用的过程。概而言之,知识管理就是确保知识的积累、获取、导航、开发、创新和保存,实现显性知识和隐性知识的共享,促进知识创新并最大限度地激发智力资源的过程。

1. 知识管理的特征 知识管理是组织面对日益增长的非连续性的环境变化时,针对组织的适应性、组织的生存和竞争能力等重要方面的一种迎合性措施。本质上,它包含了组织的发展进程,并寻求将信息技术所提供的对数据和信息的处理能力以及人的发明创造能力进行有机的结合。知识管理具有如下特征:

(1) 在管理理念上:知识管理真正体现了以人为本的管理思想,人力资源管理成为组织管理的核心。

(2) 在管理对象上:知识管理以无形资产管理为主要对象,比以往任何管理形式都更加强调知识资产的重要性。

(3) 在管理内容上:要遵循"知识积累—创造—应用—形成知识平台—再积累—再创造—再应用—形成新的知识平台"的循环过程。

(4) 在管理范围及其重点上:知识管理包括显性知识管理和隐性知识管理,但以隐性知识管理为重点,并注重显性知识与隐性知识之间的共享与转换。

(5) 在管理目标和策略上:以知识管理创新为直接目标,以建立知识创新平台为基本策略,智力性和创新性是知识管理的标志性特点。

(6) 在组织结构上:与以往其他管理形式所采取的金字塔式的等级模式不同,知识管理采取开放的、扁平式管理的学习型组织模式。

2. 知识管理与信息管理 知识管理是知识经济时代的一种全新的管理理念,其出发点是为了充分利用公司的知识智慧、创造能力以提高自己的竞争能力。信息管理是知识管理的基础,知识管理是信息管理的最新发展阶段,与信息管理相比,知识管理通过管理知识资源和人力资源使单位内部的知识资源加强交流,其目标是知识创新和知识共享。知识管理主管是公司内部负责知识管理的高级行政官员,其工作重点是确保公司的最重要的资产——知识发挥最大效益,而信息主管的工作重点则是技术与信息的开发利用。

知识管理的出现推动了信息管理的继续存在和发展,而信息技术作为知识管理的基础,给知识管理的实现提供了一条快捷的道路。信息管理和知识管理在一定意义上是相辅相成、密不可分的,但两者也存在一定的区别:

(1) 在对技术的依赖程度上:信息管理主要是一种管理手段和技术,而知识管理主要是一种管理思想。信息管理是随着技术的成熟而发展起来的,信息管理的一个重要特征是对于信息技术的依赖。而知识管理虽然无论对物还是对人的管理都离不开信息管理技术、方法和手段,但是知识管理更强调人的因素,强调整个管理过程中对运用知识和创造知识的人的管理,信息技术是知识管理的一种有力支撑,但是知识管理不完全依赖于信息技术,因此,知识管理更多的是一种管理理念和思想。知识管理以人为核心,更重视掌握知识的人,并倚重通过掌握知识的人促进知识的转移和流动,知识管理不仅仅是信息管理的新的发展阶段,甚至不能简单地取代信息管理,它是从知识创新的角度去管理知识,并推动知识向新的层次发展的。知识管理对信息管理既有继承、包容又有发展,与信息管理相比,知识管理是一种更高层次的管理。

（2）在管理对象上:知识管理拓展了信息管理的对象。信息管理以显性知识为主要管理对象,包含信息技术和信息资源两要素,侧重于对组织内外部信息进行搜集、整理、存储、检索和使用。知识管理除了管理显性知识,隐性知识是它更为主要的管理对象,它包含信息技术、知识资源和人力资源 3 个基本要素,而且更着重于对人的管理,开发人的智力,侧重于知识的创造和应用。

（3）在管理方式和技术上:知识管理是一种新的组织管理模式,它将组织本身作为一个学习交流和知识创新的系统,通过加强组织内部的知识交流和创新来推动组织发展,知识管理深化了对信息技术的要求,信息技术由对信息的处理转变为对知识的识别、挖掘、整合、重组等。

（4）在管理目标上:信息管理的目标是实现信息的整序,对信息进行有效组织,方便人们利用;知识管理以用户的需求和行动决策为核心,通过知识挖掘和知识重组,实现知识的共享,促进知识的创新。知识管理关注的是人的需求。

（5）在管理中心的提升上:信息管理要解决的问题是将大量分散的数据通过系统搜集、加工和处理,使它们成为高度相关、便于查询、检索和获得的资源,这是一个将数据上升为信息的过程;知识管理的重点是从具体用户的需求出发,对大量相关信息进行分析、综合、概括,并提出建设性的意见供用户参考,是从信息提升到知识的过程。

（6）在管理范围上:知识管理的广度要大于信息管理,而在管理深度上,知识管理也比信息管理深,因为信息管理只是侧重于技术上的管理,相对来说是静态的;知识管理是在信息管理的基础上更进了一步,是建立在充分信息管理基础之上的内容更丰富、扩大化了的管理。

（三）知识管理的研究进展

知识管理作为一种区别于以往管理方式的新型管理形态,近年来在许多研究领域受到了广泛的重视,并形成了如下研究相对集中的几个热点:

1. 知识管理模型研究　知识管理模型的研究是人们对知识管理了解的不断深入过程,确定合理的知识管理模型框架是实施知识管理的基础。目前,在这方面的研究已经取得一些成果,最具代表性和奠基性的基于知识的管理模型(knowledge based model,KBM)是由日本学者 Nonaka 于 1991 年首次提出的,这个模型以知识划分为显性知识和隐性知识为基础,提出了知识创造和转化过程。

2. 知识管理与企业核心竞争力　知识管理与企业核心竞争力是目前管理科学领域讨论的两大热点问题,研究知识管理和企业核心竞争力的相互关系,对于提高企业的管理水平,增强企业的核心竞争力有着重要的意义。

3. 知识管理与供应链管理　目前,供应链管理(supply chain management)已经成为增强企业竞争力的一种重要手段。从供应链角度来看,供应链知识管理是对供应链上知识资源的管理,是运用供应链全体参与企业的智慧,通过对供应链中隐性知识和显性知识系统开发和利用来改善和提高整个供应链的创新能力、反应能力、工作效率和技能素质,以加强供应链的核心竞争力。

4. 知识管理与客户关系管理 将知识管理与客户关系管理进行融合,便形成一种适应潮流的新颖的管理哲学:客户知识管理。企业实施知识管理和客户关系管理的最终目标是一致的,如果将两者结合起来,更能释放二者的潜能,从而更好地提升企业的竞争能力。

5. 虚拟企业知识管理研究 虚拟企业(virtual enterprises)是由具有开发某种新产品所需的不同知识和技术的不同企业组成的一个临时的企业联盟,来共同应对市场的挑战,联合参与市场的竞争。虚拟企业是深入分析虚拟企业内的知识流动和知识共享的特点以及目前存在的主要问题,并提出虚拟企业中有效实施知识管理的步骤和措施。

6. 知识管理与电子商务 电子商务(e-commerce)是指对整个贸易活动实现电子化。以互联网为主要载体的电子商务凭借其无可比拟的优势,迅速地改变着传统商业的运作模式,已成为提升企业核心竞争力的决定性因素之一。近年来,关于知识管理和电子商务的融合研究已成为国内外研究的热点。

7. 知识管理与协同商务 协同商务(collaborative commerce)是一种激励具有共同商业利益价值链上的合作伙伴的商业战略,主要是通过对于商业周期所有阶段(从产品研发期直到最后的分销阶段)的信息共享来实现。知识管理和协同商务作为企业应用中新的管理策略和手段,两者是紧密联系的。知识管理具有推动知识创造、实现知识共享的能力,而协同商务正是基于信息和知识共享的电子集市。

8. 知识服务(knowledge services) 是指向用户提供知识信息、知识挖掘手段及问题解决方案的服务。也有学者认为,知识服务是一种面向知识内容和解决方案的服务,是一种用户目标驱动的服务,是面向问题的解决和个性化的服务。在数字化与网络化的背景下,在技术创新的激励下,知识服务正逐渐取代信息服务而成为新的发展趋势。它具有整合性、动态性、专业性、个性化、全球化等诸多新的特点,构建起用户驱动的公共集成信息服务平台。如何为用户提供有效、便捷、综合性、个性化的知识服务是未来知识管理发展的又一新的热点。

目前,知识管理在很多方面的研究还不成熟,如知识管理资源的维度和指标体系的建立、知识管理与企业核心业务流程的有机结合、隐性知识与显性知识的转换模式等问题是当前知识管理研究的难点。对知识创造、知识集成、知识地图等的研究也是知识管理研究中值得重视的内容。

(四) 知识管理在医疗卫生领域的应用

随着信息技术的不断发展,知识管理将对各行各业的发展起到关键性、革命性的作用。最为突出的就是在知识密集型的行业如医疗卫生等领域的运用。在 2004 年的国际医学信息学(MEDINFO)年会上提出了以人为中心、提升临床医师与患者表现水平的知识管理系统的研究方向。2007 年,第六届商业信息研究前沿国际会议(The 6th International Conference on Perspectives in Business Information Research—BIR'2007)提出的知识管理与诊断设备评价业已成为知识管理在医疗卫生领域应用的新趋势。

1. 知识管理在医疗卫生决策中的应用 医疗卫生的知识管理是知识管理的理论、技术、方法在医疗卫生领域的行业应用。随着循证医学的发展,医疗卫生活动不再仅仅依靠个别专家的经验,基于证据的医疗卫生决策已越来越受到人们的重视并被接受,而且人们也开始意识到任何领域的决策活动都离不开证据的支持。同医疗卫生决策一样,卫生政策的制定也应该做到有理有据,针对特定的问题寻找决策证据是整个决策过程的关键。寻找决策证据的过程就是一个循证的过程,该过程包括3个步骤:

(1)知识获取:是知识管理的基础性工作,需要全面掌握所需的各种信息,包括各种形式的显性知识和隐性知识。

(2)知识评估:需要对所获取的知识加以筛选,保留符合研究条件和研究目的的知识,是一个去粗取精的过程,其结果直接关系到证据的准确性、可用性、可靠性,也直接影响到能否正确科学地进行决策。

(3)证据形成:对证据评估之后所选取的知识进行定性定量分析,加以综合和归纳,形成证据。证据可通过综述报告或政策建议报告等形成提交。

2.知识管理在临床实践中的应用 医院作为一个典型的知识密集型组织,在对患者进行检查、诊断、治疗的过程中必然会涉及一系列知识的获取、传播和使用。因此,在医院的业务流程中引入知识管理,不仅将有助于提高医生的医疗能力与医治效果,更有利于医院开发自身的知识资产、形成强大的竞争优势。医院真正的竞争力在于医疗服务水平,即医学知识的应用水平,这恰恰是医院知识管理的核心问题。从长远看,医院知识管理的实施将成为医院竞争力的主要来源。医院知识管理的内容不外乎对医院显性知识的管理、对医院隐性知识的管理以及对医院显性知识和隐性知识之间变化过程的管理三方面。医院显性知识的管理,体现为对医学知识本身的管理;医院隐性知识的管理,体现为对医务人员的管理;对显性知识和隐性知识之间变化过程的管理,体现为医院文化氛围、管理体制的建立。

(1)隐性知识的管理:①医院内部隐性知识的管理主要是对隐性知识的拥有者进行管理,这些人包括医院内部的发现和发明人才、能将外部或实际中某些医学信息转化为独特技能和技术的人才以及资深和知名医学专家,对他们进行科学有效的管理可以充分开发医院的无形资产,完善医院的知识仓库。②医院外部隐性知识的利用和共享有外出进修学习、请专家来院授课或指导诊疗手术、参加学术会议、联合开展新技术等方式。

(2)显性知识的管理:①对医疗工作中产生的病案、技术资料和申请的专利等进行收集、整理、加工和利用,同时要加强本院产生的新医学知识产权和专利的管理。②为医务人员的学习提供显性知识信息,如提供有重要学术价值的医学知识和信息,提供充足的中外文医学文献资料,建立专题医学知识库,并且提供网上学习和远程学习等。③发挥医院图书馆的作用。医院图书馆是医院显性知识重要集中地,医院显性知识管理过程中的一个重要举措就是要加大信息技术在医院图书馆中的应用,更好地发挥医学图书馆应有的作用。

(3)隐性知识交流、共享与显性化的管理:①隐性知识中有些窍门和技能是难以用文字及符号表达出来的,反而易于通过语言、示范等直接交流和学习,所以隐性知识的交流和共享在医院知识管理中显得非常重要。隐性知识的特点是自我的、私人的,医务人员会有所保留而不愿意传授,医务人员也会存在"文人相轻"的思想而对他人隐性知识不予重视。医院应通过病例讨论、跟随诊疗和同台手术等方式,创造条件,促进医务人员间隐性知识的交流、共享和传授,提高交流和共享的效果。现代信息环境下医务人员还可通过网络进行讨论和交流。②鼓励医务人员撰写论文、出版专著和填写病历等。使得医务人员从事医学科研工作并对临床医疗工作不断进行总结,将隐性知识逐步有序化,转化为显性知识,努力创造出新的医学知识。

二、知识发现

知识发现(knowledge discovery in databases,KDD)是从数据集中识别出有效的、新颖的、潜在有用的,以及最终可理解的知识的过程。知识发现将信息变为知识,从数据矿山中找到蕴藏的知识金块,将为知识创新和知识经济的发展作出贡献。

(一) 知识发现的过程

作为一个知识发现的工程而言,Fayyad U,Piatetsky-Shapiro G 和 Smyth P 在 1996 年合作发表的论文 From Data Mining to Knowledge Discovery in Databases 中将 KDD 的基本过程分为 5 个步骤,如图 2-5 所示。

1. 选择(selection)　首先要知道并选择什么样的数据可以应用于 KDD 工程之中。

2. 预处理(preprocessing)　采集数据后,对数据进行预处理,尽量消除数据中存在的错误及其缺失的信息。

3. 转换(transformation)　将数据转换成数据挖掘工具所需的格式,以使其获得的结果更为理想。

4. 数据挖掘(data mining,DM)　应用数据挖掘工具。

5. 解释与评估(interpretation/evaluation)　解释或评估数据挖掘的结果。

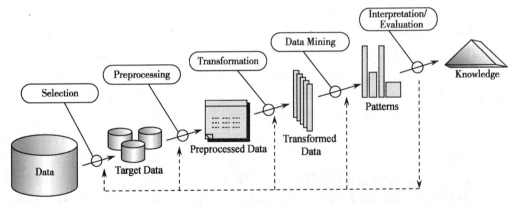

图 2-5　KDD 的五个基本步骤(来源:Fayyad U 等)

由此可见,数据挖掘是 KDD 过程中的关键步骤,也是技术难点所在。数据挖掘算法的好坏直接影响到所发现知识的准确性。目前,KDD 的研究大部分集中在数据挖掘的算法和应用技术上。人们往往不严格区分数据挖掘和数据库中的知识发现,许多人将两者互为使用,一般在科研领域称为 KDD,而在工程领域则称为数据挖掘。

(二) 知识发现的技术

1. 神经网络(neural network)　神经网络是基于自学习的数学模型,通过数据的编码及神经元的迭代求解,完成复杂的模式抽取及趋势分析功能。神经网络系统由一系列类似于人脑神经元的处理单元(称之为节点,Node)组成,节点间彼此互联,分为输入层、中间(隐藏)层、输出层。神经网络的一般结构,如图 2-6 所示。

神经网络通过网络的学习功能得到一个恰当的连接加权值,并将实际输出结果同期望值进行比较,调整加权值,重新计算输出值,使其误梯度下降。通过不断重复学习过程,直至满足终止判断条件。神经网络系统具有非线性学习、联想记忆等优点,但也存在一些问题,如神经网络系统本身是一个黑盒子,不能观察中间的学习过程,最后的输出结果也较难解释,影响其结果的可信度及可接受程度。另外,神经网络需要较长的学习时间,对大数据量而言,其性能可能会出现较严重的问题。

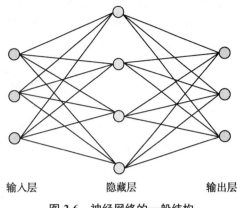

图 2-6 神经网络的一般结构

2. 决策树(decision tree) 决策树是通过一系列规则对数据进行分类的过程。采用决策树,可以将数据规则可视化,不需要长时间的构造过程,输出结果容易理解,精度较高,因此决策树在知识发现系统中应用较广。但决策树方法也有其缺点,它很难基于多个变量组合发现规则,不同决策树分支之间的分裂不够平滑。

3. 联机分析处理(online analytical processing,OLAP) 联机分析处理是通过多维的方式对数据进行分析、查询和报表,主要应用于用户的当前数据或历史数据的联机分析,辅助决策。OLAP 需进行大量的查询操作,对时间的要求不十分严格。目前常见的 OLAP 主要有基于多维数据库的 MOLAP 和基于关系数据库的 ROLAP。

4. 数据可视化(data visualization) 可视化工具能很好地使用户理解数据和解释发现的知识,其本质是对数据子集进行拓扑变换,将规则映射到拓扑。通过定义的标准接口,知识发现系统和数据可视化工具可很好地协作。由于数据处理阶段的数据量大,知识发现系统通过设定富有成效的探索起点并按恰当的可视化方式表示数据,可视化后的数据,将使用户可以直观地发现数据特征与数据隐含的依赖关系,为数据分析人员提供很好的帮助。

(三)知识发现研究面临的难点

1. 数据集合的性质往往十分复杂,非线性、时序性与噪声普遍存在。

2. 数据分析的目标具有多样性,而复杂目标无论在表达还是在处理上均与领域知识密切有关。

3. 在多样性目标下,对数据集合的分析,目前还没有现成的且满足可计算条件的一般性理论与方法。

知识发现技术正处于发展之中。知识发现涉及数理统计、模糊理论、神经网络和人工智能等多个领域,技术含量较高,实现难度较大。同时,知识发现系统与可视化技术、地理信息系统、统计分析系统相结合,可丰富数据挖掘技术及工具的功能和性能。随着数据量的急剧增长和分析决策难度的增加,以及人们对决策分析工作的智能化、自动化要求的不断提高,人们将广泛地接受并使用知识发现技术及其工具。

(罗爱静)

思 考 题

1. 何谓计算机软件技术? 可分为哪几种?

2. 计算机网络可分为哪几类？是由哪些部分组成的？

3. Internet 可提供哪些服务？使用 Internet 时应注意哪些安全因素？

4. 信息处理包括哪些内容？

5. 信息技术包括哪些内容？

6. 信息资源有哪些特征？信息资源管理要遵循哪些原则？

7. 何谓数字媒体？数字媒体具有哪些应用？

8. 信息系统可分为哪几类？医院信息系统有哪些发展趋势？

9. 数据库系统由哪几部分组成？DBMS 的基本功能是什么？

10. 以某医疗卫生实际应用为例，说明如何规划和设计数据库系统。

11. 何谓知识管理？知识管理在医疗卫生领域有何应用？

12. 何谓知识发现？知识发现的基本过程是什么？

第三章

医院管理信息系统

随着医学科学技术的快速发展和医疗设备的不断更新,医院的管理变得更加复杂和困难,依靠管理者的个人经验和传统的手工管理模式,已经远远不能满足现代化医院管理的需要,更不能跟上医院现代化发展的步伐。信息化建设正是医院加强现代化管理,走"优质、高效、低耗"发展道路的有效途径,建立以信息技术、计算机网络技术支持的现代医院管理信息系统,是医院建设的一项重要基础性工作,也是支持医院的行政管理与事务处理,减轻人员劳动强度,提高医院工作效率,增强医院决策能力,获得更好的社会效益与经济效益的重要手段。

第一节　医院管理信息系统概述

医院管理信息系统(hospital management information system,HMIS)是现代化医院必不可少的基础设施与技术支撑环境,是迄今世界现存的企业级信息系统中最为复杂的一类信息系统,这是由医院本身的目标、任务和性质决定的。它的建设不但涉及计算机科学、通信科学、电子工程、管理科学等学科领域的知识,而且还要将这些领域的知识融合起来。

一、医院管理信息系统的定义

按照学术界公认的美国 Morris Collen 教授所给的定义,医院信息系统(hospital information system,HIS)是利用电子计算机和通讯设备,为医院所属各部门提供患者诊疗信息(patient care information)和行政管理信息(administration information)的收集(collect)、存储(store)、处理(process)、提取(retrieve)和数据交换(communicate)的能力并满足所有用户(authorized users)的功能需求。这里的 HIS 包括了管理和临床两个部分。由于在我国开始建设 HIS 时,几乎全部都是医院管理的内容,而没有临床信息系统的部分,所以绝大部分人都将它称之为医院信息系统。其准确的称谓应该是医院管理信息系统,即HMIS。

医院信息系统更全面的定义是 2002 年卫生部出台的《医院信息系统基本功能规范》中给出的:医院信息系统(HIS)是指利用计算机软硬件技术、网络通讯技术等现代化手段,对医院及其所属各部门的人流、物流、财流进行综合管理,对在医疗活动各阶段中产生的数据进行采集、存储、处理、提取、传输、汇总、加工生成各种信息,从而为医院的整体运行提供全面的、自动化的管理及各种服务的信息系统。由此可见,医院管理信息系统(HMIS)将现代信息技术和医院的管理特点、管理思想、医院各部门的业务特点、业务经验有机地结合起来，用数据库的方式管理、储存信息，利用计算机网络加速信息流通和传递速度，对医院的发展和当前的改革具有重要意义。

HMIS 是管理信息系统（management information system，MIS）在医院环境中的具体应用，与其他 MIS 系统有着许多共同的特性。例如，它们都是以数据库为核心，以网络技术为支撑，以经营业务为主线，以提高工作质量与效率和辅助决策为主要目的，在系统内部按一定原则划分若干子系统或分系统，各子系统、分系统之间互有接口，可有效地进行信息交换，实现信息资源共享；处理的对象既有结构化数据，也有半结构化或非结构化数据等。但是，医院管理信息系统还有许多不同于一般 MIS 系统的独有特点，如其不仅要同其他所有 MIS 系统一样追踪管理伴随人流、财流、物流所产生的管理信息，从而提高整个医院的运作效率，而且还要支持以患者医疗信息记录为中心的整个医疗、科学、科研活动。医院管理信息系统不只是一套软件，它应该是一个将医院的管理思想、医院各部门的业务流程与经验，以及与当今计算机技术完美统一起来的整体。因此，医院管理信息系统具有诸多不同于一般 MIS 系统的特点，为 HMIS 的设计与实现带来了更高的难度与更多的复杂性，具体表现在以下几个方面。

1. 实时性　当一个患者入院时，迅速、及时、准确地获得他们的既往病史和医疗记录的重要性是显而易见的。在每天的诊疗高峰时间内，患者的挂号、候诊、划价、交款，取药等，对联机事务处理系统（online transaction process system，OLTP）的性能要求并不亚于银行的窗口业务系统和航空机票的预订系统。

2. 医疗信息复杂性　患者信息是以多种数据类型表达出来的，不仅需要文字与数据，而且时常需要图形、图表、影像等。

3. 信息安全和保密性　患者的医疗记录是一种拥有法律效力的文件，它不仅在医疗纠纷案件中，而且在许多其他的法律程序中均有重要作用，有关人事的、财务的，乃至患者的医疗信息均有严格的保密性和操作权限的要求。

4. 数据量大　任何一个患者的医疗记录都是一部不断增长、图文并茂的病案，而一个大型综合医院有百万份病案是很常见的。

5. 高度集中的信息流向　医院管理信息系统的信息采集点较为分散，涉及许多部门和科室，但在整个医院内部，信息又高度集中共享，因而导致了医院管理信息的全局性较强。另外，一般医院的计算机专业人员较少，系统在管理和维护方面多倾向于集中式管理，使得信息流在院内主干网上频繁传输。

6. 医疗信息处理的标准应用仍不够完善　这是另一个导致医院信息系统开发复杂性的突出问题。目前，医疗卫生界关于医学信息表达、医院管理模式与信息系统模式的标准与规范较少，导致了计算机专业人员在开发信息系统的过程中需要花费大量的精力去处理自己并不熟悉的领域信息标准化问题，甚至要参与制定一些医院管理的模式与算法。医学知识表达的规范化，即如何把医学知识翻译成一种适合计算机的形式，是一个世界性的难题，而真正电子化病历的实现正有待于这一问题的解决。

7. 高水平的信息共享需求　一个医生对医学知识（如某种新药品的用法与用量、使用禁忌，某一疑难病例的文献描述与结论等）、患者医疗记录（无论是住院患者还是已出院的患者）的需求可能发生在他所进行医、教、研的全部活动过程之中，也可能发生在院外的任何地点。而一个住院患者的住院记录或摘要也可能被全院各有关临床科室、医技科室、行政管理部门所需要。因此,信息的共享性设计、信息传输的速度与安全、网络的可靠性等因素都是医院管理信息系统必须保证的。

二、医院管理信息系统的意义

医院管理信息系统是医院现代化管理的重要工具和手段,是医院深化改革、强化管理、提高效益、和谐发展的重要保障,对提高医疗质量、促进资源共享、扩展信息服务、支撑教学研究、提高医院竞争力等具有重要的意义。

1. 优化工作流程 自动化的信息处理,可以加快医院内部的信息流动,优化管理和业务工作流程,达到减少工作环节、降低人力成本、提高办事效率的目的。例如,计算机化处理可以减少人工划价的收费环节,患者医疗费用的支付可以通过直接刷卡或网上支付,既方便了患者,又可减少医院的收费人员,达到减员增效的目的。因此,医院管理信息系统的建设可以促进医院管理模式和工作流程的改变。

2. 提高运营质量 在计算机管理模式下,医院管理不再是粗放式的简单管理,而是进入了工作过程的管理,并逐步深入到医疗过程的细节控制。管理工作人员可通过系统查询,方便且随时掌握和监控全院的医疗动态,及时发现医疗各环节的问题,采取相应的措施,使超前管理成为可能,克服传统医院管理的盲目性和滞后性,提高医院运营质量和经济效益。例如,对于药品等消耗材料的计算机化管理,就能对药品的进、销、存进行动态管理,既可以减少药品的流失,又可以降低药品的库存量,还可以避免因药品失效造成的损失。

3. 缩短诊疗周期 医院管理信息系统的建设,使得各种数字化信息快速地纳入整个医疗服务流程,在简化诊疗环节,缩短诊疗周期的同时,大大减少了医生、患者和管理人员的工作强度。患者可以通过医院管理信息系统进行网上挂号、预约和查看各种检查报告,数字化检查和检验结果通过网络快速传递到医院的每一个角落,医生的处方和医嘱能即时地进入药房系统和护士工作站。

4. 强化科学管理 医院的决策范围很广,包括临床诊断决策、治疗决策、医院管理方面的固定资产投资决策、人力资源决策、经营方向决策等。医院管理信息系统的建设使得各种决策能以知识、信息和客观数据为基础,而不再是决策者个人的喜好或者熟悉的领域。

5. 节约诊治成本 医院信息化的核心是患者信息的共享,包括医院内各科室之间、医院之间,医院与社区、医疗保险、卫生行政部门等的信息共享。以数据共享为特征的医院管理信息系统可以实现患者信息的无纸化和无胶片化,从而在技术上可解决重复检查、重复治疗的顽症,为远程医疗的开展,不同医院间的双向转诊等服务的开展提供了保障,降低了医院和患者的各项成本。

6. 改变决策方式 决策需要及时和丰富的数据。运行医院管理信息系统后,可即时、动态地向医院管理者提供实时数据,信息量可根据决策者的需求及时更新,使其从"终末管理"转变为"过程管理"。医疗服务的质量评价因此更为丰富、准确,评价方式也随之发生变革。

总之,通过医院管理信息系统的实施,可以有效促进医院信息化建设,实现医院内部管理一体化、员工工作高效化、部门协作关系简单化、科室收益透明化、患者费用清单化、诊疗信息电子化,使医疗服务过程更加高效、有序、规范,给医院和患者带来全新的诊疗环境和更加完善的医疗服务。

三、医院管理信息系统的发展

计算机技术用于医院信息处理已有 40 多年的历史,几乎渗透到了生物医学科学的所有领域,形成了一门全新的、充满活力的新学科,即医学信息学(medical informatics)。医学信息学是研究信息技术和计算机科学在生物医学领域全方位应用的新兴学科,医院信息管理是医学信息学研究的一个重要组成部分。

(一) 国外医院管理信息系统的发展

美国是全世界医疗卫生信息系统研发和应用的领跑者。早在 20 世纪 60 年代初,美国便开始了医院管理信息系统的研究,著名的麻省总医院开发的 COSTAR 系统就是 60 年代初开始研发的,发展到今天已经成为大规模的临床患者信息系统。70 年代,随着计算机技术的发展,医院管理信息系统进入大发展时期,美国、日本、欧洲各国的医院,特别是大学医院及医学中心纷纷开始研发医院管理信息系统,成为医学信息学形成和发展的基础。1985年,美国的全国医院数据处理工作调查表明,100 张床位以上的医院,80% 实现了计算机财务收费管理,70% 的医院可支持患者挂号登记和行政事务管理。25% 的医院有了较完整的医院管理信息系统,即实现了病房医护人员直接利用计算机处理医嘱和查询实验室的检验结果。10% 的医院有全面计算机管理的医院管理信息系统。1990 年后,随着网络技术的普及,B/S 结构的应用,网络型的医院管理信息系统应用有了明显的进步,为患者就医带来了更大的方便,如盐湖城 LDS 医院的 HELP 系统、麻省总医院的 COSTAR 系统、退伍军人管理局的 DHCP 系统等。

日本的医院管理信息系统开发和应用始于 20 世纪 70 年代初,80 年代后发展迅猛。投资规模大、系统化、网络化、综合性、自上而下的开发路线是日本医院管理信息系统的主要特征,它们一般都有大型机作为设备中心,支撑整个系统工作,大力采用信息技术和网络技术,支持临床诊疗的功能不断加强。应用软件主要由医院和计算机公司联合开发,某些大公司也开发一些通用的医院信息管理软件包。如北里大学耗资 3.4 亿日元开发了综合医院管理信息系统,日常运行费用支出为每年 5.1 亿日元。

欧洲的医院管理信息系统发展比美国稍晚,大多数是在 20 世纪 70 年代中期和 80 年代开始的。欧洲医院管理信息系统的特点是实现了一些区域化的信息系统。如丹麦的 Red System,管理 76 所医院和诊所。法国第八医疗保健中心实现了可管 3 所大医院和 3 所医药学院的一体化信息系统——Grenobel Integrated HIS。随着初级卫生保健工作的发展,欧洲各国区域性医院计算机网络亦快速发展。欧共体的 SHINE 工程(strategic health informatics network of Europe)在分布式数据库系统和开放网络工程方面已经进行了大量工作。

(二) 国内医院管理信息系统的发展

在 20 世纪 70 年代末,计算机就进入了我国的医疗卫生行业,当时以 IBM 的 M340 小型机为主,只有少数几家大型医院和教学医院拥有,主要应用于科研和教学。80 年代初,随着苹果 PC 机的出现和 BASIC 语言的普及,一些医院开始开发一些小型的管理软件,如工资管理软件等。80 年代中期,随着 XT286 的出现和国产化,以及 DBASE 数据库和 UNIX 网络操作系统的出现,一些医院开始建立小型的局域网络,并开发出基于部门管理的小型网络管理系统,如住院管理信息系统、药房管理信息系统等。进入 90 年代,快速以太网和大型关系数据库日益盛行,一些有计算机技术力量的医院开始开发适合自己医院的医院管理信息系统,一些计算机公司也不失时机地加入到了 HMIS 开发队伍。进入 21 世纪,医院信息系统在设计理念上逐步强调以患者为中心,注重以医疗、经济和物资贯穿于整个系统,在应用面上开始突出管理信息系统和临床信息系统并重,力求覆盖医院各个部门。在这一阶段,开发出了全院数据充分共享的门诊、住院、药品、卫生经济、物资、固定资产、LIS、PACS 等信息系统。目前,以区域协同医疗卫生服务为目标,以实现患者信息在区域内多家医疗机构之间的共享成为新的任务和挑战。

(三) 医院管理信息系统的研究现状

经过 30 年的发展,特别是近几年来,医院管理信息系统的发展形势令人鼓舞,无论是国家、医院还是软件公司都投入了大量的人力、物力与财力。县级及其以上医院基本上都建设了自己的医院管理信息系统,发达地区的乡、镇医院也正开始建设自己的医院管理信息系统。这些现象都充分说明了医院本身对医院信息系统建设的认识迈上了一个新的台阶,医院管理信息系统建设为医院带来的效率、效益与管理水平的提高,让大家进一步认识到医院管理信息系统建设的重要性和必要性。

2001 年,卫生部统计显示,省部属医院中的绝大部分医院已经建成全院级 HMIS,全国县级及其以上医院中的 38% 已有程度不同的信息化应用。

2005 年,中国医院协会医院管理专业委员会对 482 所医院(其中三级医院 272 所、二级医院 189 所、其他类医院 21 所)管理信息系统(HMIS)的上线情况进行了调查。调查结果显示,在所有的 HMIS 系统中,门急诊划价收费信息系统、门急诊处方管理信息系统、入院出院转院管理信息系统、费用管理信息系统、床位管理信息系统、病区(住院)药房管理信息系统、药库管理信息系统等系统建设状况良好,这些系统上线比例均在 90% 以上。

2007 年,卫生部统计信息中心对全国 3 765 所医院(其中三级以上 663 家、三级以下 3 102家)进行了医院信息化现状调查,结果显示:门急诊划价收费信息系统、门急诊药房管理信息系统、住院患者费用管理信息系统、药库管理使用最为广泛,均超过 80%,说明以收费为中心的 HMIS 已在大部分医院应用。住院患者入出转管理信息系统、住院患者床位管理信息系统、住院药房管理信息系统使用的医院超过 70%,说明住院患者管理信息系统也已在大部分医院应用。

此外,全国医疗卫生领域医疗软件生产供应商有 500 家左右,其中,医院管理信息系统生产供应商超过 300 家,大型生产供应商占 15%,中型占 60%,小型占 25%。从供应商的数量也可间接反映出我国医院信息化的发展规模和水平。

(四) 医院信息化的发展趋势

1. 医院管理信息系统的应用不断普及和扩大　近年来,许多较具规模的医院信息化投入已经达到数千万元,新制定的医院评审标准已经把医院信息化的水平作为重要的评价指标,医院必须将每年收入的 5% 用于医院信息系统建设的支出。一体化的医院管理信息系统建设正在向地、县级医院和西部地区扩展,发达地区的大医院正在努力实现计算机辅助管理、辅助决策的目标。成本分析、流程再造、联机分析、数据仓库等技术正在被引进到实际应用之中。

2. 开始实施临床信息系统建设　较为先进的医院信息化重点正在由以经济管理为中

心的管理信息模式,向以患者信息为中心的临床信息模式转移。门诊和住院医生工作站已经在许多医院成功实现,不少医院正在努力实现电子病历和医学影像的数字化,数字化医院的雏形已经显现。上海、广东等经济发达地区已经把实现区域医疗卫生信息系统提上了议事日程。

3. 标准化工作不断加强　长期以来,信息的标准化问题一直是我国医院信息化发展的瓶颈。政府主管部门已经着力改变医学信息标准化长期滞后于信息化发展的现状。卫生部信息化领导小组已经正式委托有关部门开展医学信息标准化的课题研究,《医疗卫生信息标准体系框架》、《医院基本数据集标准》和《公共卫生基本数据集标准》等一系列相关标准正陆续出台。

4. 医疗卫生信息产业正在形成　10 年前,我国还没有专业从事医院信息系统开发与销售的 IT 企业,少数 IT 企业曾涉足这一领域的工作,但没有成熟的医院管理信息系统软件产品供应市场。目前,全国已有上百家医院信息系统专业公司,为我国医院信息化建设提供不同类型的产品和技术服务,成为 IT 产业的一支生力军。我国的医院信息系统产业与市场已经从初创时期走向整合发展时期,越来越多的国际化大公司也加入了该行列。

第二节　医院管理信息系统的功能与内容

医院管理信息系统涉及面广,覆盖了医院的各类管理职能和病人在医院就诊的各个环节。它是一个将先进的医院管理思想、各个部门的业务工作以及当今最新的信息技术相结合的信息系统,是实现数字化医院的重要组成部分。医院信息化建设千差万别,无论采用何种管理信息系统,其目的都将是全方位提升医院的管理和医疗水平,需要紧抓医院的主要业务环节开展管理工作。

一、医院管理信息系统的功能

医院是一个以患者为主要工作对象,组织医务人员以医学技术诊治疾病、照护患者、为患者服务的机构。根据《全国医院工作条例》的规定,医院的任务是以医疗工作为中心,在提高医疗质量的基础上,保证教学和科研任务的完成,并不断提高教学质量和科研水平。同时做好扩大预防、指导基础和计划生育的技术工作。因此,我国医院的主要业务内容可以分为医疗、教育培训、科学研究、预防和社会服务、事务管理五个方面。围绕医院的主要业务内容,医院管理信息系统的功能则显而易见。

(一)支持联机事务处理

通常情况下,信息流是伴随着不同窗口业务处理过程发生的,这些窗口业务处理的可能是医院人、财、物的行政管理业务,也可能是有关门急诊患者、住院患者的医疗事务。在所有这些繁杂、琐碎的业务活动过程中,产生了大量的信息。医院管理信息系统就是要支持这些日常的、大量的前台事务处理。事务处理级的计算机信息系统(如门急诊收费系统、病房医嘱处理系统等)同时担负业务处理和信息采集的双重任务。

1. 业务处理　对于窗口业务人员来说,医院管理信息系统是帮助他们完成日常繁重窗口业务的工具。借助计算机信息系统,达到减轻窗口业务工作人员的工作负担、保证遵守相关业务规范的目的。因此,系统应该尽量符合这些事务处理级工作人员的工作程序与工作习惯,功能完整、操作简单、响应迅速、界面友善、易学易用是这类软件必须满足的基本功能要求。

2. 信息采集　对于整个医院信息系统来说,窗口事务处理的计算机信息系统同时又是医院管理信息系统的数据采集点。例如,办理患者入出院业务的信息系统必然向住院处实时提供患者入出院的信息,同时也是住院患者动态统计的主要信息来源。门急诊收费信息系统在完成患者交费过程的同时,也收集了相应为门急诊提供医疗服务的各科室及辅助科室的门急诊收入与工作量信息。所有这些数据都是上一层直至最高层信息系统用以进行统计、分析等数据加工的原料。从数据采集的角度来看,窗口业务系统收集的信息必须是完整的、准确的、及时的和安全的。

辅助医院业务工作的知识库建设也是医院管理信息系统的重要内容之一,知识库主要针对医疗活动中对知识的获取、应用与积累的需求,提供、管理、加工医学相关知识,面向临床提供智能化的知识服务。系统的知识管理功能与信息系统的医疗业务支持是紧密结合在一起的,既包含外部来源的知识,也包括信息系统产生的知识。如医生工作站提供的用药指导、治疗方案指导、辅助医疗文书记录的各种知识、医技科室的辅助诊断系统,等等。医院信息系统不仅是记录信息和提供信息的工具,而且通过知识管理系统直接参与医疗业务工作,这也是医院管理信息系统与其他事务处理系统的不同之处。

(二) 支持科室级信息的汇总与分析

医院中的较多科室担负着繁重的管理任务,例如,医务处负责全院医疗工作的计划、组织与实施,医疗动态的监督控制,医疗质量的检查管理;人事处负责全院机构设置与调整,考勤考核,各级各类专业技术职务的评审;护理部负责全院护理工作的组织实施,护理质量的管理,护理人员的管理等。要使管理级工作的科学化,各职能科室必须对从基层收集来的基本数据进行汇总、统计与分析,评价他们所管理的基层部门与个人的工作情况,据此做出计划,督促执行,产生报告和做出决定。医院管理信息系统必须支持各科室的数据收集、综合、汇总、分析报告与存储的工作。

科室级的管理信息系统要能够定期自动地从基层科室收集数据,按照需要对数据进行各种加工处理,产生能够支持职能科室管理工作的分类统计报表和报告。例如,统计室应能收集来自住院处的患者入出转(ADT)数据,来自收费处的患者收费数据,来自病案室的有关住院患者的诊断、手术等临床数据,定期产生住院患者的动态报告,床位使用情况报告和单病种分析报告。医务处则应该从住院处、统计室、病房、手术室等不同部门收集到有关信息,产生医院的医疗动态、医疗质量控制的各种报表。科室级信息系统一般有 5 个特点:

(1) 通常不与窗口事务处理工作相联系;

(2) 较少有实时的数据录入任务;

(3) 定期地对收集到的信息进行加工处理;

(4) 加工处理的算法通常是固定的;

(5) 目的是为了本科室管理业务的需要或者定期上报的报告与报表需要。

(三) 支持医院决策层对管理信息的需求

医院的高层领导要实现对全院的科学管理,必须得到计算机信息系统的全面支持。经过职能科室加工分析的数据不仅要产出报表和报告,用以直接辅助医院领导层的决策,而且要通过计算机的信息系统把加工后的数据直接传递给医院领导层。医院管理信息系统的高层模块是医疗和财务信息的综合查询与辅助决策模块,该模块接收中层模块传来的数据并重新组织这些数据,将全院各个职能部门,包括临床的、行政的、财务的、辅助的各个方面信息沿医疗、财务两条主线有机组合起来,提供方便、灵活的检索与查询手段,满足医院领导层不断变化各种信息需求。这一层信息系统的特点是:

(1) 不与任何具体的事务处理相联系,即除了接收下层的数据和提出各种查询、统计请求外,没有数据录入;

(2) 主要功能是提供灵活的检索、查询、统计、分析决策能力;

(3) 系统产出的报表、报告是随需求而变化的,是不定期、不固定的内容;

(4) 系统往往同财务管理、经济核算、质量控制、动态分析等专门化的与医院管理有关的模型和算法相联系。例如医疗质量的监督与评价、医院财务执行情况的监督与评价、各部门医疗工作量的监督与评价等;

(5) 系统强调产生报告的形式,例如图形、图表等,要灵活、通俗、易懂。

二、医院管理信息系统的内容

医院管理信息系统的基本内容是应用计算机处理医疗活动过程中产生的信息,使得业务工作流程更加科学化、规范化和自动化。但是,随着医院管理思想的不断发展和变革、医院业务流程的重组和信息技术的发展,医院管理信息系统的内容也在不断地调整和完善,以适应数字化医院的建设和医疗卫生事业的发展。目前,通常的医院管理信息系统由若干分系统或子系统组成,其功能结构如图 3-1 所示。

(一)门急诊管理分系统

门急诊管理分系统协助门急诊医护人员完成门急诊的日常医疗工作,主要的子模块有:

1. 患者登记　建立整个系统共享的患者基本(自然)信息,每个患者分配唯一识别号,并建立就诊卡或条码卡、磁卡等。

2. 挂号及预约　门急诊患者当日或提前预约挂号,并进行分诊管理。

3. 门急诊医生工作站　处理门急诊记录、诊断、处方、检查、检验、治疗处置、手术和卫生材料等信息。

4. 门急诊业务统计　按照科室、医生和日期统计各科室及医生的门诊工作量,并生成业务报表。

(二)住院及病房管理分系统

住院及病房管理分系统协助病房医护人员完成日常医疗和护理工作,主要的子模块有:

1. 住院预约与登记　负责住院患者预约与住院手续的办理,提供预约患者分类排队和辅助确定入院患者的功能。

2. 医生工作站　直接为临床医生服务,包括病历书写、检查检验申请,查询检验报告、病历综合阅读、下达医嘱、病案检索等。医生所下达的医嘱,可直接传送到各业务系统,如护士工作站、药房、检验检查科室等。

3. 护士工作站　完成患者的入出转登记工作,提供床位一览卡功能,以使一目了然地获得患者当前状态信息;完成患者体征信息(体温、脉搏、呼吸等)的录入、医嘱的录入和处理功能,根据医嘱自动生成各种执行单、计价信息单并传送给相关子系统。

4. 住院收费　自动按医嘱划价,提供划价审查、计价单录入、出院结账等功能。

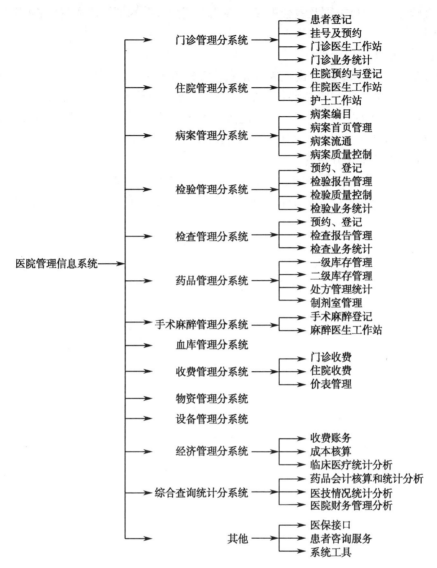

图 3-1　医院管理信息系统功能结构图

（三）病案管理分系统

病案是医院医、教、研的重要数据源,病案管理分系统主要指对病案首页和相关内容及病案室工作进行管理的信息系统。向医务工作者和管理人员提供方便灵活的检索方式、准确可靠的统计结果、减少病案管理人员的工作量是系统的主要任务。其管理范畴包括病案编目、病案首页管理、姓名索引管理、病案的借阅、病案的追踪、病案质量控制和患者随诊管理。

1. 病案编目　对病案首页的疾病及手术进行分类,提供条件灵活的病案检索功能。

2. 病案首页管理　录入患者基本信息、住院信息、诊断信息、手术信息、过敏信息、费用信息、治疗结果等。

3. 病案流通　实现病案的借阅、追踪、随诊等流通各环节信息的管理和病案质量控制,能够从其他分系统自动导入数据,提供国际疾病分类编码、手术操作分类、临床疾病诊断依据、治愈好转标准、切口类别及愈合等级、诊断填写指引、手术填写指引、医院感染诊断标准等知识支持。

(四) 检验信息管理分系统

检验信息管理分系统是协助检验科完成日常检验工作,其主要任务是协助检验师对检验申请单及标本进行预处理,检验数据的自动采集或直接录入,检验数据处理、检验报告的审核,检验报告的查询、打印等。系统应包括检验预约管理、检验单管理、检验业务执行、检验报告处理、检验质量控制、检验业务统计、检验仪器管理、检验项目维护等功能。

(五) 检查信息管理分系统

检查信息管理分系统是协助各功能检查科室完成日常检查工作。系统应包括申请预约、分诊功能、报告处理(提供各类报告的模板和常用术语字典)、检查业务统计、超声图像管理等。

(六) 药品管理分系统

药品管理分系统是用于协助整个医院完成对药品管理的计算机应用信息系统,其主要任务是对药库、制剂、门诊药房、住院药房、药品价格、药品会计核算等信息的管理以及辅助临床合理用药,包括处方或医嘱的合理用药审查、药物信息咨询、用药咨询等。

1. 一级库存管理(药库管理)　主要实现药库的药品物流管理。在药品库存管理(一级库)中,提供了入库、出库、调价、药品月结以及对药品的出、入库,结存等信息进行查询的功能。完成各种统计报表、价格处理及全院药品价格更新。

2. 二级库存管理(门急诊药房、临床药房库存管理)　主要实现药房的药品物流管理。在药品库存管理(二级库)中,提供了入库、出库、调价、药品月结以及对药品的出、入库,结存等信息进行查询的功能。提供对药品的来源、去向等统计,提供处方按身份、费别、出库品种金额等统计。

3. 处方管理　完成处方的录入和发药功能,并对处方计价。药师可对待发处方进行查询并同时提供发药药师工作量和处方属性分类的统计。

4. 医嘱摆药子系统　系统将提出摆药申请病区的药品进行自动摆药计价,同时打印摆药单据;摆药人员可根据选择科室进行手工或机器摆药计价及打印摆药单据。并可进行单患者或护理单元医嘱摆药查询。

5. 制剂室管理　用于提高制剂生产过程中的相关业务管理,包括制剂库房管理、制剂的半成品和成品管理、制剂的财务账目及报表分析、制剂的成本核算、单据和报表的打印、质控信息管理等。

6. 合理用药咨询　提供处方或医嘱潜在的不合理用药审查和警告功能、药物信息查询、用药指南、最新不良反应信息、单一药品对其他药品的相互作用信息、简要用药提示等功能。

(七) 手术与麻醉管理分系统

手术与麻醉管理分系统用于患者手术与麻醉的申请、审批、安排以及术后有关信息的记录和跟踪。医院手术、麻醉的安排是一个复杂的过程,合理、有效、安全的手术、麻醉管理能有效保证医院手术的正常进行。

1. 手术信息管理　完成门诊和住院患者的手术预约安排,生成患者手术通知单。提供手术科室、麻醉科室医生的安排、术后信息录入等功能。

2. **手术划价** 通过录入术后清点记录,完成手术的药品、消耗品登记和手术器械使用登记,产生手术划价信息。

3. **麻醉信息管理** 对患者在手术中的麻醉记录进行登记和管理。

(八) 血库管理分系统

血库管理分系统是对医院的特殊资源——血液进行管理的信息系统。包括血液的入库、储存、供应以及输血科室等方面的管理。其主要目的,是为医院有关工作人员提供准确、方便的工作手段和环境,以便保质、保量地满足医院各部门对血液的需求,保证病人用血安全。包括血液入库管理、配血管理、发血管理、报废管理、自备血管理、有效期管理、费用管理、查询与统计等。

(九) 收费分系统

1. **门急诊收费** 包括门急诊划价、收费、退费、打印报销凭证、结账、统计等功能。医院门诊划价、收费系统是直接为门急诊患者服务的,减少患者排队时间,提高划价、收费工作的效率和服务质量,减轻工作强度,优化执行财务监督制度的流程是该系统的主要目标。

2. **住院收费** 包括住院患者结算、费用录入、打印收费细目和发票、住院预交金管理、欠款管理等功能。住院收费管理系统的设计应能够及时准确地为患者和临床医护人员提供费用信息,及时准确地为患者办理出院手续,支持医院经济核算、提供信息共享和减轻工作人员的劳动强度。

3. **价目表管理** 为整个医院的各项医疗收费提供一个集中统一的价格控制工具,可以及时准确地完成收费项目的增减、价格的调整等工作。

(十) 物资管理分系统

物资管理分系统是指医院后勤物资的管理,包括各种低值易耗品、办公用品、被服衣物等非固定资产物品的管理,主要以库存管理的形式进行管理,也包括为医院进行科室成本核算和管理决策提供基础数据的功能。

(十一) 设备管理分系统

设备管理分系统是指医院设备的管理,包括医院大型设备管理、设备折旧管理、设备使用和维护管理等功能。

(十二) 经济管理分系统

经济核算管理分系统用于医院经济核算和科室核算,包括医院收支情况汇总、科室收支情况汇总、医院和科室成本核算等功能。经济核算是强化医院经济管理的重要手段,可促进医院增收节支,达到"优质、高效、低耗"的管理目标。

1. **收费账务** 提供收费账目管理。通过与门诊收费子系统、住院收费子系统的连接,接收门诊、住院收费子系统传送来的信息,进行自动计账,也提供手工计账功能,生成各类账单。

2. **成本核算** 以门急诊收费和住院收费作为各科室收入,各科室的各项医疗材料支出作为成本,进行效益统计和分析。

(十三) 综合查询统计分系统

综合查询与统计分系统是为医院领导掌握医院运行状况而提供数据查询、统计和分析的信息系统。分系统从医院管理信息系统中查询、提取、加工和处理有关医院管理的医、教、研和人、财、物等分析决策信息,为决策者及各级管理者提供决策依据。主要包括临床医疗统计分析、医院财务管理分析、药品会计核算和统计分析、重要仪器设备使用效率和完好率分析、医务护理管理质量和分析、教学科研管理决策分析、人事管理分析、门急诊月报分析、住院分类统计分析、医院社会及经济效益年报分析、医技情况报表、医院工作指标、医保费用统计分析等。

（十四）患者咨询服务分系统

以电话、网络、触摸屏、显示屏等方式为患者提供就医指导和多方面咨询服务,展示医院医疗水平和医德医风,充分体现"以患者为中心"的服务宗旨是该系统的主要任务。

（十五）医疗保险接口

用于协助整个医院,按照国家医疗保险政策对医疗保险患者进行各种费用结算处理的计算机应用程序。其主要任务是完成医院管理信息系统与上级医保部门进行信息交换的功能,包括下载、上传、处理医保患者在医院中发生的各种与医疗保险有关的费用,并做到及时结算。

（十六）系统工具

提供系统用户权限管理和公共代码字典管理等工具。

第三节　医院管理信息系统的建设

医院管理信息系统主要由硬件和软件系统两大部分组成。在硬件方面,要有高性能的电子计算机和服务器、大容量的存储装置、遍布医院各部门的用户终端设备以及数据通信线路等,组成信息资源共享的计算机网络。在软件方面,需要具有面向多用户和多功能的计算机软件系统,包括系统软件、应用软件、数据库及其开发工具等。医院管理信息系统的建设除了涉及软硬件外,还需要对医院的业务流程和管理思想的整合。因此,建设医院管理信息系统时,必须从医院的自身出发,综合分析医院的需求,建设和使用医院管理信息系统。

一、医院管理信息系统的建设基础

当前医院管理信息系统中的许多功能,已经在卫生部颁布的医院信息系统功能规范中有明确规定,在应用软件中也已经实现,但在医院内却有很多得不到应用。如门诊药房没有实现药品的精确数量控制,原因不是软件没有该项功能,而是药房的管理尚没有到位。因此,建设医院信息系统不仅需要重视技术因素,还要重视医院的管理要素,让技术推动管理,让管理促进技术。

（一）科学管理是建设医院管理信息系统的基石

医院管理学是一门涉及管理学、经济学、医学科学、人力资源、心理学、伦理学、行为学等多学科交叉的多层次、综合性的科学。医院管理信息系统的建设与医院管理有着密切的关系。医院管理信息系统的成功实施为提高医院管理水平开辟了道路,提供了高效的工具;但它又依赖于严格、高水平的医院管理。信息技术能不能提高医院效益,关键取决于是否建立了与之相适应的管理模式、运营机制和应用水平。如果医院本身管理水平无法适应信息化管理的要求,信息技术反而会降低医院的管理效率,削弱医院的竞争力。因此,建设医院管理信息系统必须与医院的体制改革、机制转换相结合。在一个混乱的管理基础上是无法建立以现代化信息技术为依托的医院管理信息系统的。

由此可见，在开发和实施医院管理信息系统时，必须认真研究如何改进医院的管理体制，使之建立在一个科学管理的基础之上。当前，我国医院面临的现实困难在于，从事医院管理信息系统开发的工程技术人员对医学知识和医院管理知识极为贫乏，而医务人员及医院管理者对医院管理信息系统的参与意识还较为淡薄。这是医院管理信息系统建设失败的一个主要原因。因此，在开发和实施医院管理信息系统时要将现代管理的理念真正融入技术开发之中。

（二）提高信息素养是建设医院管理信息系统的动力

在医院信息化过程中，人是决定的因素。医院信息系统的建设和应用与医院中医疗设备的购置不同，无论是购买商品信息系统软件，还是定制开发信息系统软件，都不可像新购的医疗设备那样培训部分人员就可以了。通常而言，医院在安装一个成品的信息系统后需要经过一段时间的初始化、人员培训等过程才能达到实际应用的阶段。不仅如此，由于医院管理信息系统往往与医院的管理和医疗过程密切相关，在许多情况下还需要对工作流程进行必要的调整，在系统应用后还需要不断进行应用的技术服务、改进和完善，这样才能使信息系统发挥出应有的效果。

因此，医院信息系统的建设首先要求医院领导和医院管理者具有较高的信息素养，对医院的信息管理具有一定的前瞻性，能够充分认识到医院管理信息系统对医院建设和发展所起的重要作用，确立"科学技术是第一生产力"的观念，把建设医院信息系统作为提高管理水平、加强医院全面建设新的突破口，医院服务质量竞争新的起跑点，医院技术建设新的制高点，列入重要日程。其次，要有一支技术过硬的系统建设和运行的技术保障队伍，他们是建设医院管理信息系统的中坚力量。医院管理信息系统是一项复杂的工程，投入大、期望值高，对计算机技术人员有一定的要求，特别是技术带头人（或信息主管）对于建设好医院信息系统是非常重要的。最后，操作使用人员的信息素养是医院管理信息系统得以稳步运行的保障。医院管理信息系统的运行必然会导致工作方式的改变，特别是在系统运行初期，手工模式和系统并行运行阶段，大多数操作人员可能会暂时增加系统操作的负担。因此，一支高信息素养的医护使用队伍，对医院管理信息系统的顺利切换和后期运行起着重要的推进作用。

（三）资金和物质准备是实现医院管理信息系统的保障

医院管理信息系统的建设不仅需要软件，更需要能够连通医院各个角落的网络基础设施。整个医院信息系统的建设需要较大的资金投入，尤其是在建设初期，要进行网络工程建设、要完成布线系统改造、购买网络交换设备、高性能服务器设备、计算机设备和各种系统软件、数据库软件等。医院信息系统的建设周期较长，在后续的完善和维护中还要继续投入一定数量的资金。如后续资金不能得到保障，前期的投资效果就不能充分发挥，而且在较长时间内看不到经济效益，会影响到医院信息化建设的信心。因此，要根据医院的建设规划和实际情况，保证适量的资金投入，满足医院管理信息系统建设的需要。

二、医院管理信息系统的建设策略

在医院信息系统实施之前，认真地做好 HMIS 的可行性分析，选择适当的实施策略，是医院管理信息系统建设必不可少的一步。

（一）开发与实施应考虑的问题

医院管理信息系统建设是一项复杂工程，不是一次简单的软件应用。在开发和实施过程中应考虑如下问题：

1. 建立医院管理信息系统建设团队　建设大型的医院管理信息系统，即便是采用成套的医院管理信息系统软件，不仅需要应用软件开发人员、网络设计和管理人员、硬件设备和系统管理人员等，还需要医院领导决策和使用人员的积极参与。鉴于目前国内绝大多数医院计算机室或信息中心技术人员数量少，完全依赖医院自身的技术力量进行大型信息系统建设的可能性很小。开发和实施技术队伍的总体水平决定了医院信息系统建设的成败，放弃"自力更生"和"零打碎敲"的开发方式，采用合作或集团作战的方式是历史的必然。

2. 要选择有实力的软件开发公司作为合作伙伴　由于医院本身的信息系统开发力量不足，必然需要有实力的软件开发公司多方位人才的加入，以缩短开发周期，提高系统开发的专业水平。同时，与软件开发公司的合作比较容易通过合同方式将双方的责任和义务加以规定，以保证项目实施的进度，避免陷入"开发泥潭"。

3. 医院领导需要对医院管理模式有清晰的认识和思考　医院管理模式决定了信息系统建设的水平。因此，医院领导必须对医院管理信息系统中采用的管理模式有认真的思考和研究，得出明晰的结论，并指导医院信息系统的建设。医院领导的积极参与对信息系统建设的成败至关重要。

4. 要充分发挥医院计算机人员的纽带和桥梁作用　医院计算机人员的优势在于对医院的业务流程比较熟悉，对医院的人员比较了解，同时对计算机关键技术也比较熟悉。因此其角色应该是联络医院领导、医务人员和软件开发公司的桥梁和纽带。此外，医院计算机人员还要承担医院应用人员的培训、对院领导决策提供参考建议、对信息系统数据和文档进行处理等任务。

5. 采用软件工程方法以保证项目的稳定性和长期维护　很多医院坚持采用院内人员开发的重要原因是担心系统受到其他公司的控制而使医院丧失主动权。一个关键人员的因故离开，常常造成整个系统的瘫痪。这种情况最好的防范方法是以现代化软件工程的开发方式进行项目实施，将所有的系统分析结果和软件系统规格说明书予以明确，任何具有一定水平的计算机专业人员都可以根据系统规格说明书来分析系统的特性和所存在的问题，从而确保医院的利益，消除系统对个人的依赖性。

6. 程序设计或修改前要高度重视系统分析过程　系统分析是指计算机人员与医院相关部门人员共同对工作流程和工作方式进行透彻的调研和分析，形成医院管理信息系统的总体框架文档。系统分析是信息系统开发不可跳跃的台阶，系统分析的成败在项目实施中举足轻重，必须给予足够的重视。

7. 必须高度重视信息的编码　医院管理信息系统存储和处理医院的各种信息，例如，工作人员、药品和非药品收费标准、疾病标准等。这些信息必须采用编码方式，以保证数据的统一性和输入速率。在制定编码时原则上遵守下列优先原则：国际标准（如 ICD-10 编码）、国家标准（如药品编码）、部门和行业标准、省标准和自定标准，避免将来在医院间联网时发生数据编码矛盾。

（二）医院管理信息系统的建设策略

1. 坚持"总体规划，分步实施"的策略 医院管理信息系统的建设是医院信息化发展的一个有机组成部分，因此，必须将医院管理信息系统的建设规划与医院的中长期发展战略紧密结合起来。在医院信息化实施前，就应组织好医院信息化建设班子，可聘请院内外专家，特别是擅长系统分析和规划的专家或信息咨询公司，做一个与医院发展战略相一致的总体规划。根据总体规划，分期启动相关项目和子系统建设，分步实施。实践证明，但凡信息化成效比较显著的医院，无一不是遵循了总体规划、分步实施的规律。

2. 实行"三结合"的技术路线 所谓"三结合"是指领导、医院各级部门的业务人员和计算机专家三结合。任何一个系统的实现都离不开领域知识和系统知识两方面的专家，仅有精通医院业务的医务人员是不够的，仅有精通系统知识的计算机专业人员也是不够的，只有搞好三结合，领导、医务人员和计算机专家三方面协同工作，才能开发并实施一个成功的医院管理信息系统。就其实质而言，技术层面上的中外医院管理信息系统差距并不大，但是在系统整体的构建由于管理思路上、体制上、临床医学水平上、医学信息本身的研究上都相对落后，这才是国内差距的根本所在。所以，建立起适应中国国情的优秀医院管理信息系统，需要医院、管理部门和技术开发部门等多方面的相互配合、通力协作。

3. 规模适度和实用性原则 规模适度和实用性原则是医院管理信息系统成功的重要经验。在系统设计阶段，规模和功能范围必须有适度的界定。片面追求大而全不一定可取，缺乏完整性又不足以支持全院的正常运转，应当找到一种合理的折衷度，使系统能实现良性发展。规模适度是达到较好性能价格比的有效方法，实用性原则是软件工程上公认的基本准则。

4. 系统建设与医院管理改革相结合 医院管理信息系统建设并不是追求单一的业务工作计算机化。为了充分发挥信息系统的作用，必须将信息系统的建设与医院管理机制的改革紧密结合起来，使两者相互促进，相互支持。只有得到信息系统的有力支持，医院现代管理模式的改革才能成功，也只有对管理模式进行相应的改革，信息系统才能充分发挥其应有的作用。

5. 注重标准化 所谓标准化，就是在进行软件规划和选型时，要坚持选择那些遵循标准接口的系统。如 HIS、LIS 开发应遵循 HL7 等国际通用的医疗信息标准，PACS 应遵循 DICOM 和 HL7 等标准。另一方面，在医院实施信息系统的过程中，各种项目的代码（如疾病、药品和诊疗代码）应采用国际或国家统一的标准代码，医院内部的患者 ID 号也应采用统一的代码，如身份证号码等，以便能够方便地进行信息交换和共享。

6. 重视系统的售后服务 医院管理信息系统是一个专业性的大型应用系统，其涉及的软、硬件不同于一般的产品，涉及医院诊疗和管理的各个方面。因此，对系统的售后服务亦要求很高。如果缺乏应用的售后服务支持，系统很难发挥真正的作用。在一般的信息系统中，软、硬件的投资比例约为 1:1，有些系统的软件投资还会更高些，而售后服务费一般占软件费用的 15% 左右。计算机软件作为一种凝聚较高智慧的特殊商品，对售后服务的要求非常高。所以一般软件提供商并未将售后服务费用计入成本，而是留给客户自由选择。如果购买了相应服务，在合同条款约束范围内，用户可以得到较为周到的技术服务和支持，可以提高系统应用的成功率。

7. 引入咨询服务　医院是以为患者提供医疗服务为中心,医院信息化建设是要为医院管理和临床提供服务的。因此,要求医院管理者花大量时间去完全掌握医院信息化建设的规律和方法是不现实的。而大部分医院的 IT 人才也很匮乏,要求医院要有一个既懂信息系统、又熟悉医院管理和医疗流程的复合型 CIO(首席信息主管)对大部分医院目前也是不切实际的。在这种情况下,通过独立于软件开发商,且在业内比较权威的机构,帮助医院进行咨询和整体规划,无疑是提高医院信息化成功率的有效途径。咨询服务对医院来说并不陌生。现在很多医院都会请专门的设计机构进行院区的总体规划和设计,且逐步得到医院管理者的认可。但目前很少有医院请专门的咨询机构进行数字化建设的规划和设计,这主要还是认识和观念上的问题。由于医院数字化建设越来越向临床应用深入发展,其建设的复杂程度和技术难度也越来越高,解决方案的提供商也越来越多,面对如此纷繁复杂的选择,医院往往无所适从。而独立的咨询服务机构可以根据医院的总体要求、管理模式和就医流程特点等,对数字化建设进行总体设计,进而帮助医院进行系统集成、选择供应商和产品。这样,医院虽然在咨询上花了一些费用,但可以避免走很多弯路,提高实施的成功率,缩短实施周期。

(三) 实施医院管理信息系统的途径

1. 独立开发　独立开发适合于有较强的信息系统分析与设计队伍和程序设计人员的医院。独立开发的优点是开发费用少,实现开发后的系统能够适应本单位的需求,满意度较高,最为方便的是系统的维护工作。但容易造成系统开发时间长,开发人员调动后,系统维护工作难以保证。

2. 委托开发　委托开发适用于无信息系统分析、设计及软件开发人员或开发队伍力量较弱但资金较为充裕的医院。开发一个小型的医院管理信息系统需要几万元,开发一个大型的综合医院信息系统需要几百万元乃至千万元。双方应签订系统开发的项目协议,明确新系统的目标与功能、开发时间与费用、系统标准与验收方式、人员培训等内容。委托开发方式的优点是省时、省事,开发的系统技术水平较高。缺点是费用较高、系统维护需要开发单位长期支持。此种开发方式需要使用医院方的业务骨干参与系统的论证工作,开发过程中需要开发单位和医院双方及时沟通和协调。

3. 合作开发　合作开发适合于有一定的信息系统分析、设计及软件开发人员,但开发队伍力量较弱的医院,希望通过医院信息系统的开发建设和完善来提高自己的技术队伍。双方共享开发成果,这实际上是一种半委托性质的开发工作。优点是相对委托开发方式比较节省资金,可以培养医院信息人员的技术力量,便于系统的维护工作,系统的技术水平也较高。缺点是双方在使用中的沟通易出现问题,需要双方及时达成共识。

4. 购买软件　目前的软件开发正在向专业化方向发展,一批专门从事医院信息系统开发的公司已经开发出一批使用方便、功能强大的医院管理信息系统。为了避免重复劳动,提高系统开发的经济效益,也可以购买成套软件或开发平台,如门诊管理信息系统、住院管理信息系统、药房管理信息系统等。该方式的优点是节约时间和费用,技术水平也较高。缺点是通用软件的专用性较差,需要有一定的技术力量根据用户的需求做软件改善和接口等二次开发工作。

总之,不同的实施方式有不同的长处和短处,需要根据医院的具体情况进行选择,也可综合使用各种方法。

三、医院管理信息系统的建设步骤

(一) 总体规划

医院信息化建设是一个渐进和不断完善的过程。因此,必须根据医院的性质和不同的信息特点、在医院建设与发展中的地位、需求紧迫程度、内外环境的完善程度来规划医院管理信息系统建设的进程。其总体规划的步骤如下。

1. 组成总体规划组　聘请医院内外专家共同组成总体规划组,组长应由医院的一把手担任,副组长可由院外专家和医院的信息主管担任,成员可包括医院各主要部门的负责人和院外专家。总体规划组建立后,还应由专家对所有成员进行有关总体规划知识的培训,使大家都明白总体规划的重要意义,掌握总体规划的基本理论与方法。

2. 系统调研　了解医院的内外部环境和发展规划,这是做好总体规划的前提。系统调研前应首先阅读医院的介绍等方面的资料,然后列出调研计划,调研结束后撰写调研报告,并交给有关部门去确认。调研工作在整个规划期间可能会反复多次进行。

3. 系统分析　系统分析的目的是为了对现行系统有更清晰、更全面的了解,为总体规划提供依据。系统分析分为现行系统分析和对未来系统的分析两种。对现行系统分析的依据是调研报告,通过调研报告中对各方面情况的描述,利用各种工具分析现行系统在管理模式、业务处理过程、信息流动情况等方面存在的问题,为设计未来的信息系统打下基础。

4. 制订系统总体规划　系统总体规划包括确定系统的总体目标,建立系统的信息流程、功能和总体结构,进行数据的总体规划,确定系统的内外部接口,进行信息标准化建设,确定系统中各分系统的基本内容和实施的先后顺序,建立信息系统实施的组织机构,根据各分系统的功能估计系统的投资,以及资金规划,提出对管理机制改革的要求等。

(二) 建设原则

在建设医院管理信息系统的过程中,必须坚持以下几项原则,才能建设一个真正适合医院自身特点的系统。

1. 系统性原则　医院管理信息系统的建设不仅涉及管理软件本身的功能和特点,还涉及硬件、网络、系统软件等多个方面,同时医院管理信息系统又由多个分系统组成,各个分系统实施的前后关系也影响着整个建设计划。因此,医院管理信息系统的建设和选型必须遵循系统工程的原理和方法开展具体建设工作。

2. 整体性原则　医院管理信息系统关系到医院运营的方方面面,它们共同构成一个有机的整体。因此,在医院管理信息系统选型时,应考虑各方面对信息系统的需求,不能忽略某一部门或某一方面的应用需求。

3. 可持续发展原则　为适应将来的发展,医院管理信息系统应具有良好的可扩展性和可维护性。软件尽可能采用模块化、组件化,提供配置模块和客户化工具,应用系统可灵活配置,适应不同的需求。即使在某些系统故障时,各分系统也能自治运行,数据库的设计应尽可能考虑到医院今后发展的需要。

4. 实用性原则　实用性是医院信息化工作的出发点和归宿,医院管理信息系统必须满足医院目前和中长期管理业务的要求,符合医院信息化长期发展规划,充分考虑各业务层次、各管理环节数据处理的实用性,同时适应现有人员的素质和管理特色,把满足用户使用和管理业务作为第一要素进行考虑,用户界面应当直观、明了、条理清晰。

5. 先进性原则   只顾价格低廉而选择落后技术的产品,将导致医院管理信息系统建设的彻底失败。应根据经济条件结合本院实际情况选择技术成熟的 C/S 结构,或客户/中间件/服务器(C/M/S)体系结构的系统,采用面向对象的开发工具、分布式计算体系、集成模式的查询系统、基于组件的软件开发模式,提供先进、功能完备的大型数据库管理系统和可扩展的参数化的医院管理信息系统软件。

6. 安全可靠性原则   医院信息系统一旦实施,其可靠性、安全性是一个很重要、很关键的问题。医院管理信息系统应提供数据库一级安全性,确保各部分数据只被授权的合法用户使用。满足医院 7×24 小时不间断安全运行的要求,系统数据处理准确无误,有冗余备份,有强大的、快速的联机访问能力。

7. 标准化原则   在软件和硬件选择时,要坚持选择那些遵循标准接口的系统和设备。无国际标准的,选择国家标准或符合部门或行业的标准、地方标准等,以便信息的交换和共享。

(三) 网络建设

1. 网络布线   计算机网络线路的铺设与信息系统应用范围密切相关,网络端点位置的确定应该与医院信息系统应用总体规划相吻合,在考虑医院信息系统的近期应用需求外,网络线路设计还应考虑到一定的线路备份,特别是在一些关键部位要有适当的应急线路,以保证医院信息系统的应用不因网络线路的意外中断而受到影响,同时要尽量满足智能化楼宇的布线标准。网络线路材料应该选择标准化程度较高、技术较新、适用范围比较广的产品。网络性能是由线路和设备中性能最低的部分所决定的,而线路的使用周期又较长,因此,在网络建设开始时低性能的部分不应该出现在线路上。

2. 网络拓扑设计   网络拓扑是建设网络首先要考虑的问题,千兆以太网具有容易管理、易升级、可平滑过渡到万兆网的特点,也对数据提供优先级的区别处理(priority)能力,价格较为低廉,产品众多。因此医院信息系统网络拓扑结构可选择千兆以太网作主干网,100M、1 000M 到桌面的三层拓扑结构,即主干网、汇聚网和接入网。同时要结合实际状况,考虑线路冗余和负载均衡,努力避免网络的单点故障和网络拥塞。为满足未来移动办公的需要,网络拓扑设计应考虑无线网络的建设。

3. 网络设备选择   网络设备的选择要遵循性能为主、兼顾价格以降低投资的总体原则,对产品选型与建网方案进行综合考虑。一般选用当前主流的网络公司产品,采用主流技术、开放的标准协议、具有良好的互操作性,能够支持同一厂家的不同系列产品、不同厂家的产品之间的无缝连接与通讯,减少设备互连的问题和网络维护的费用,并且应当考虑选择的设备是否可以平滑升级。在网络设计以及设备论证、选型时,主要应考虑以下几个方面:

(1) 主干网络拥有足够的带宽和良好的升级能力,并且具有承载多种服务的能力。

(2) 网络具有高可靠性、高度的灵活性和易用性,提供多种接入服务能力。

(3) 具有完善的管理控制能力和网络安全性。

（4）拥有基于策略的网络管理和基于网络物理层、链路层和网络层的性能测量和故障控制，并提供远程配置和故障排除能力。同时要使组建的网络是一个开放的系统，应采用国际标准协议，网络管理基于 SNMP（简单网络管理协议），并支持 IMON（远程监控）和 RMON2。

（5）须拥有系统容错，中心交换设备的背板连接、交换模块、接口模块、电源模块、风扇等都必须支持冗余，机箱式设备支持模块热插拔，真正做到中心交换设备无单点故障。

（6）支持链路容错，重要的环节有冗余链路。支持冗余电源系统，中心交换机和服务器都拥有冗余电源。

（7）充分考虑系统的安全性，通过 VLAN 划分，结合使用中心、边界交换机和路由器等的过滤器、防火墙功能，加强系统的安全性。

（8）要有一体化的网络管理，随着网络规模的扩大和系统复杂程度的增加，网络管理和故障排除越来越困难，更先进更完善的网络管理势在必行。

中心交换机是整个网络的核心部件，也是整个网络最重要的部件，在整个网络中的地位至关重要，它的故障将导致整个网络的瘫痪。因此，中心交换机的选择不仅要考虑到价格，更重要的是需考虑其性能、质量和售后的技术支持及服务。因此，配备双电源、双引擎冗余、较高的背板带宽、较快的交换速率、较好的品牌是选择中心交换机的基本要求。

（四）服务器配置

数据是医院信息系统中的重要资源。数据是医院中各部门在医疗和管理工作过程中输入的，是整个信息系统的基础。当前国内医院管理信息系统广泛采用客户机/服务器结构。其中服务器的主要功能是存储和管理信息系统中的数据，也负责部分数据的处理，客户端通过网络与服务器连接，主要负责用户界面和局部数据的处理。因此，服务器是医院信息系统的一个中枢，其性能和可靠性显得十分重要。如果服务器的性能较差，则可能影响使用端的性能进而使整个系统性能降低，如果系统中的主服务器停机，会使整个系统无法正常工作。为了保证信息系统的整体性能，医院通常都需要选择高性能的计算机作为服务器，国内医院有许多使用小型机或高档的微机作服务器的。特别是当前微机服务器的性能越来越高，而小型机的价格相对低得多，在国内医院中得到极为广泛的应用。选择服务器时应考虑以下几个方面：

1. 服务器设备选型的原则是按需选配　在应用过程中，随着应用增加出现容量不够时，可以更换中心服务器，替换下来的服务器可另作他用，从而保护现有设备的投资。

2. 服务器选择时要考虑数据存取速度、运算速度、网络速度等多个性能指标　在医院信息系统应用中影响服务器性能的主要因素是数据存取速度和运算速度。目前，各大服务器生产商一般推出不同档次的服务器供医院选用，不同档次服务器的性能可以相差几倍到十几倍。医院在建设信息系统时，应该根据自己的实际情况选择适合于 2～3 年内医院信息系统应用规模的服务器。另外，真正对整个系统性能影响较大的还有医院管理信息系统的软件，完成同样功能，不同的信息系统软件在性能上也相差巨大，仅仅靠选择高性能的服务器不能解决全部问题。因此，医院在建设信息系统时不仅要选择好的服务器，还要花时间选择好的医院信息系统软件。

3. 服务器的可靠性是医院信息系统的核心　一个医院信息系统要 7×24 小时运行，这就要求服务器必须每天 24 小时不间断地工作。一个可靠的服务器系统应该是能够最大限度地保证医院信息系统的正常运行。服务器的可靠性可从机器本身平均无故障时间和平均故障修复时间两个指标来衡量。还可以通过增加磁盘冗余、增加冗余电源和双机热备等手段进一步提高服务器的服务可靠性。

（五）软件系统选型

医院管理信息系统建设涉及的软件主要包括网络操作系统、工作站操作系统、数据库管理系统和医院管理信息系统。

1. 网络操作系统的选型　网络操作系统应选择主流操作系统，大型系统多使用UNIX，其性能稳定，安全性好，但对于网络管理员的技术水平要求较高。目前也有较多的应用选择基于 UNIX 思想的开源操作系统 LINUX。中小型系统可以采用 Windows 2000或 Windows 2003，具有友好的窗口界面、操作简便、易于掌握、管理方便、价格低廉等优点，是当前流行的网络操作系统。

2. 工作站操作系统的选型　客户端的操作系统可选择当前流行、界面友好的Windows 2000、Windows 2003、Windows XP、Windows Vista 等。

3. 数据库管理系统的选型　医院管理信息系统的核心任务是数据的存储管理和高频率的信息查询和利用，其性能直接影响到联机事务处理的效率。小型医院管理信息系统可以选用 MS SQL Server 2000，大型医院管理信息系统应采用大型关系型分布式数据库，如 SQL Server、Oracle、Sybase 等。选择数据库管理系统时应注意考虑以下几个方面：

（1）构造数据库的难易程度：数据库管理系统有没有范式的要求，即是否必须按照系统所规定的数据模型分析现实世界，建立相应的模型；数据库管理语句是否符合国际标准，符合国际标准则便于系统的维护、开发、移植；有没有面向用户的易用的开发工具；所支持的数据库容量的大小，数据库的容量特性决定了数据库管理系统的使用范围。

（2）程序开发的难易程度：有无计算机辅助软件工程工具 CASE——计算机辅助软件工程工具可以帮助开发者根据软件工程的方法提供各开发阶段的维护、编码环境，便于复杂软件的开发和维护。有无第四代语言的开发平台——第四代语言具有非过程语言的设计方法，用户不需编写复杂的过程性代码，易学、易懂、易维护。有无面向对象的设计平台——面向对象的设计思想十分接近人类的逻辑思维方式，便于开发和维护。对多媒体数据类型是否支持——多媒体数据需求是今后发展的趋势，支持多媒体数据类型的数据库管理系统必将减少应用程序的开发和维护工作。

（3）数据库管理系统的性能分析工具：包括性能评估（响应时间、数据单位时间吞吐量）、性能监控（内外存使用情况、系统输入/输出速率、SQL 语句的执行，数据库元组控制）、性能管理（参数设定与调整）。

（4）对分布式应用的支持：包括数据透明与网络透明程度。数据透明是指用户在应用中不需指出数据在网络中的什么节点上，数据库管理系统可以自动搜索网络，提取所需数据。网络透明是指用户在应用中无需指出网络所采用的协议，数据库管理系统自动将数据包转换成相应的协议数据。

（5）并行处理能力：支持多 CPU 模式的系统（SMP，CLUSTER，MPP），负载的分配形式，并行处理的粒度和范围。

（6）可移植性和可扩展性：可扩展性指垂直扩展和水平扩展能力。垂直扩展要求新平台能够支持低版本的平台,数据库客户机/服务器机制支持集中式管理模式,可保证用户先前的投资和系统。水平扩展要求满足硬件上的扩展,支持从单 CPU 模式转换成多 CPU 并行机模式(SMP、CLUSTER、MPP)。

(7) 数据完整性约束:数据完整性是指数据的正确性和一致性保护,包括实体完整性、参照完整性、复杂的事务规则等。

(8) 并发控制功能:对于分布式数据库管理系统,并发控制功能是必不可少的。因为它面临的是多任务分布环境,可能会有多个用户点在同一时刻对同一数据进行读或写操作,为了保证数据的一致性,需要由数据库管理系统的并发控制功能来完成。

(9) 容错能力:异常情况下对数据的容错处理。其评价标准包括硬件的容错,有无磁盘镜像处理功能;软件的容错,有无软件方法异常情况的容错功能。

(10) 安全性控制:包括安全保密的程度,如账户管理、用户权限、网络安全控制、数据约束等。

4. 医院管理信息系统软件　目前我国医院管理信息系统研发厂商有近千家,厂商的软件各有特色,却没有一家软件开发商可以提供全线的产品。因此,在选型时要结合医院自身的业务特点,选择合适的医院管理信息系统及其供应商。优秀的医院管理信息系统软件及其供应商应有以下特点:

(1) 自主化:必须具有自主知识产权,有独立开发软件的能力,并能够根据客户需求修改医院管理信息系统软件。

(2) 专业化:最好是专门从事医院管理信息系统开发的公司,这样既熟悉医院的日常运作业务,又具备软件后继开发的专业实力。

(3) 主流化:选择的医院管理信息系统应是市场的主流产品,在市场上应具有超过一年以上的使用时间,经过若干医院的实践检验,才能证明该公司的软件是稳定可靠的。

(4) 规范化:软件应是严格按照卫生部制定的《医院信息系统基本功能规范》开发的,既要有医院基础管理系统,也要有医院临床管理系统和智能专家管理系统的支持,系统还应具备较强的扩展性能。

(5) 全程化:系统开发商及其代理商应具有良好、高效的售前、售中和售后的服务支持。如果招投标采购 HMIS,投标方应出具有第三方担保的服务保证书、承诺书及防止逃逸承诺的证明文件。

第四节　医院管理信息系统的运行维护

医院管理信息系统是医院现代化管理和信息技术相结合的产物,是多种要素有机构成的智能化的动态应用系统,有着极为复杂的内部联系和外部环境。为确保 HMIS 的网络畅通、运行平稳、数据准确,充分发挥其功能与作用,做好系统的运行管理与维护工作显得尤为重要。

一、医院管理信息系统运行维护的目的

(一) 保持系统稳定性

HMIS 投入运行后,系统的内外环境时刻都在发生变化,通过运行管理工作,可将系统

运行的结果与标准进行随时的比较和分析。当发现有超越允许范围的偏差时，可及时采取必要的纠正措施，以使系统的运行趋于相对稳定。

（二）保持系统先进性

HMIS 运行一定时间后，变化着的内外环境会使系统的缺点、错误，以及与实际应用需求之间的偏差反映出来，势必会对系统提出新的要求。因此，这就需要在系统日常运行管理中发现问题，正确判断，提出适应新环境、新需求的更先进的系统改进方案。

（三）保持系统高效性

随着 HMIS 运行时间的延长，数据容量将不断增加，加之因操作错误或系统缺陷产生的系统内垃圾数据，会使网络运行速度变慢、吞吐量降低。因此，系统管理人员必须经常检查后台数据的运行情况，及时清除垃圾数据，并根据系统流量状况进行系统资源调整。

二、医院管理信息系统运行维护的组织

管理与技术并重是保证医院管理信息系统正常运行的重要原则。随着计算机科学与技术的发展，设计并实现一个有效的医院管理信息系统已无太多的技术障碍，但人们经常看到许多国内外医院管理信息系统项目的失败案例。其问题大多出于人的因素，即 HMIS 运行管理的组织因素。建立 HMIS 的管理机构、配备相应的技术管理人员、制定完善的管理制度是 HMIS 运行管理组织的基本原则。

（一）建立 HMIS 管理机构

HMIS 正常运行的基本前提就是必须有一个负责的组织管理机构。该机构建立的组织管理方法如能较好地反映组织机构中部门和岗位的管理职责，便有利于发现系统运行中的偏差并及时纠正其偏差，保证系统的高质量运行。医院信息管理系统涉及全院的医疗、药品、护理、医技、管理及人、财、物诸多方面，因此，需要一个全院性的管理机构，由院长直接领导的医院信息系统管理委员会，委员会的成员可由主管医院信息工作的副院长、信息科主任、各科室医疗或管理负责人担任。管理委员会的任务是检查、督促、保证整个医院信息系统的正常运转，为系统的优化及进一步开发制订计划和目标。医院信息科是其下属的技术和管理科室，信息科主任应真正参与系统的运行管理，同时负责系统进一步开发的技术管理。

（二）配备相应的技术管理人员

在 HMIS 运行管理过程中，针对不同的技术管理岗位，应配备和培训相应的职能人员，如计算机操作员，基础数据录入员，软件、硬件、数据库维护人员等。各类专职技术人员应掌握设备的基本性能、操作运行过程、硬件的检修、软件的维护等技术。医院信息科作为负责医院信息系统日常管理和维护的职能科室，主要任务是在技术上管理好医院管理信息系统，保证其正常运转，管理和维护全院的计算机设备及相关软件，协助各科室开展计算机信息系统的应用（医学数据处理、医学统计分析及计算机辅助诊疗），培训医院工作人员使用医院信息系统。信息科的人员一般由医学信息学专业人员组成，其来源有四：①医学信息处理技师或医师：是受过医学信息学专门训练的人员，主要协助各科室开展医学数据处理、分析及计算机辅助诊疗等与医药关系密切的工作；②网络工程师：是医学信息学或计算机网络专业人员，主要负责网络设备的维护；③系统分析员及程序员：是计算机软件专业或医学信息学人员，主要负责各类系统和软件的维护、推广及开发；④操作员：受过计算机操作训练的专业人

员,负责计算机操作、管理及日常维护、大宗数据及程序的编写,以及对医院各类人员的培训。

(三) 制定完善的管理制度

医院信息化建设中的规章制度是一个科学规范的体系,它不仅要求制定制度与自身内部体系结构协调统一,而且要求制订的各类规章制度之间以及与其上位制度也要协调统一。这样才能够发挥这些规章制度的应有作用和整体功能,提高医院信息系统的整体管理效率。具体可分为3类:①综合性制度:包括国家制定的有关信息化及医学信息和计算机方面的章程、规程、条例等全面性的规章制度;②行政管理制度:主要包括组织管理制度、岗位责任制度、人员管理制度、设备(物资)的管理与使用制度、经费的管理与使用制度、行政管理制度和统计制度等;③业务管理制度:包括各个部门的工作流程、操作规范、工作制度等。

三、医院管理信息系统运行维护的内容

(一) 中心机房的维护

医院中心机房的维护是指机房的日常管理、检查、纠错、故障排除等。日常的维护是根据机房管理制度,按时进行环境监测,保持温度和湿度、空气净化、电源检测等。定期对设备进行检测,发现异常现象并及时排除。故障排除必须由专人负责,要在充分分析现场故障的情况下,提供排除故障方案,并做好详细记录。局部设备的维修应尽可能不停机进行,保证医院信息系统的正常运行。

(二) 软件维护

在软件运行阶段对软件产品进行的修改称为软件维护。软件维护是为了满足用户的进一步需求、或改正系统中隐含的错误、或扩充部分功能。软件维护是软件工程的一个重要任务,其主要工作就是在软件运行和维护阶段对软件产品所进行必要的调整和修改。要求进行软件维护的原因主要分为5种:①在运行中发现测试阶段未能发现的潜在软件错误和设计缺陷;②根据实际情况,需要改进软件设计,以增强软件的功能,提高软件的性能;③要求在某环境下已运行的软件能适应特定的硬件、软件、外部设备和通信设备等新的工作环境,或是要求适应已变动的数据或文件;④为使投入运行的软件与其他相关的程序有良好的接口,以利于协同工作;⑤为使运行软件的应用范围得到必要的扩充。软件维护主要包括改正性维护、适应性维护、完善性维护。

1. 改正性维护　在软件交付使用后,由于开发时测试不彻底、不完全,必然会有隐藏的错误被带到运行阶段。这些隐藏的错误在某些特定的使用环境下便会暴露出来。为了识别和纠正软件运行中的错误、改正软件性能上的缺陷、排除实施中的错误使用,对软件进行诊断和改正错误的过程称之为改正性维护。由于这些隐藏的错误在特定条件下才能被发现,为了方便诊断和改正,软件运行过程中出现问题或错误时,必须详细记录当时的操作行为和使用环境。

2. 适应性维护　软件系统运行过程中,由于外部环境(新的硬件、软件配置)或数据环境(数据库、数据格式、数据输入/输出方式、数据存储介质等)发生变化,为了使软件适应这种变化,而进行的修改软件过程叫做适应性维护。例如操作系统版本的变更或计算机的更替引起的软件转换是常见的适应性维护任务。"数据环境"的改变,如数据库和数据存储介

质的变动,新的数据存取方法的增加等,也都需要进行适应性维护。

3. 完善性维护 信息系统一旦正常使用后就会有大量的数据产生,但仅有数据还不等于有信息,还需要对这些数据进行处理。通常在一个信息系统刚投入使用时,操作人员和管理人员的主要注意力在于新老系统的交替上;经过一段时间熟悉后,用户往往会对软件提出新的功能与性能要求。为了满足这些新的功能要求,需要修改或再次开发有关软件,以扩充软件功能、增强软件性能、提高软件效率和软件的可维护性,这种情况下进行的维护活动被叫做完善性维护。

除了上述 3 类维护之外,还有一类维护活动,叫做预防性维护。这是为了提高软件的可维护性和可靠性等,为进一步改进软件打下良好基础的维护。通常情况下,预防性维护被定义为"把今天的方法学用于昨天的系统以满足明天的需要"。

为了适应医院管理发展的需求,延长软件的寿命,创造更多的价值,软件维护在系统运行过程也越发重要。一般来说,在软件使用的最初两年,改正性维护的工作量较大。随着错误被发现和修改,软件逐步进入到正常使用期。进而,由于改造和改进的要求,适应性维护和完善性维护的工作逐步增加。实践表明:大部分的维护工作是改变和增强软件的功能,而不是纠错。在整个软件维护阶段的工作中,预防性维护只占很小的比例,完善性维护几乎占了一半的工作量。这是因为在软件运行过程中需要不断地对软件进行修正,以适应新的环境和用户新的需求。不同种维护的工作量如图 3-2 和图 3-3 所示。

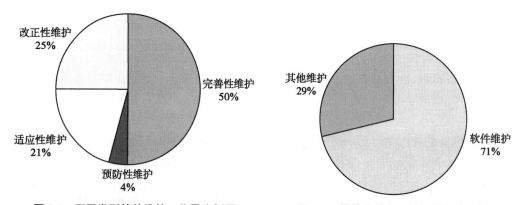

图 3-2　不同类型软件维护工作量比例图　　图 3-3　软件维护在系统维护中的比例图

无论是自主开发或购买的软件都需要进行维护,软件维护活动和软件开发一样,必须遵守严格的规范,才能保证软件运行的质量。一般情况下,进行软件维护活动的流程如下:

1. 制订软件维护计划 所有软件维护应该以文档的方式由维护人员(用户或开发人员)提交维护计划。对于改正性的维护申请必须尽量完整地说明错误产生的情况,包括运行时的环境、输入数据、错误提示以及其他有关材料;对于适应性或完善性的维护要求,则要求提交维护要求说明。全部的维护活动都应该是从维护申请计划的报告开始。提交维护申请计划之后,由维护机构进行维护计划的评审,确定维护类型,根据问题的严重性安排适当的维护工作,开始具体的维护活动。

2. 实施软件维护过程 一个维护计划通过评审后,按下列过程实施维护。

(1) 确定维护类型:要明确维护的类型是改正性维护,还是适应性维护,要力求使得用户的观点与维护小组的观点协调一致。

（2）对于改正性维护要从评价错误的严重性开始：如若存在一个系统的重要功能不能执行之类的严重的错误，则由管理部门立即组织有关人员分析问题出现的原因，有针对性地进行改正性维护。一般情况下，可将改正性维护与软件其他维护任务一起进行，统一安排。

（3）对适应性维护和完善性维护：首先要对出现的问题进行评审，确定问题的优先级。如若优先级较高，则需要立即开始分析问题，开展该项维护工作。

（4）实施维护任务：不论维护的类型如何，实施维护工作主要包括分析软件的需求、修改软件设计、修改源程序、单元测试、集成测试、确认测试以及复审等，每个阶段都应有详细的文档。

（5）"救火"维护：需要立即进行软件改正的维护，业界称之为"救火"维护。但如果一个软件开发机构经常"救火"，则必须对整个软件做一次全面的检查和反省。图 3-4 描述了实施软件维护的工作流程。

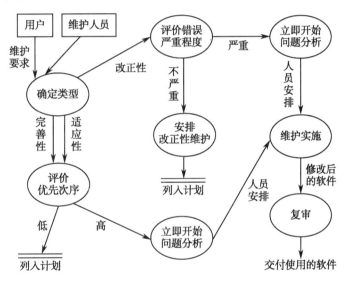

图 3-4 软件维护的工作流程图

（三）数据维护

对医院信息系统而言，数据是比其他软硬件设备更为宝贵的资源。随着医院信息系统应用的深入，医院中越来越多的业务都是依赖于计算机与网络来实现的，这就对系统的可用性和性能提出了很高的要求。确切地说，系统的可用性和性能已经成为当前医院管理信息系统竞争力的一个重要指标。由于医院管理信息系统的核心是数据库，因此，如何做好数据库的管理工作，对医院信息系统的开发与应用具有重要意义，数据库的可用性和性能是否能够得到很好的保障，制约着整个医院信息系统的运行。数据库的数据维护可以从日常数据管理、数据备份和数据库性能调整等几方面展开。

1. 日常数据管理　随着医院信息系统的模块渐增和应用的拓展，信息系统每天都产生大量与医疗、费用相关的基础数据。当数据量达到一定水平后，会导致系统的运行效率急剧下降，直至前端用户无法忍耐。因此，区别数据的使用时效，做好过期数据的处理，保证在用数据库的高性能是数据维护的一项十分重要的工作。

（1）过期数据处理：在保证前端应用的前提下，定期将在线使用率不高的数据从在用数据库服务器中导出，进行离线保存，以保证联机事务处理应用具有较好的性能；同时，当需要对过期数据查询或进行处理时，能保证其及时恢复，并且不影响在用系统的运行。

（2）历史数据库的建立与维护：随着医院信息系统应用的不断深入，不仅要保证联机事务处理的应用，同时还要满足医院各类人员对数据应用提出的各层次、各类别的查询需求。在数据仓库应用还不普及、难以满足大量联机分析处理和数据挖掘的情况下，有必要设立专门用于医疗数据、经济信息统计、过期数据查询的历史数据库服务器并定期维护，以保证历史数据库服务器与在用数据库服务器基本同步或稍有滞后。

2. 数据库备份　数据库备份是指按照事先设定的策略或人工操作对某一时间点的数据库数据进行复制的技术手段，其目的是在数据库出现严重故障时能够通过备份还原数据（仅能还原到备份时间点的数据库状态），或是复制备份到其他服务器，建立历史数据库以备查询。数据库的备份策略一般有 3 种：

（1）完全备份：是将数据库中的所有数据进行备份。其优点是只需要一个备份数据就能恢复数据库，缺点是备份时需要消耗比较多的服务器资源，数据量较大时需要较多的备份时间。

（2）增量备份：指备份相对于上一次备份后增加或修改过的数据。其优点是增量备份时消耗较少的服务器资源与时间，缺点是恢复时需要先恢复整个备份的文件后再逐个恢复增量备份文件，过程比较复杂以及恢复时间较长。

（3）差分备份：指备份相对于上一次完全备份后增加或修改过的数据，其优点是减少备份时间与数据量，缺点是恢复时必须先恢复完全备份后才能恢复差分备份的数据。

数据库备份一般可以采用专业备份软件，如 Legato Network，CA ARC Server，Veritas Net Backup 等，该类软件提供数据库跨平台网络数据的自动备份管理；亦可采用数据库自带的备份工具，如 SQL Server、Oracle 等均带有各自的专业备份工具，通过写批处理代码或建立备份任务的方式实现自动备份管理。

数据库备份需要消耗服务器资源。在医院业务高峰进行备份会影响到医院信息系统的正常运行，故一般选择在 0 点至 7 点，或 12 点至 14 点的时间段，根据备份需要的时间，进行数据库备份操作。

3. 性能调整　医院管理信息系统的性能调整可从 3 个方面展开。

（1）系统软硬件调整：随着医院信息系统数据量不断增长、应用不断增多以及用户需求的增长，应及时调整硬件配置、升级应用程序，确保系统稳定良好地运行。特别是服务器的选择，要适合医院业务量的需求，保证 CPU 的平均负载不超过 40%；若性能过低，无法支撑全院终端的同时工作，因而会影响医院业务的正常运行。

（2）数据库性能调整：通过数据库参数的调整，合理分配系统内存资源，调整好系统全局区，主要是数据库缓冲区和共享池的大小；在磁盘控制器上合理部署数据，实现磁盘的 I/O 的均衡分布，尽量避免访问冲突。

（3）应用调整：深入了解数据库管理系统对不同语句的处理过程，避免无计划的全表扫描，使用选择性好的索引，适当地优化联结操作，管理好多表联结，分析并解决应用中的性能问题。

（四）数据字典维护

1. 公共字典维护　正确掌握公共字典的各种参数及维护要求，对公共字典进行监控和管理，防止擅自修改字典。随着系统应用的深入及时调整公共字典的内容，确保系统的正常运行。

2. 系统字典维护　系统字典是系统本身定义的、相对固定的数据。系统字典的维护人员要保证系统字典的完整性，不能随意修改。确实需要对系统字典进行修正时，要全面考虑其作用以及与其他表的相互关系，在保证不影响其应用和数据质量的前提下进行修改。

3. 药品字典维护　正确掌握药品字典与其他字典的关联关系及药品管理的规则，对药品字典进行监控，对出现的异常情况及时予以排除，及时对药品字典的内容进行更新，以满足各子系统的应用要求。

4. 诊疗项目和价目表字典维护　掌握诊疗项目、价目表字典在全院医疗信息系统中的作用、地位、使用情况及字典变化引起的连锁反应，对诊疗项目、价目表字典进行监测和维护，确保临床诊疗工作的顺利进行和医疗收费的准确。字典确需修改或维护时，必须把改变情况通报各有关部门和人员，并做记录归档。

5. 工作人员字典维护　掌握人员管理的原则与要求，及时对工作人员的流动、分组变化及其他情况进行调整。

（五）硬件维护

1. 网络服务器维护　服务器作为整个网络的心脏，需要 24 小时不间断地工作。系统维护人员必须掌握服务器的性能、使用要求及维护技术，定期检查并及时排除故障。

2. 交换机维护　掌握交换机的性能、使用要求和维护技术，定期检查并及时排除故障。

3. 终端机及打印机维护　定期检修并及时排除故障。

4. 不间断电源及机房空调器的日常保养与维护。

（六）网络安全管理

1. 防止未授权存取　根据工作岗位和任务内容，合理确定并分配使用权限，系统管理人员定期检查权限及口令情况，防止盗用权限和口令的现象。

2. 防止泄密　随时检查已授权或未授权的用户是否有互相存取信息的现象，防止信息泄密。

3. 防止用户过度使用系统资源　系统管理员应避免将系统服务器的硬盘空间作为资源与用户共享，并定期检查是否有占用磁盘空间的不良用户。

4. 保持系统的完整性　系统管理员必须完全掌握系统数据的备份技术、系统崩溃后的抢救措施及数据恢复手段。

（胡新平）

思　考　题

1. 何谓医院信息系统？HIS 与 HMIS 有何区别？
2. 建设医院管理信息系统的意义何在？
3. 医院管理信息系统有哪些基本功能？

4. 医院管理信息系统包括哪些主要内容?

5. 建设医院管理信息系统的基础是什么?

6. 建设医院管理信息系统要注意哪些策略问题?

7. 医院管理信息系统的建设原则是什么?

8. 医院管理信息系统的运行维护包括哪些内容?

第四章 临床信息系统

通过第三章的学习获知,医院信息系统(hospital information system,HIS)是利用计算机及其网络通信设备和技术,对医院内外的相关信息进行自动收集、处理、存储、传输和利用,为临床、教学、科研和管理服务的应用信息系统,主要是由以医院为中心的管理信息系统(hospital management information system,HMIS)、以患者为中心的临床信息系统(clinical information system,CIS)和以知识为中心的医学文献服务信息系统组成。在美国和欧洲,不乏应用功能完整的 HIS 的成功范例,美国 Regenstrief 医疗保健研究所(Regenstrief Institute for Health Care)的一个小组研究结果表明,在使用 CIS 之后,医院的开支可减少12.6%,产生了明显的经济效益。在中国,HIS 的建设已有十多年的历史,以人、财、物管理为基础的 HMIS 取得了长足的进展,但对提高医疗质量和临床工作效率的 CIS 却在近几年才逐渐得到人们关注,以致国内现有的 HIS 基本上呈现出只有 HMIS 而少有 CIS 的跛腿现象。特别是在当今举国关注的医疗卫生体制改革的考验面前,暴露出不少的弊端,主要有三个方面:①HIS 的应用范围和普及程度还远远不够,几乎没有哪个医院实现了完整的患者信息管理;②医院之间由于标准化工作的滞后而无法实现区域患者信息的交换和共享;③医院与卫生管理部门和疾病控制部门之间缺乏有效的电子化信息传递手段。

临床信息系统(CIS)是利用信息技术、计算机技术和网络通信技术对患者信息进行采集、存储、处理、传输,为临床医护人员所利用,以提高医疗质量为目的的信息系统。主要包括电子病历(electronic medical records,EMR)系统、医学影像系统(picture achieving and communication system,PACS)、实验室检查系统(laboratory information system,LIS)、护理信息系统(nursing information system,NIS)和远程医疗(telemedicine)等。其发展过程可划分为五代:

第一代(Collector):系统仅仅是数据收集者,通过创建临床数据库,以求比手动方式较快地获得医疗信息。

第二代(Documenter):系统采用电子化病案来完整地记录临床的各种事件和信息,并构建基本的临床决策支持系统(clinical decision support system,CDSS),以减少医疗差错。

第三代(Helper):系统能够把临床决策支持系统结合到整个医疗服务过程和工作流程中去,并使用标准的医学词汇来规范医学概念,实现计算机化医嘱录入(computer physician order entry,CPOE),并具备定量分析错误和方法有效性的基本体系,从而达到减少超过一半的可避免的医疗错误的目的。

第四代(Partner):包括比较成熟的临床决策支持系统、临床管理协议,比较广泛地采用知识管理、疾病追踪管理,通过与最新的临床研究知识库的接口,提供循证(evidence-based)的决策支持和针对每个患者的个性化医疗服务。

第五代(Mentor):是智能化的临床信息系统,包括高度成熟的CDSS;把医疗机构具体的知识融入日常工作流程;真正基于循证的医疗;每一病例医疗效果的追踪;连接到国家医学图书馆和最新医学研究成果;能有效地处理患者并发症;具有与移动个人监护设备的接口;提供个性化的患者信息并使之在任何地方都可以获得。

根据国外专家建立的临床信息系统的五代模型显示:第一代收集者(Collector)可以减少15%的错误;第二代记录者(Documenter)可以减少25%的错误;第三代帮助者(Helper)可以减少30%的错误;第四代合作者(Partner)可以减少20%的错误;第五代指导者(Mentor)最终可以帮助医护人员避免一切可能发生的错误。

第一节 电子病历

电子病历(electronic medical records,EMR)是以患者为中心建立的一个完整的、终身的、纵向的、多媒体的、包含所有重要临床信息的记录。电子病历是CIS的核心,应该同时具有辅助临床决策功能。近年来,EMR已经成为医院信息化讨论的热点,其优点越来越被人们所认识。国际医疗健康信息传输与交换标准(health level 7,HL7)中CDA(clinical document architecture)定义的EMR标准格式也逐渐被世界各国医学信息学界所公认,成为EMR建设的重要依据。EMR数据的作用主要有四个:①直接面向患者的医疗和护理;②医疗保健质量的评估;③管理和计划支持;④研究和教育。当前的应用主要集中在建设医生工作站、处理临床用药、诊疗信息和患者的部分临床记录。一个完整的、带有决策支持功能的EMR系统正在一个更长远的规划之中。

一、病历的作用

医疗病历是关于患者疾病发生、发展、诊断、治疗情况的系统记录,是医护人员在医疗活动过程中形成的文字、图表、影像等资料的总和。病历主要由临床医师以及护理、医技等医务人员根据问诊、体格检查、辅助检查、诊断、治疗、护理等医疗活动所获得的资料,经过归纳、分析、整理而书写完成的。病历不仅记录病情,而且也记录医护人员对病情的分析、诊断、治疗、护理的过程,对预后的估计,以及各级医师查房和会诊的意见。因此,病历不仅真实反映患者病情,为医疗、科研、教学提供极其宝贵的基础资料,也为医院管理提供不可缺少的医疗信息,可直接反映医院医疗的质量、学术水平及管理水平。在涉及医疗纠纷时,病历还是帮助判定法律责任的重要依据。在基本医疗保险制度的改革中,病历又是有关医疗付费的凭据。其主要作用有六个:

1. 支持诊疗决策 病历记录了患者的病史和诊断、治疗过程,医护人员通过共享患者的病历,了解真实情况,做出诊疗决策。医生还可以通过对大量病历的总结分析,积累临床经验,改进诊断和治疗的方法,提高医疗质量。

2. 支持临床教学 病历是临床情况真实而系统的记录,在临床教学期间,实习学生通过阅读病历、病例讨论,可以更好地理解和吸收所学的理论知识,具体地了解某种疾病的发病特征、检查项目、治疗用药、手术情况等,为今后的临床工作积累经验。特别是一些具有典型意义的病例或某种疑难、罕见疾病的病历更是难得的宝贵资料。

3. 支持科研 病历信息具有完整性、真实性的特点，是开展临床研究的可靠依据。通过对病历信息的有效利用，可以避免科研工作中的重复劳动，节省时间和科研经费。对病历资料进行回顾性研究，可以发现疾病的发病特点、常见病因、易感人群、发病趋势等规律性的知识，用于指导今后临床、防疫和卫生保健工作，不断推动医学科学的发展。

4. 评定医疗质量 病历是对各种疾病观察及诊治情况的记载，通过检查和分析病历档案可以对医疗工作做出评价，如病史记录是否完整、诊断是否准确、用药是否合理等。因此，病历档案的质量也成为衡量医院管理和医生业务水平的一杆标尺。

5. 为医患双方提供法律依据 病历是患者诊断、治疗过程的真实记录，是一种有效的医疗文书，也是医疗纠纷发生时的法律证据。完整的病历有助于保护医生和患者的合法权益。卫生部颁发的《医疗事故处理条例》中明确规定，医疗事故鉴定材料应当包括："住院患者的病程记录、死亡病例讨论记录等病历资料原件。"可见，病历在发生医疗纠纷时具有原始证据的作用，在医疗纠纷的解决、法律责任的判断等方面具有法律依据作用。

6. 在管理服务方面的应用 病历是医院管理中的重要信息资料，是医院医疗业务数量和质量主要的统计资料之一。对病历进行统计分析得出的结果既是对医院进行科学管理决策和评价的依据，也是对医务人员进行业务考核的可靠依据。

二、电子病历概述

电子病历是一个逐步发展和不断完善的概念。虽然人们对电子病历应具备的基本特性已有相同或相近的认识，但由于电子病历本身的功能形态仍处在发展之中，对电子病历的定义尚没有形成一致的意见。英文中的电子病历也有过多种不同的名称，如较早的计算机化患者记录（computer-based patient records，CPR）、电子化患者记录（electronic patient records，EPR），多是以纸质病历数字化为主，也有人称之为电子病历。而当今人们所讲的电子病历（electronic medical records，EMR）通常是在医院信息系统上直接操作并自动集成、可提供交互乃至互操作的电子病历系统，人们也常常简称为电子病历，即 EMR。

（一）电子病历的定义

美国电子病历学会（Computer-based Patient Record Institute，CPRI）认为：电子病历是安全地获取、存储、处理、传输、显示患者有关医疗信息的技术，它是一个系统框架，能够实现上述各种系统的功能，并且具备与其他系统集成的接口。这个定义表明电子病历是一个完整的系统，实现病历数据从获取、存储到传输、处理、查询的全部过程，但是电子病历系统仅仅是医院信息化的一部分，它还需要与其他系统（如 HMIS、PACS 影像处理系统）进行集成，才能实现临床医疗信息的一体化。

美国医学研究所（Institute of Medicine，IOM）对 CPR 的定义：CPR 是指以电子化方式管理的有关个人终生健康状态和医疗保健的信息，它可在医疗中作为主要的信息源取代纸张病历，满足所有的诊疗、法律和管理需求。

美国 HIMSS 协会在对 EMR 研究的基础上，提出了对电子健康档案（electronic health records，EHR）的定义：EHR 是一个安全、实时、在诊疗现场、以患者为中心的服务于医生的信息资源。通过为医生提供所需的患者健康记录随时随地的访问能力，并结合循证医学决策支持功能，来辅助医生的决策。EHR 能自动化和优化医生的工作流程，支持非直接用于医疗的数据采集,如体检、计费、健康管理、质量控制、绩效报告、资源计划、公共卫生、疾病监控等。

尽管不同的机构对电子病历的定义有所不同,但基本上都从电子病历应当包括的信息内容和电子病历系统应当具备的功能两个方面进行了描述。

(1) 信息内容方面:当今比较倾向的看法是,EHR 不仅包括了个人的医疗记录,如门诊、住院就诊的部分或全部的医疗信息,还包括了个人的健康记录,如免疫接种、健康查体、健康状态等内容。而 EMR 只是医疗机构内部记录的门诊或住院就诊患者的全部医疗信息。

(2) 功能方面:电子病历强调发挥信息技术的优势,提供超越纸张病历的服务功能。虽然准确、具体地罗列电子病历系统的功能还比较困难,但电子病历从几个方面展现了其功能可能性。可归纳为 3 个方面:医疗信息的记录、存储和访问功能;利用医学知识库辅助医生进行临床决策的功能;为公共卫生和科研服务的信息再利用功能。

事实上,尽管有时 CPR、EPR、EMR、EHR 在术语上被许多人互用,但它们分别强调了电子病历的不同应用和功能范围。CPR 和 EPR 强调的是医疗机构内部以患者为中心的医疗信息数字化和电子化,包括患者历次就诊和住院记录的集成;EMR 则更多地强调在医疗机构内部诊疗记录的电子化和业务过程的计算机化;EHR 是进一步将 EMR 扩展到医疗机构之间,包括医疗机构之间以个人为中心的医疗和健康信息的集成。当人们在医院内部背景下讨论电子病历时,指的是医疗机构内部的 EMR,是狭义的电子病历,它建立在各类临床信息系统充分发展的基础上,临床信息构成了电子病历的信息源,医生工作站是电子病历系统的核心部件,也是电子病历最重要的展现载体。当在区域医疗信息化范围内讨论 EMR 时,通常指的是电子健康档案(EHR),是整个医疗卫生行业的信息化和区域信息共享。由此可见,电子病历的发展将是一个较长的过程。

(二) 电子病历的发展

在医学相关的论著中,有关电子病历的介绍最早出现于 1977 年,其缩写为 CMR (computer medical record)。CMR 包括的主要数据项有治疗记录、实验室检查结果、X 线检查结果、心电图等。事实上,最早期的电子病历系统是美国麻省总医院(Massachusetts general hospital) 的 HCHP 计划(Harvard community health plan) 中的 COSTAR (computer stored ambulatory record)系统,这是一个计算机化的门诊病历系统,1960 年开发完成并投入使用。

电子病历的第一次巨大转变是在 20 世纪 80 年代中期。当时的美国政府投资了 10 亿美元为其退伍军人事务部成功开发了一套分布式医院通讯系统(decentralize hospital communication program,DHCP)。DHCP 是用 MUMPS 语言开发完成的,具有当时的电子病历功能。此后,随着网络技术的迅猛发展,特别是 Internet 的发展,基于网络的电子病历系统迅速发展起来。

对电子病历发展产生巨大影响的另一个重要因素是医学影像学的发展及影像设备的普及。1972 年,英国 EMI 中心研究室研制成功 CT 系统,由于影像资料在医疗诊断中的重要作用,传输、显示和分析这些资料的技术成为焦点。1980 年后,图像存储与传输系统(PACS)开始构建,成为多媒体电子病历系统的起点。1997 年,美国前总统克林顿制订了政府电子病历行动计划,把电子病历作为全民健康保障的重要措施,并于 1999 年设立了政府电子病历课题。此后,英国、德国、日本等国,都投入了大量的人力和财力,使电子病历的功能得到不断的发展和完善。

电子病历是计算机科学和信息技术在医疗领域的必然产物,其在临床的应用必将极大地提高医院的工作效率和医疗质量。完整的电子病历是一个十分复杂的系统,必将经历一个长期的不断发展的过程。为了标识和评价电子病历的发展过程,HIMSS Analytics 将电子病历的建设与发展划分为七个阶段:

阶段 0:部分临床自动化系统可能存在,但实验室、药房、放射科三大辅助科室系统尚未实现。

阶段 1:实验室、药房、放射科三大辅助科室系统全部安装。

阶段 2:大的临床辅助科室向临床数据仓库(CDR)送入数据且该临床数据仓库为医生提供提取和浏览结果的访问功能。该 CDR 包含受控医学词汇库和初步的用于冲突检测的临床决策支持/规则引擎,文档扫描信息可能链接到 CDR 系统。

阶段 3:临床文档(如体温单、流程单等)是必需要求。护理记录、诊疗计划图和(或)电子化用药管理记录(electronic medication administration records,eMAR)系统可获得加分,并被实现和以提供至少一种院内服务的形式与 CDR 相集成。实现用于医嘱录入中错误检测(即通常药房中应用的药品/药品、药品/食物、药品/检验冲突检测)的初步决策支持。某种程度的通过 PACS 的医学影像访问成为现实,医生在放射科之外通过内部 Intranet 或其他安全的网络可以访问。

阶段 4:计算机化的医嘱录入系统(CPOE)加入到护理和 CDR 环境中,同时伴随第二级的基于循证医学的临床决策支持能力。如果一个患者服务区域实现了 CPOE 并且达到了上一个阶段,则本阶段已达到。

阶段 5:闭环式给药环境已完整地在至少一个患者服务区域实现。电子化用药管理记录(eMAR)和条形码或其他自动标识技术(如 RFID)被实现并被集成到 CPOE 和药房系统,以最大化患者给药过程中的安全。

阶段 6:完整的医生文书(结构化模板)在至少一个患者服务区域实现。第三级的临床决策支持对医生所有活动提供指导,这种指导以可变和遵从警告的形式、与协议和成效相关的方式提供。完整的 PACS 通过 Intranet 为医生提供医学影像,取代了所有的基于胶片的影像。

阶段 7:医院具有无纸化的 EMR 环境。医疗信息可以通过电子交易容易异地共享,或与区域卫生信息网络内的所有实体(其他医院、门诊部、亚急性环境、雇主、付费方和患者)进行交换。这一阶段允许医疗机构支持真正的电子健康记录。

(三) 电子病历的作用和意义

取代纸质病历并不是发展电子病历的主要目标,更不能以此来衡量电子病历的意义所在,电子病历的真正作用在于它能为医疗相关的各个方面提供主动式的服务功能,包括病历检索、智能知识库、医学数据和质量统计、医疗评价、经济分析等。具体地讲,电子病历具有如下作用和意义:

1. 提高医疗工作效率 电子病历系统为医生护士的日常工作提供了有力支持,通过方便的编辑工具,典型病历模板,可以极大地提高病历书写效率,将医生从繁重的医疗文书工作中解放出来。计算机自动处理医嘱,同样可以减少护士不必要的转抄工作,降低差错概率。检查申请与结果的无纸化传递,可以加快结果的传递速度。病历的电子化可以实现患者信息随时随地地获取,医生不仅在病房,也可以在家里、在医院外的任何地方,通过网络获得患者信息。

2. 提高医疗工作质量　医生对患者进行诊断并作出治疗决定的过程,实质上是依据他所掌握的信息作出判断的过程。借助计算机和网络的优势,可主动智能地为医生提供充分有效的信息,辅助医生作出判断。这方面的作用包括:同类疾病的病历查阅,帮助医生选择最佳医疗方案。智能知识库,辅助医生确立医疗方案。医疗违规警告,如药品相互作用、配伍禁忌等,避免医疗错误。联机专业数据库,如药品数据库,供医生查询。电子病历还有助于规范医疗行为,如通过病历模板,可以提示医生进行必要的检查,避免遗漏,医嘱模板还可以规范护理操作,有助于提高医疗质量。

3. 规范病历书写　世界卫生组织公布的一项统计数字表明,6%的患者被错误地治疗,其中因为医生的字迹潦草使护士和患者错误执行医嘱是主要原因。电子病历系统提供各种规范的术语和名词,帮助医生形成完整的、规范的病历,对医生的各种修改保留修改的痕迹,把治疗过程中用到的各种医疗文书通过电脑打印方式规范打印出来,使整个病历更加整洁、清楚,避免出现看不清或字迹潦草的病历而导致医疗失误的情况。

4. 为医院管理服务　传统的医疗管理主要是终末式管理,也就是各种医疗指标在事后统计出来,然后再反馈回医疗过程管理,这样的管理滞后于医疗过程。应用电子病历系统,各种原始数据可以在医疗过程中及时地采集,形成管理指标并及时反馈,达到环节控制的目标。如对三日确诊、术前住院日限制的实时监控,根据患者的用药情况,自动判断是否发生了感染,等等。

5. 患者信息的远程共享　远程医疗的基础是患者信息的异地共享,应用电子病历,可为远程患者信息传递和共享提供有力支持。当患者转诊时,电子病历可随患者转入新的医院电子病历系统或提供访问权限。电子病历发展的高级阶段,必将是实现个人健康记录的伴随患者流动。

6. 为宏观医疗管理服务　电子病历也为国家医疗宏观管理提供了丰富的原始数据库,管理部门可以从中提取各种分析数据,用于指导管理政策的制定。如疾病的发生及治疗状况、用药统计、医疗消耗等。当前正在实施的社会医疗保险制度,不仅在运行过程中,需要病历信息实施对供需双方的制约,而且在医保政策及方案的制订上,也需要大样本病历作为依据。

7. 为科研和教学服务　电子病历不仅能使医务人员对医疗信息进行有效管理,同时也为他们科研、教学工作提供了大量的实用工具与技术。

(四) 电子病历的种类

根据电子病历的用途大致可分为门急诊电子病历、住院电子病历、个人电子病历、社区电子病历和远程医疗电子病历等。

1. 门急诊电子病历　该病历主要满足门急诊需要,是患者复诊和医师随访的重要依据。其内容包含门急诊就诊的全部内容,如主诉、现病史、体格检查、实验室检查、医嘱信息等。

2. 住院电子病历　含有住院病历的全部内容,包括入院记录、病程记录、手术记录、实验室检查报告、影像检查报告、医嘱信息、出院小结、病案首页,等等。

3. 个人电子病历 是每个人从出生到死亡的病历资料的系统记载,包括不同医院的就诊记录、不同诊所的就医病历等资料。其内容还可包括健康资料、预防资料、门急诊就诊资料和住院出院小结以及重要的检查结果等。此种病历能在各医院间通行,有利于远程就医。

4. 社区电子病历 该病历是社区医疗机构对每个人的预防、保健、医疗资料的集成。社区医疗机构既可以一个医疗机构的形式储存个人就诊电子病历,又可以作为社区范围内个人电子健康档案的综合储存机构。

5. 远程医疗电子病历 该病历为远程医疗会诊或咨询需要所用,包括病史资料、影像资料、会诊意见等,能通过各种途径传输。

以上电子病历的信息产生于各个就诊环节或多个不同的系统之中,医生工作站、护士工作站和各医技科室的医技工作站是电子病历最主要的生产者和使用者。

三、电子病历的内容

各种不同用途的电子病历所包含的信息内容虽各有所侧重,但仍具有许多共同的特性。理解电子病历的信息内容,是做好电子病历系统研制、设计开发最为重要的基础工作。

(一) 信息来源与表现形式

电子病历内容的信息来源主要有 3 种:第一,来自患者、家属的自诉信息,如主诉、现病史、既往史等,以及每次病程记录中患者或家属对疾病症状和体征的描述。第二,来自医务人员的诊治信息,如体格检查、病情分析和诊断结果等。第三,来自实验室或影像科的检查,如各种医疗仪器设备对患者进行检验、检测表达出来的结果。

电子病历中的信息表现形式主要有文字型信息、图表型信息(如体温、呼吸、心率、血压曲线图,产程进展图,心电图等)以及影像型信息(如 X 光片、CT 片、超声图像等)。

(二) 信息内容

1. 患者的一般信息 如姓名、性别、年龄、婚姻、住址等,这些信息可从登记系统中获得。

2. 症状信息 为患者或家属叙述的信息,包括患者的自我感觉、变化过程以及治疗的效果,主要体现在主诉、现病史、既往史以及病程记录中,是主观类信息。这类信息因患者的文化水平、医学常识而差异很大,通常需经过接诊医生的初步处理后方予存储。这类信息的标准化和规范化处理较为困难。

3. 体征信息 为主管或接诊医生、护士通过眼、耳、鼻、手等感官,利用望、触、叩、听等物理方法,或借助于听诊器、眼底镜等医疗器械观察得到的信息,是客观类信息。这类信息可因医生的医疗水平和经验而有所不同,各个专科的检查内容也不尽一致,但一般都有一个基本规范,较易格式化和规范化。

4. 实验室检查信息 为各种医疗仪器设备对患者身体的组织、器官或细胞进行检测后表达出来的信息,例如通过放射线检查得到的 X 线影像胶片,通过超声波检查得到的声像图,通过多功能生化仪器检测得到的血清酶活性数值等。这类信息虽然种类多、变化大、数量广,但由于这些仪器设备都遵循一定的标准,所检测到的结果也较易格式化和规范化。

5. 诊断信息 这是医生根据患者的症状、体征、实验室检查结果等,依据临床医学知识和疾病的演变发展规律,通过分析归纳所给出的结论。诊断信息应符合国际疾病分类法第10 版(ICD-10)的标准。

6. 治疗信息 这是医生根据患者的诊断和病情发展所实施的治疗信息,主要包括两大类:医嘱和治疗记录。医嘱系经主治医生为患者下达的指令,分为长期医嘱和短期医嘱,其内容除了包括患者一般信息、时间信息、执行人员信息外,主要是具体诊疗内容。这类信息虽然复杂,但遵循一定的诊疗规范,也较易格式化和规范化。

7. 疾病转归信息 患者在手术后或康复出院时,应说明治疗结果及疾病转归情况。由于对手术愈合类别(Ⅰ、Ⅱ、Ⅲ级或甲、乙、丙类)和患者出院情况(治愈、好转、未愈、死亡、其他)已有明确规定,所以该类信息较为规范。

8. 费用信息 患者医疗费用的支出涉及保险、医院和个人,对于某一种具体的保险类型,又涉及在该种保险中每一种药物、检查、手术费用的比例、支付方式等。因此,电子病历中的费用信息不仅包括单纯的金额,还包括各种支付金额的来源等其他信息。这类信息也是较易规范化处理的。

9. 医护人员信息 医生、护士等各级医务工作者是电子病历内容最主要的生产者,所以医护人员的信息将在每一页记录、每一项报告中出现,并通过电子签名等形式确认,这不仅是对患者的负责,也是承担法律效应的依据。

(三) 信息组织

通常情况下,一份病历就是围绕一个或多个问题进行的检查、诊断、医疗的过程记录。因此,病历的信息组织基本上采用 Weed 在 19 世纪 60 年代提出的以问题为中心的病历(problem-oriented medical record) 组织方式。在这种以问题为中心的病历中,主要以 SOAP 结构对每个问题进行单独记录。S 表示主观类症状信息,O 表示客观类体征信息,A 表示评定类信息,如检验结果评价、诊断等,P 表示计划类信息,如治疗或处理措施等。以问题为中心的 SOAP 结构,更好地反映了医护人员的思路,反映了疾病演变的客观规律,使得充满病历的所有信息易于归类,有利于电子病历的标准化。

四、电子病历的实现

(一) 电子病历的相关技术

1. 数据库与数据库管理系统 在电子病历系统中,数据库的设计通常有 3 种方式:分布式数据库、集中式数据库以及两者的混合结构。

(1) 分布式数据库:分布式数据库方式下,电子病历的数据在物理上分布于医院信息系统的各个子系统,在逻辑上却是互相联系的多路数据的汇集。该方式下的完整电子病历是分布在各个数据库中的患者就诊信息的一个"集成视图"。

(2) 集中式数据库:集中式中心数据库方式是将所有医疗信息存储在一个中心数据库服务器上,完整的电子病历即被存储在电子病历核心数据库系统中。该方式支持医院信息系统中各个部门子系统的功能,并接收来自各子系统的数据。

(3) 多数据库系统(MDBS):是多个已存的、自治的、异构的数据库系统的联合,局部数据库具有自治性、数据透明性和完整性。采用这种方式,可以根据各部门的特点将数据库中的数据和功能进行划分和分布,每个子系统都有一个适合的数据库管理系统来处理该系统中的数据,电子病历的数据在各部门内按需求状况就近存入或存入中心数据库。这种方式可使电子病历系统能够操作与存储更加复杂的数据。

2. 通信与网络技术 电子病历系统一般在医院局域网上运行,但也会有部分的应用需要在广域网上运行。医疗信息系统和医疗数据的特点,决定了医疗数据在网络上通信传输必须安全可靠,并且具有较高的响应速度和传输性能,特别是临床诊疗中大容量的图像传输对网络带宽提出了更高的要求,网络已成为电子病历系统顺利运行的重要基础设施。

3. 数据交换技术与术语标准 标准化是解决信息共享与数据交换中的质量、安全、可靠性和互操作的重要手段。电子病历系统涉及许多标准,如疾病名称、专业术语、ICD-10、医疗健康信息传输与交换(HL7)、医学图像传输的 DICOM 等。在当前,国内外有采用基于可扩展标记语言(extensible makeup language,XML)的 Web Services 来进行不同系统之间数据交换的趋势。XML 是一个元数据语言,根据不同的行业和语义,它可以派生出许多的协议和规范,目前有很多数据交换的标准都在逐步采用 XML 来定义或实现。但总体而言,电子病历的标准化进程还相对滞后。

4. 安全技术 安全性是指抵御系统软硬件平台故障和网络通信所造成的数据破坏及数据丢失或数据泄密的能力,电子病历系统正常运行面临的危险包括操作系统或数据库系统的崩溃、存储介质的损坏、网络病毒和黑客的袭击等。电子病历系统要能够保持 24×7 的不间断服务,涉及双机或群机技术、数据的热备与冷备技术、网络安全技术等。

5. 图像处理技术 在电子病历中,有大量包括 X 线片、B 超、CT 片、MRI 等医学图像,由于医学图像是提升现代医疗诊断水平的有力依据,而且在远程医学中的应用也十分广泛。所以,对医学图像在存储、传输、提取、显示、标记、分割等环节的处理技术有着较高的要求。

6. 接口技术 电子病历系统是医院信息化的重要组成部分,还需要与其他诸多系统的集成。电子病历系统要有开放的框架结构和完整的标准接口,才能满足技术、政策、管理等方面不断增长和变化的需求,实现以患者为中心的临床医疗信息一体化的目标。

(二) 电子病历的技术难点

1. 电子病历的结构 病历是一个人的健康历史,包含的内容种类很多,如首页、医嘱、病程记录、各种检查检验结果、手术记录、护理信息等。信息类型有文字、图表、图像、音频、视频等。虽然有一定的医疗规范对病历结构进行了限制,但不同临床领域叙述的内容不尽相同,即使是同样内容所叙述的详尽程度也不同,所以生成结构化病历面临着许多困难。

2. 病历信息的安全机制 病历是患者医疗过程的记录,也是将要执行的医疗操作的依据,病历内容具有法律效力,并且涉及患者的隐私。电子病历系统的安全机制不仅要覆盖到患者信息不同表示形式的各个组成部分,控制到每一个具体的患者及患者记录中的某个字段。同时,要实现对电子病历的创建、修改、查阅等动态授权,并对重要的操作进行痕迹保留和操作追踪。

3. 存储体系及备份方案 电子病历是一个长期的、连续的医疗记录,电子病历系统不仅要实现患者医疗记录的自动归档和长期保存,还要实现海量存储和实时存取的统一,提供恢复联机状态的工具。在发生故障时,要确保患者信息不丢失,将数据恢复到断点状态。

4. 医生工作站系统的建立 医生工作站系统是辅助医生书写病历、下达医嘱、申请检查、检索阅读病历的综合应用信息系统。实现医生工作站的关键技术之一是建立一个完善的医疗信息及功能集成框架。医疗信息的集成涉及临床应用信息系统中的 LIS、RIS、PACS等,除了需要较好的信息化基础外,相关诊疗流程的优化整合也直接影响到医生工作站的使用。建立医生工作站的另外一个难点是开发一种方便高效的信息录入手段,使诊疗信息的录入不再成为医护人员的负担,让其集中精力于患者的治疗过程。

5. 病历数据交换标准与方法 电子病历的优势之一是个人医疗信息的集成与交换,要达到这一目标,需要在区域乃至国家层面上制定院际病历信息的交换标准和规范,提供相应的转换手段。我国已在这方面的工作上作出了积极的探索,还有待于国家有关部门的积极组织和医疗卫生信息技术人员、临床医务工作者、医院管理者的进一步合作和努力实现。

(董建成)

第二节 门急诊信息系统

医疗机构的门诊和急诊(以下简称门急诊)是患者就医最先到达的地方,也是衡量一个医院服务水平的窗口,在医院的医疗服务中占有重要的地位。传统的门急诊信息系统是以财务核算为中心,由挂号系统、收费系统、候诊系统、药房系统等组成,属于医院管理信息系统的范畴。由于其功能单一,互相独立,已经难以适应医院信息化发展的需要。建立以患者为中心,以电子病历为纽带的新型门急诊信息系统已成为一个主要的发展趋势。

一、传统门急诊信息系统

门急诊信息系统的特点是患者多、流动快、涉及部门多,不仅有诊疗、收费,还有医技和医疗物资保障。基于门急诊的地位和作用,许多医院都非常重视门急诊信息系统的建设。

传统门急诊信息系统建设的动力来源于医院的成本核算和业务统计需求,同时通过计算机化的操作管理,优化门急诊诊疗流程,共享患者信息,加快信息流动,在一定程度上改善了患者的就医环境。基于此类设计理念,门急诊信息系统一般由挂号子系统、收费子系统、候诊子系统、药房子系统组成。门急诊信息系统的基本工作流程为"诊疗卡辅助挂号→护士分诊→医生诊断、开立处方(检查单)→收费→药房发药(检查)"。其信息流程如图 4-1 所示。

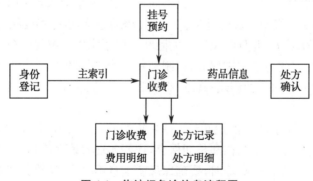

图 4-1 传统门急诊信息流程图

以经济核算为主线设计的传统门急诊信息系统,没有电子病历的支持,患者诊疗信息的共享程度低,没有能够实现医疗卫生信息化的真正目标。

二、新型门急诊信息系统

随着信息技术的发展,数字化医院建设的逐步推进,以患者为中心,以电子病历为纽带的新型门急诊信息系统的开发应用正在兴起。新型门急诊信息系统能给患者提供一种清晰快捷的就医环境,有助于提高医院的服务质量和工作效率。

(一) 新型门急诊信息系统的功能目标

1. 从患者的角度看 每个患者在系统中会拥有一份唯一的、完整的、长久的医疗信息档案。通过建立电子病历,每个患者在医院具有唯一的身份标识,不同时期的检查、治疗、影像等所有相关数据都实现电子化的录入、保存甚至远程调阅;通过设置电子公告牌、触摸屏等方式,患者在医院随处可以获得电子指引或导引,处处感到方便和舒适,真正体现"以患者为中心"的医疗服务理念;患者挂号自动进入智能排队调度系统中,系统能够智能分析患者的流量,自动调度和指引患者的流向;患者可以查询、打印明细的医疗费用清单,最大限度地获得知情权,方便报销等事务。

2. 从医护人员的角度看 医护人员身份电子化,医院每个职工在信息化系统中具有唯一的身份标识,使用加密锁进行身份识别;医疗工作实现计算机化和无纸化,需要录入、调阅的数据均通过网络实现信息化。挂号分诊系统建立患者电子病历,并自动完成分诊功能,门诊医生在其工作站直接调阅患者信息和录入医嘱信息,放射科医生在微机上进行阅片并出具诊断报告,护理人员可以通过信息系统查询所需信息。医院各部门、各科室、各终端之间实现信息的实时交互,院际间的学术交流、远程会诊,合理、先进的业务流程通过信息化的平台得到充分的体现。

3. 从经济核算的角度看 在财务、门(急)诊、住院、设备、物流信息化的基础上,可自动完成各级各部门的工作量考核、成本核算、效益分析,进而根据这些数据从经济核算的角度对全院实现宏观和微观的调控。

4. 从管理者角度看 在信息深加工系统支持下,实现院长综合查询与分析,各级管理者可以方便地从系统中获取自己所需要的信息,并通过网络发布其管理信息。

5. 从系统集成的角度看 异构系统间实现无缝的衔接,不同系统间的数据可以方便地实现信息交互和信息融合,让使用者感觉不到不同系统的存在。

6. 从网络的角度看 医院拥有自己的网站作为对外信息的窗口,所有的数据都架构在网络上,所有的仪器和设备都可以通过网络连接并进行网络管理,物品的申领、信息的沟通都通过信息终端在网上进行,节约了成本和时间。

(二) 新型门急诊系统的功能组成

新型门急诊系统设计的基本思想是以"患者为中心",简化工作流程,实现医疗信息共享和门急诊业务全流程的信息化管理。患者从挂号分诊、诊室接诊、医技科室检查检验、缴费和取药等,每个环节设置相应的功能模块,实现计算机辅助管理,减少患者来回排队。新型门急诊信息处理流程如图4-2所示。其一般的功能应包括挂号预约管理、自动分诊管理、门诊医生工作站、门诊收费管理、门诊药房管理、门诊病案流通管理和业务统计管理等模块,如图4-3所示。

(三) 门急诊挂号和预约

门急诊信息系统的一个首要任务是对挂号和预约进行科学管理。挂号预约管理的基本任务是将患者的就诊情况及时准确地反映给医护人员、门诊收费等相关部门,尽量减少患者排队等待的时间等。

挂号预约的管理内容主要包括:患者身份登记、挂号处理、门诊安排、号表生成、预约通知等,同时提供患者信息的查询和有关挂号工作的统计功能,以便于医务人员和管理人员及时准确地掌握患者就诊的实际情况。

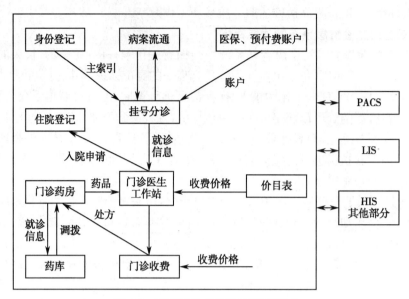

图 4-2　新型门急诊信息处理流程图

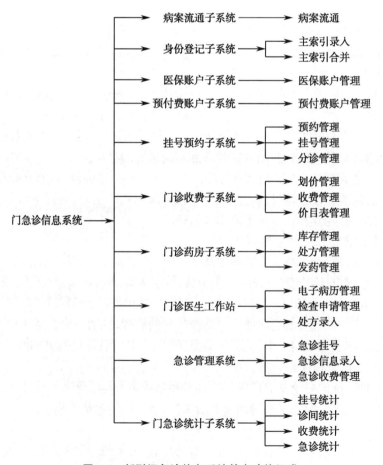

图 4-3　新型门急诊信息系统基本功能组成

1. **身份登记** 身份登记的主要功能是将患者基本信息录入信息系统。挂号处是患者就医的第一站,也是患者基本信息的来源点。当患者第一次来院就诊时,通过身份登记模块录入全面准确的患者信息后,各相关系统便可很方便地通过患者 ID 号直接调阅其信息,复诊时也可直接调用,无需重复输入。

2. **号表管理** 门诊安排是号表管理的关键,主要包括门诊号别的定义、分类和门诊号表的生成。门诊号的内容包括门诊号别名称、门诊科室、出诊医生、出诊医生的职称、时间和相应的挂号费等。依据定义的门诊号自动产生门诊安排表,当门诊安排表发生变化时,可对安排表自动进行调整和修改。

3. **挂号和预约处理** 挂号是指完成对当天就诊患者信息的登记,包括:初诊复诊、就诊科室、挂号费用等,收取患者的挂号费并发放当天的挂号凭证。当患者第一次来院就诊时,还应进行身份登记,建立患者主索引信息,包括:患者 ID 号、姓名、性别、出生日期、费别等内容。

挂号模块一般支持两种运行模式:集中挂号和分诊挂号,也可以把两种模式结合起来使用。集中挂号是指患者到统一的挂号窗口挂号,然后到相应诊室候诊。通常一个窗口可挂多个科室的号,导致了多个科室的患者可能排在同一队列中等待,是造成排长队的主要原因。分诊挂号是指患者直接到分诊处乃至诊室直接挂号。预约挂号是指为患者提前办理的预约登记,一般可通过电话预约和通过互联网进行网上预约两种方式,患者在预订日期前来就诊即可。

(四) 门急诊自动分诊

长期以来,分诊工作多依赖于人工叫号,大部分患者及家属在叫号台前询问等待,人员嘈杂,心情急躁,严重影响了医院的服务形象。通过自动分诊信息系统可在大屏幕滚动显示各个科室医生出诊情况及诊疗进度,并及时提示相关患者到诊室就诊,体现合理、公正和人性化的服务,同时也能对患者就医情况及医生的工作状况及时作出统计,为医院管理的分析和决策提供依据。

1. **分诊系统的构成** 门诊分诊叫号系统由智能叫号终端、专用有源集线器、系统控制计算机、系统控制软件、显示终端(LED 显示屏、LED 条形显示屏、电视机)和语音同步提示组件等组成。连接各诊室的智能叫号终端和系统控制计算机可双向传递各类信号,实时控制和监控叫号系统。

2. **分诊系统的功能** 主要有 6 个方面。

(1) 具有多列排队叫号功能:同一楼层一套系统可同时管理多个科室的排队叫号工作;

(2) 多种叫号方式:既可以显示挂号者的序号,又可以显示被呼叫患者的姓名和挂号序号;

(3) 多种显示方式:可采用数码管显示、LED 大屏幕显示、条形显示屏显示或电视机显示;

(4) 多种显示提示方式:闪烁提示、音乐提示、语音提示;

(5) 门诊实时管理:院级管理层和门诊部主任可联网实时查询门诊各部门、各诊室、各医生的诊疗情况记录;

(6) 数据统计和报表:可自动生成门诊日报(门诊总人数、各科门诊人数、各当班医生门诊人数、当日各时段门诊人流量等数据),供管理决策使用。

（五）门急诊收费管理

门急诊收费管理信息系统是实现对门诊患者划价收费的信息子系统,可根据各类服务和药品价目表自动准确划价,提供划价收费、退费处理、结账处理、结账查询、收据查询、费用查询、账户查询、门诊供药管理等功能。

1. 门诊收费的特点　主要有实时性、可靠性、准确性3个特点。

（1）实时性:患者在门诊收费窗口排队缴费,收款员必须面对面地迅速完成划价、收费、找零和打印门诊收据的操作。这就要求收款员必须熟悉业务,能够熟练操作计算机系统,其速度要能够与医院收费窗口的平均门诊量相当。

（2）可靠性:门诊收费系统如果中断运行,将给医院的正常工作和服务形象带来重大影响。这就要求系统具有很高的可靠性,并在服务器或者网络发生故障时有应急措施,短时间内完成系统切换。

（3）准确性:收费操作必须准确。一方面,要求收款员正确理解处方、申请单等收费凭证的内容,防止错收漏收,减少医疗纠纷;另一方面,录入的项目内容必须准确完整,自动拒绝错误收费项目。

2. 门诊收费模式　划价收费一体化是最常用的一种门诊收费模式,即完成划价的同时进行收费、打印输出门诊收据。这种模式管理简单,与传统的管理模式差别不大,在业务管理上不需要太多的调整。划价收费一体化模式的关键是价目表的管理。

价目表即医疗服务收费项目的价格表。医院信息系统中引入价目表的目的有五个:一是要对系统中所有的收费项目制定统一的、规范的收费标准,并为所有收费相关的功能模块提供价格服务;价目表中不存在的收费项目,在系统中不能进行收费。二是对系统中的价格实行集中管理。三是对收费项目和与收费因素有关的内容,如不同身份患者的收费标准、医疗保险患者的用药目录等内容进行管理。四是为物价管理部门提供方便、快捷的各类医疗收费标准的查询。五是能保存价格变动记录,可以支持出院患者收费情况的核查。

3. 门诊收费系统解决的主要问题　计算机信息管理模式下的门急诊收费系统,可以在管理上发挥较多的功能。

（1）规范收费流程:传统收费模式下,收款员根据处方、检查和治疗科室的划价结果收费,执行标准难以规范,随意性大,不能满足医疗政策规范性和透明性的要求。在新型门急诊信息系统模式下,使用统一的收费项目价格标准,能够给患者提供详细的费用清单和门诊收据。

（2）提高收费速度:一方面,计算机收费模式的速度比手工方便快捷,速度提高了,排队现象减少了;另一方面,计价收费合一,减少了患者排队次数,在很大程度上缓解了门急诊"三长一短"的现象,提高了服务质量。

（3）费用信息完整准确:有利于科室成本核算、收费项目价格核算等。

（4）规范了监督程序:门急诊收费系统提供了信息的共享和传递,完善了核查手段,避免了虚假信息,有利于科学规范的医院经济管理。

三、门急诊医生工作站

门急诊医生工作站是门急诊信息系统的核心,是门急诊患者信息的主要提供者。其首要目标是服务于门急诊的日常工作,减轻门急诊医生书写工作量,规范门急诊医疗文书,为其就诊提供各种辅助工具,促进其诊治水平的提高,实现门急诊病历电子化。并与门急诊其他系统协同工作,通过合理规划门急诊业务流程,规范门急诊业务,缩短患者的候诊时间,提高门急诊工作效率,从根本上消除困扰医院门诊的"三长一短"问题。除此之外,门急诊医生工作站还向其他系统提供患者诊疗信息,提供患者在诊室发生的费用信息,为医院的卫生经济管理服务,为医疗体制改革和医院门急诊医疗保险提供强有力的支持。

门急诊医生工作站是诊间医疗的重要软件系统,主要处理患者就诊的详细信息,包括建立门急诊病历、检查检验申请单的录入与查询、医学影像和患者病史的调阅、诊断、处方、随访等。较好的系统还对登记住院提供了支持,即由门急诊医生工作站直接办理入院,或由门急诊医生工作站填写病案首页中门急诊诊断、门急诊医生和收治科室等,方便了患者办理住院手续。门急诊医生工作站的主要功能及其应用如下:

(一)门急诊病历

门急诊医生工作站系统可为每个患者的每次就诊建立门急诊病历。医生根据患者的主诉和病史,通过辅助输入法或模板等手段书写门急诊病历。医生可在一定权限内检索并共享患者历次就诊及住院病历信息,为更准确的诊断和治疗提供详实的参考材料。为满足急诊的需要,很多系统采用了特殊方法支持对现场患者的数据录入,如提供录音功能,将患者症状口述记录下来,事后再及时地将其整理成文字资料。

(二)检查和检验

医生通过门急诊医生工作站开具检查单,相应检查科室在网上接收申请,安排预约,医生则可通过网络查看预约时间。在检查科室完成相应检查项目并出具报告后,医生即可在网上浏览检查报告。门急诊医生工作站可提供历次检查报告的查询功能,为医生进一步准确快捷地诊治提供完整、直观、有价值的参考,避免了由于患者忘带历史资料或所带资料不全造成的诊治错误,提高了医疗效率。

(三)电子处方

经过检查和诊断后,医生可通过医生工作站开具电子处方,并通过网络自动发送至门急诊收费处和门急诊药房。

1. 电子处方的工作流程　门急诊实现电子化处方,不仅可以优化就诊流程、方便患者、提高服务水平,而且可以缩短交费、取药的排队等候时间。同时,医生通过工作站的电子处方系统可大大提高处方开立效率,通过计算机系统进行合理用药监控,杜绝不合格处方。电子处方的工作流程如图 4-4 所示。

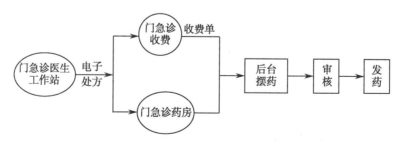

图 4-4　电子处方的处理流程示意图

2. 门急诊电子处方系统的优化　为了提高医疗处方合格率、方便临床医师用药等,可以对电子处方系统进行辅助优化,主要的优化技术如下:

（1）建立药品配伍禁忌库：在医院临床药品的基础上，参考相关标准和文献，把有配伍禁忌的药品以数据库的形式建档保存。在处方录入过程中，一旦发现有物理、化学、药理配伍禁忌时，屏幕弹出警告窗口，并提示相关药品禁忌信息，有助于医生纠正处方用药错误，及时调整处方，可有效避免处方差错的发生。

（2）建立药品信息元库：一家三级医院通常使用的药品有两千余种，医生要熟悉所有药品的功能、主治、用法、用量显然是困难的。结合临床的实际需要，通过建立药品信息元库，提供用药说明和警示信息，可明显提高处方合格率。①药品用量的自动监控：在门诊电子处方系统中，当医师开具的某种药品用量超低限、超高限或超出年龄段的正常用量的上下限值时，系统会自动弹出报警窗口，并显示相关内容，医师可根据实际情况进行辨别和确认选择，以保证处方药品用量的正确性。②对给药途径的自动监控：针对每一种药品，在信息元库中给出其适用的用药途径。在医生处方的用药途径与其不相符时，系统弹出报警窗口，并给出相关解释信息，提供选择按钮，以方便临床医生根据实际需要进行选择。③自动监控药品的用药次数：在信息元库中，药品用法设置栏中预设常用的用药次数，当医生输入的用药次数与预设值不符时，系统弹出报警窗口，并给出相关提示内容，供医师根据实际情况做出判断选择。同时，对用法特殊的药品，均提供用药备注信息，如饭前、饭后服用、睡前嚼碎后服用等，在处方打印时直接明示。④重复用药进行监控和提示：当属于同类药品不宜在处方中重复使用时，系统自动报警，提示重复用药信息，以引起医生注意。

（3）建立医师职称权限库：①麻醉药品的使用管理：麻醉药品的使用只有经医院研究同意的副主任医师以上职称人员才有权限。在用量方面，依据卫生部的相关规定设定麻醉处方的最高限量及每日最高限量，一旦出现违规使用，系统显示相关提示及警告，有助于麻醉药品的管理，防止麻醉药品滥用，实现特殊用药的管理控制。②门诊大处方的控制：设定医生处方权限，严格控制门诊医生开立大处方的现象。

（4）建立处方模板库：建立不同科室医生的处方模板，可有效加快医生门急诊处方的开立速度，为患者节约了时间。同时，医生亦可对处方内容进行查阅、复制、选择、粘贴等操作，可有效地提高工作效率。

（5）建立患者病历信息库：通过患者病史的记录资料、患者历次就诊信息及电子处方的保存，可为患者复诊提供更为详尽的病历资料，同时也为医生诊疗方案的确立提供了珍贵的临床资料和可靠的历史依据。

（6）建立电子处方中的医师电子签名机制：根据 2005 年 4 月在我国实施的《电子签名法》的要求，采用 PKI 技术，通过建立统一的医院信息安全服务平台，实现使用者的身份认证和数字签名，可达到比普通口令密码认证更高的安全级别，使门急诊处方成为能基本符合法律标准的合格处方。

（7）药房发药系统的 LED 大屏显示叫号系统：通过 LED 大屏显示系统，患者在收费窗口缴费后，即可在药房窗口的大屏上显示"患者取药"的提示信息，方便了患者，可有效提高患者对药房及医院的整体满意度，减少患者的焦虑情绪。

电子处方系统主要体现在处方的合法化以及临床医生的合理用药方面，属于专业技术性很强的工作，因而只有系统实施的工程技术人员、临床医生、药剂人员的积极协作配合才能发挥系统的最大效能，将资产效益最大化。

第三节　护理信息系统

护理在患者的治疗过程中是一个很重要的环节,护士既是医疗的提供者又是医疗的协调者。护士不仅为患者提供最直接的护理服务,处理疾病带来的各种问题,而且还要全方位地照顾患者,包括患者的身心健康。在护理过程中,产生了大量的护理信息,护理信息是医院信息系统的重要内容,它包括科学技术信息、为诊疗服务的业务信息和护理管理的信息。这三类护理信息是相互交错、互为依据、相互制约的。为了有效地开展护理业务,研究和管理护理信息,相继产生了两门新的学科——护理管理学和护理信息学。

一、护理管理与护理信息学

(一) 护理管理

护理学发展成为一门学科是从 19 世纪中叶开始,以英国的南丁格尔(Florence Nightingale,1820-1910)为代表开创了科学的护理专业。

护理管理(nursing management)是把提高护理服务质量作为主要目标的工作过程。世界卫生组织(WHO)对护理管理是这样定义的:护理管理是为了提高人们的健康水平,系统地利用护士的潜在能力和有关的其他人员或设备、环境以及社会活动的过程。美国护理管理学家 Swansburg 指出:护理管理是有效地利用人力和物力资源,以促进护理人员为患者提供高质量护理服务的过程。美国护理管理专家 Gillies 指出:护理管理是使护理人员为患者提供照顾、关怀和舒适的工作过程,并认为护理管理的任务是通过计划、组织以及对人力、物力、财力资源进行指导和控制,以达到为患者提供有效而经济的护理服务目的。

为了科学、高效、经济地开展护理管理,在组织机构上,医院有一套完善的护理指挥系统,一般可分为三级。一级管理是护理指挥总系统(护理部),它是全院护理工作的指挥调度机构,是护理工作运行的中枢,对全院护理工作起着决定性的作用。二级管理是在护理指挥总系统下有 3 个分系统:①护理运行分系统,主要是指直接为患者服务的护理部门,包括门急诊、临床科室、手术室等。这些系统面向患者,其工作状况如何,是护理工作质量好坏的直接反映。②护理支持分系统,主要是指总务供应、药品器材供应、患者饮食和某些医技科室等,它是护理工作正常运行的保证,没有这些系统的大力支持,护理工作就难以完成任务。③扩展分系统,主要是指护理发展和提高的组织,一般是指护理教学和科研组织。它对在职护理人员的培训教育与新业务、新技术和护理科研工作的开展,发挥着发展壮大和增强后劲的作用。一般来说,扩展分系统与护理运行分系统是密切配合的,也可以说是为护理运行分系统服务的,但它也有一定的独立性。

护理管理是医院管理的一个重要组成部分。从医院人员构成上看,护理人员约占医院总人数的三分之一,占卫生技术人员的二分之一,是医院诊疗技术工作中的基本队伍,对提高医疗护理质量起着重要作用。从医院管理程序和过程上看,护理人员参与直接管理的部门将近占医院所有部门的四分之三,从门诊到病房,从急诊室到观察室,从手术室到供应室,从诊疗、检查、处理到饮食、起居、环境,每个环节都有大量的护理管理工作,在医院的门急诊管理、病房管理、物资设备等管理工作中具有十分重要的地位。从护理分系统与其他分系统的广泛联系看,护理工作与医生之间、与医技科室之间、与总务后勤科室之间、以及与预防保健工作都有着广泛的联系,并对这些系统的工作施以较大的影响。因此,从一定意义上讲,护理管理的水平是衡量医院科学管理水平的标志之一,也是整个医院管理水平的缩影。

(二) 护理信息学

护理信息学(nursing informatics)属于现代护理学的范畴,是应用信息科学理论和技术方法来研究解决护理学科所提出问题的一个专门学科。它是以护理学理论为基础、以护理管理模式和流程为规范、以医疗护理信息为处理对象、以护理信息的相关关系和内在运动规律为主要研究内容的新兴交叉学科。其供体学科是信息学,受体学科是护理学。

护理信息是随着护理体系的组织管理和护理行为的发生而在整个护理工作流程中产生的,如患者资料、医疗诊断与治疗、执行情况与结果、组织管理与评估、护理学与护理科研等方面的相关信息。为了保证护理工作高质量、高水平地开展,加强护理信息的处理利用,研究护理"信息流"的运动规律,以实现护理信息处理科学化和现代化为目标的一门涉及数学、物理学、计算机科学、信息科学、管理学等多学科知识的新兴学科——护理信息学应运而生,且具有特别的学术价值,也是护理学步入信息社会的必然。

护理信息学研究的内容是现代护理学学术发展需要所决定的,大致可分为 3 个主要方面:其一是护理学学术和管理的标准化;其二是护理信息的分类与编码;其三是护理信息系统研究。即包括以护理管理模式和护理"信息流"运动规律为依据,以系统工程理论开展护理学术标准化、规范化研究,探讨护理信息的相关关系及控制的规律,以确立护理信息管理指标体系和管理模型;研究护理信息的分类原则与编码方法,计算机护理信息管理系统研究等。进行和完成这些研究,将为现代护理学注入新的内涵,将大大地促进护理学术发展,是护理学现代化的重要标志。它要求护理专业技术人员学习信息科学的基础知识和掌握计算机基本技术,并在护理实践中认真地研究、不断地丰富"护理信息学"内容。

二、护理信息系统概述

(一) 护理信息系统概念

护理信息系统(nursing information system,NIS)是利用信息技术、计算机技术和网络通信技术对护理管理和业务技术信息进行采集、存储、处理、传输、查询,以提高护理管理质量为目的的信息系统,是医院信息系统的一个重要子系统。护理信息系统管理的内容包括护理工作量、护理质量控制、整体护理、护士技术档案、护理教学科研、护理物品供应、医嘱处理、差错分析、护士人力安排等护理信息。通过 NIS 能有效地掌握护理工作状况,充分发挥各级指挥系统的功能,使护理工作得以惯性运行。

1. 护理信息的特点

(1) 来源广泛:护理信息有来自患者的、护理人员的,有来自治疗、护理、科研、教学和管理的,还有来自各种药品、设备、装置的不同类别信息。

(2) 信息复杂:由于护理工作与医疗、医技、药剂、后勤等部门都有着紧密联系,因而其数量非常大,且概念性信息多,量化性信息少,其中病历、医嘱、处方等常因医生的习惯不同,采用的语言不同,书写时往往是英文、拉丁文、中文等不同文种或几种文字混合,所以护理信息具有特别的复杂性。

(3) 相关性强:护理信息大多是由若干相关信息变量构成的信息群,如临床特别护理天数、一级护理患者质量合格率、抢救器材完好率、褥疮发生率等,都是由一组相互作用的信息提供的。护理信息的输出模式在以上信息变量相互作用下才能确定,护理病历就是一种较大的护理信息群。

（4）随机性大:在日常护理工作中,护理突发事件难以预料,且选择性小。如患者的病情变化快,入院、出院、转科(院)随时可能发生,故护理信息的产生、采集、处理随机性很大。

（5）质量要求高:护理信息又直接关系着患者的健康与生命,所以在其准确性、完整性和可靠性方面对护理信息管理提出了非常高的要求,使护理信息管理和研究具有一定的深度和难度,也是开展护理信息管理和研究的重要价值和必要性所在。

2. 护理信息的处理方式

（1）文书模式:指各种治疗记录单、医嘱单、体温单等。对格式、填写要求和传递方法都应有明确的规定。可作为收费、管理、法律的依据及科研资料。

（2）口头模式:是指利用口头方式传递护理信息。直截了当,可以迅速处理,但容易发生错误。

（3）计算机模式:指利用计算机信息系统管理护理信息。应用计算机管理护理信息,具有信息处理准确迅速、便于共享和监测等优点,是现代化护理管理的重要标志。

（二）护理信息系统的产生

随着计算机在医疗领域的广泛应用,信息技术逐渐渗透到护理领域,护理信息系统的产生有其必然性。

1. 克服纸质护理记录的缺点 长期以来,传统的纸质护理记录是由护士手工书写的,它的主要问题如下:

（1）重复记录:例如对医嘱,护士首先要抄录到病历的医嘱单上,然后抄录到领药单上,再抄录到服药卡和输液配置单上,最后还要抄录到输液瓶签上,这种原始的重复手工劳动不仅费时,还容易出现遗漏、错误,产生严重后果。

（2）整体护理的记录要求全面而详细:它占用了护士大量的工作时间,使护士埋首纸堆而无法接近患者。

（3）纸质记录分散且不规范:使得查询、使用、评价都十分困难,无法适应现代护理要求。又由于年轻护士的替换频繁、纸质记录对大批缺乏经验的年轻护士难以提供临床支持功能。

（4）纸质病历用语不规范:字迹潦草,缺乏内在组织结构,易于丢失或遗漏。

2. 系统化整体护理的需要 作为现代护理的标志,整体护理是一项系统工程,仅护理程序就包括了估计、诊断、计划、实施、评价5个步骤,其中所包含的信息是极其丰富和繁杂的,它们互相重叠、交叉,又互为因果,而且必须完成的表格和记录也十分繁多,手工书写难以完成。同时系统化整体护理的根本目的不是完成这些记录,而是让护士走向床边,用更多时间去贴近患者,去诊断和处理患者现存的或潜在的所有健康问题。

3. 医院整体发展与多学科合作的需要 医疗工作的开展需要各个科室、部门的协调合作。护士与患者接触最多,能够掌握最详尽且具有动态性患者的健康信息,因此在临床各学科合作的过程中,护理信息的价值非常重要。护理信息不但能够通过医院信息系统,将采集的数据为临床各科医务工作者服务,还可以接受患者在临床医疗、临床检验相关信息为开展后续护理工作服务。

4. 教学科研的需要　很多大型医院都承担着护理专业的教学工作,计算机辅助教学是一种良好的交互式教学方法。在科研活动中,信息系统能够提供专业的医学统计程序,例如方差分析、卡方检验等,护理记录中的各种数据能够迅速得到利用。

(三) 护理信息系统的发展

1. 第一阶段(20 世纪 70~90 年代)　护理信息系统起始于 20 世纪 70 年代,早期的护理信息系统主要用于支持护士完成日常护理记录、护理操作,其所完成的任务如医嘱的输入、体温单、护理单的输入及打印等;后来逐渐出现了以问题为中心的系统,包括对患者问题的识别以及相对应的护理措施,护士可在分级数据库环境中建立个人的护理计划,但护理数据的检索问题没有得到很好的解决。

2. 第二阶段(20 世纪 90 代以后)　在这一阶段,护理信息系统的研究方向主要是护理语言的规范化和护理决策支持,护理语言系统、分类学及分类系统已经成为护理信息学研究的热点。现在的观点是临床数据应支持护理的决策,而不仅仅是记录护理的工作任务。护理信息系统不应该仅仅是电子档案柜和传送信息的设备,而应该对输入系统的信息加以利用,把原始数据转化为更易利用的格式,并帮助护士做出临床决策。这些目标的实现要求研制集成系统,包括数据录入、对数据的解释和处理的集成。

3. 护理信息系统的发展趋势　近年来,护理信息系统的发展方向为护理专家系统、医院护理一体化管理信息系统、远程护理等。

(1) 护理专家系统:护理专家系统就是利用储存在计算机内某一特定领域内的专家知识,来解决现实问题的计算机系统。它是贯彻"以患者为中心"的护理理念的根本体现,是护理程序的计算机化,应用专家的丰富经验和知识,解决临床护理、护理管理中的疑难问题,以提高护理质量,促进学科发展。

(2) 远程护理:远程护理是利用远程通讯技术、计算机多媒体技术以及信息技术来传输医学信息,进行诊断和治疗、护理和教学的一门应用学科。它的开展有利于缩小地区之间护理发展水平的差距,缩小由于地区差异造成的护理人员发展机遇和水平的不平衡,实现护理资源的合理化配置。近年来,远程护理教育的蓬勃发展,更是降低了教育成本,优化了教育资源,促进了全体护理人员综合素质的提高。

(3) 医院护理一体化管理系统:医院护理一体化管理系统是根据"咨询、保健、预防、护理、康复"一体化护理模式而建立的护理管理信息系统,它涵盖了临床业务管理、科室管理、辅助管理、社区保健系统、护理管理自动化办公、系统查询等功能,是在医院信息系统平台上实现的,是管理信息和临床信息的高度一体化和共享。只有这样才能形成医院的整体信息网络,建立真正意义上的电子病历。

(4) 移动护理信息系统:在移动护理信息系统中,临床护理人员携带移动 PDA,通过无线网络链接护理信息系统,实现护理信息的录入和查询,使临床护理工作向科技化、信息化、快捷化、人性化又迈出了关键的一步,是临床护理工作的一次新变革。通过使用移动护理信息系统,能够实现护理办公无纸化,大大减少了临床护理过程中的工作环节,减少了护士人力资源的浪费,增加了护士为患者直接服务的时间,真正体现了"把时间还给护士,把护士还给患者"的理念,有利于提高护理工作的质量和效率。

NIS 的开发与研制是一项庞大的系统工程,需要大量的资金投入,花费大量的人力、物力,更需要既掌握信息科学技术又熟悉护理工作程序的专业人才和国家信息化标准化的支撑。应该肯定的是,NIS的问世是医院临床护理工作的一个飞跃。未来的护理信息系统将具备以下特征:为患者提供护理信息和先进的护理知识,为护士提供决策支持和实行整体化护理所需的信息,而这种整体化护理正是实现循证医疗的需要。

三、护理信息系统结构与功能

(一) 护理信息系统的结构

护理信息系统一般包括临床护理子系统和护理管理子系统。临床护理信息系统一般也称为护士工作站,主要完成护士工作的业务处理。由于各科室的护理业务工作的特殊性,临床护理子系统由通用的护士工作站和增加部分特殊功能的临床专科护士工作站组成,如急诊科护理信息系统、妇产科护理信息系统、儿科护理信息系统、监护病房护理信息系统和手术室护理信息系统等。图4-5为护理信息系统的框架结构图。

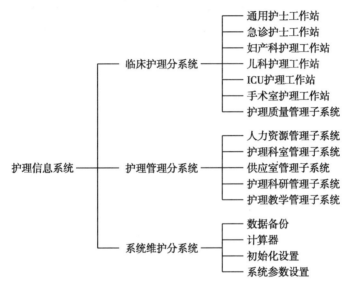

图 4-5　护理信息系统的框架结构

(二) 护理信息系统的主要功能

1. 护士工作站　卫生部2002年修订的《医院信息系统基本功能规范》规定,护士工作站子系统是协助病房护士对住院患者完成日常的护理工作的计算机应用系统,其主要任务是协助护士核对并处理医生下达的长期医嘱和临时医嘱,对医嘱执行情况进行管理,同时协助护士完成护理及病区床位管理等日常工作。护士工作站应包括门急诊护士工作站和住院护士工作站。国内一般的医院信息系统中只含有住院护士工作站。

(1) 门急诊护士工作站:门急诊护士工作站一般应有3个基本功能。

输液:可以调出门急诊医生下达的输液单,进行分组,并制成输液标签。

清创换药:可以输入患者的处置内容,并进行处置单打印。

留院观察管理:①床位管理:可以给医生接下的留院观察患者进行床位分配;②医嘱确认转抄:提醒并确认医生下达的留观医嘱,并进行医嘱的处理;③床位费及其他费用管理:自动设定各床位费用以及其他费用绑定,自动处理床位费用及其他费用。

(2) 住院护士工作站:住院护士工作站能够从医院信息系统中读取相关信息并补充填

写、修改患者的基本信息,并应有如下的基本功能。

床位管理:①能够整体查阅患者的病历资料,显示、打印病区床位使用情况一览表(显示床号、病历号、姓名、病情、护理等级、陪护、饮食情况);②分配床位、管床医生;③病区一次性卫生材料消耗量查询,打印卫生材料申请单。

医嘱处理:①医嘱录入;②审核医嘱(新开立、停止、作废),查询、打印病区医嘱审核处理情况;③打印长期及临时医嘱单,重整长期医嘱;④打印、查询病区对药单(领药单),支持对药单分类维护;⑤打印、查询病区长期、临时医嘱治疗单(口服、注射、输液、辅助治疗等),支持治疗单分类维护打印,查询输液记录卡及瓶签;⑥长期及临时医嘱执行确认;⑦填写药品皮试结果;⑧打印检查化验申请单;⑨打印病案首页;⑩医嘱记录查询。

护理管理:记录患者生命体征及相关项目,制定护理计划。①填写住院患者的一般护理记录单,系统提供整体模板功能,并能够打印存档;②填写住院患者的体温,并能够打印存档;③填写住院患者的微量血糖测试记录,并能够打印存档;④入院护理评估表,填写住院患者入院时的资料;⑤填写住院危重患者的各类动态观察和护理表,并能够打印存档;⑥填写住院患者的各类用药动态观察表,并能够打印存档。

费用管理:①护士站收费(一次性材料、治疗费等),具备模板功能;②停止及作废医嘱退费申请;③病区(患者)收费情况一览表;④住院费用清单(含每日费用清单)查询打印;⑤查询病区欠费患者清单,打印催缴通知单。

其他功能:维护系统使用者的角色功能,定义系统用户的角色,进行个人登录密码的修改,病历资料填写时间的提醒,联机帮助功能。

(3)临床专科护士工作站:主要有急诊专科、妇产科与儿科、监护病房、手术室等专科护士工作站,有着各自的特点。

急诊科护理信息系统:急诊科的工作特点是急、重症患者较多,工作相对于其他科室更紧张。没有足够的时间使用电子病历系统,所以国内还没有很成功的急诊信息系统,急诊护理信息系统的设计和应用还有待于探讨。急诊科护理信息管理的目标主要有三:①应用信息科学理论和计算机技术建立一套统一的急诊科护理信息管理模式及工作流程,并规范其信息管理内容,构建急诊护理信息管理指标体系;②建立急诊科护理信息管理数据库,实现其信息收集、录入、建库、统计、存储、传送一体化,为管理人员提供决策依据,便于及时准确地掌控急诊科动态信息,进行质量评估和控制;③建立急诊科护理信息管理模型分析系统,健全信息处理功能和网络传输功能。

妇产科、儿科护理信息系统:这两个系统同其他临床科室应用的系统大体相同,特殊之处在于:①因为产床的存在,妇产科的床位管理有别于其他科室,需要特殊处理;②妇产科还有婴儿存在,产妇医嘱与婴儿医嘱应该加以区别,以免混淆发生医疗事故。处理方法是,将婴儿病历挂靠在母亲的病历之上,做成母子病历,领药单分开打印,一起计费;③儿科用药剂量相对于成人要小得多,故儿科的医嘱处理需要有小剂量药品的计费能力。

监护病房护理信息系统:监护病房广泛使用监护仪器,大多为具有很强联网能力的产品。监护病房护理信息系统要符合重症监护病房医护人员的各项业务流程,提供与各种数字医疗设备的数据接口,能够直接读取设备中的数据,不需要医护人员对资料进行转抄,以减轻护士工作量,避免差错发生,使重症患者能够得到更好的治疗。针对不同的患者,提供各种重症监护和护理信息模板,更有针对性地实施患者监护,使治疗更加人性化。同时,要有完善的预警报警机制,重症患者在病情发生变化的时候,医护人员能够及时得到提醒,使患者能够得到最及时的治疗。

手术室护理信息系统:手术室工作包括手术申请、麻醉手术记录和费用管理、手术室器械和消耗品管理等。很多医院管理信息系统在手术室有费用录入界面,十分类似病房中的医嘱录入,由住院处直接收费。其发展趋势是将该功能直接集成在麻醉管理信息系统中,在麻醉师记录手术用药和处置的同时,计算机直接处理收费。

(4) 护士工作站的运行要求:

1) 护士工作站的各种信息应直接来源于入院登记、医生工作站和住院收费等多个子系统,同时提供直接录入;护士工作站产生的信息应及时反馈到医生工作站、药房、住院收费、检验检查等子系统。

2) 医嘱须经过护士审核后方可生效,记入医嘱单,并将有关的医嘱信息传输到相应的执行部门;未经护士审核的医嘱,医生可以直接取消,不记入医嘱单。

3) 系统应提示需要续打医嘱单的患者清单,并提醒续打长期或临时医嘱单的页数;系统应提供指定页码的补印功能,保证患者的长期医嘱、临时医嘱单的完整性;打印的长期或临时医嘱单必须由医生签署全名方可生效。

4) 护士工作站各种单据打印,应提供单个患者或按病区打印等多种选择。

5) 护士工作站收费时,应提示目前已收的费用,避免重复收费。

6) 护士工作站打印患者检查化验申请单时,应提醒目前已打印的申请单,避免重复。

7) 护士填写的药品皮试结果必须在长期医嘱和临时医嘱单上明显反映。护士的每一项操作,一旦确认,不允许修改,系统记录的操作时间以服务器为准。

8) 网络运行要求数据和信息准确可靠,速度快捷。

2. 护理管理子系统 护理管理的范围涉及业务管理、行政管理、教学科研管理等多个方面。一般可分为护理质量管理、护理人力资源管理、临床科室护理管理、供应室管理、护理科研管理、护理教学管理等模块,具有数据的录入、查询、统计、报表生成打印和系统维护等功能。

(1) 护理质量管理系统:护理质量管理的主要内容包括:护理技术操作、护理病历书写、基础护理及整体护理情况、感染控制情况、急救物品配备、差错和事故及其补救措施、输液输血反应、质控达标情况等。护理质量管理的关键是将质量控制指标体系和原始数据标准化,并赋予一定的权值,建立字典库,将护理质量小组的定期和不定期检查结果准确、及时地录入系统,由计算机系统完成对这些信息的存储、分析、统计和评价。护理管理者可以及时了解护理单元的护理质量状况,发现存在问题,并及时纠正,进行环节质量控制,减少护理差错事故的发生率,提高患者满意度。

(2) 护理人力资源管理系统:护理人力资源管理包括薪酬管理、档案管理、职称与晋升管理、继续教育、科室人员配备与护士排班、调动等。对护理人员的管理采用分级管理模式。护理人员信息管理包括对护理人员的人事档案、技术档案、考勤等信息的管理,其管理目标是及时准确地掌握护理人员的学历、学位、职称、职务、考试考核等动态信息,为任免干部、选拔人才、职称晋升提供准确的依据。

(3) 临床护理科室管理系统:临床护理科室的管理工作包括排班管理、工作量管理、科室物资管理等。科室管理系统与护理部连接,构成一个完整的管理信息系统。

(4)供应室管理系统:供应室物品供应工作包括对临床科室的消毒物品供应、供应室内部的物品处理及对临床科室物品的消毒3类主要工作。通过对其物品供应、质量检测及工作人员的信息进行收集、存储、分析、传输、反馈、控制和利用,为领导者的决策提供准确的信息,从而提高供应室的管理质量和效率。

(5)护理科研管理系统:护理科研管理包括立项申请、计划实施、课题验收、成果和科技档案的管理等,其基本内容为报表和查询管理。

(6)护理教学管理系统:护理教学包括本科、专科护理专业学生临床实习的教学安排、在职护士的继续教育和进修护士的管理。教学管理包括教学计划、课程设置、师资管理、教学资料管理、教学设备管理、教学质量管理、学生管理等。

3. 社区护理信息系统 社区卫生服务工作包括疾病预防、保健、康复、计划生育、营养卫生、医疗知识宣传教育等。社区护理信息系统的具体目标如下:

(1)建立一套统一而规范的社区护理信息管理模式及工作流程,并规范其信息管理内容,建立信息管理指标体系。

(2)建立社区护理信息管理数据库,包括信息录入、储存、分析、传输等技术处理,为管理人员提供决策依据,易于及时、准确地了解和掌握社区卫生服务的动态信息,进行质量评估和控制。

(3)逐步形成功能合理的护理信息网络,为社区人群提供融预防、保健、医疗、康复、健康教育和计划生育为一体的全科全程综合服务。

第四节 检验信息系统

随着临床检验诊断技术的快速发展,医院检验科(中心实验室)拥有的检验设备越来越多,自动化、数字化程度越来越高,开展的检验检测项目也越来越复杂。为了适应现代化实验室管理的需要,进一步提高检验检测工作效率和临床检验监测质量,更好地为临床诊断提供全面准确的检验数据,大多数医院已经注重检验信息系统的建设,并逐步成为医院信息化建设的一个重要组成部分。

一、检验信息系统概述

(一)检验信息系统的定义

"临床检验"是指为了客观地掌握人体的健康状态、发病原因及病情发展程度所使用的诊断手段之一。大多数医院的临床实验室拥有许多数字化检验检测设备,每天处理大量的检验检测申请,产生大量的检验检测信息,这势必需要一套计算机信息系统高效且快速地管理这些设备和信息。

医院临床检验信息系统也称为临床实验室信息系统(laboratory information system,LIS),是指利用计算机网络和信息技术,实现临床实验室业务信息和管理信息的采集、存储、处理、传输、查询,并提供分析及诊断支持的信息管理系统。随着计算机技术的不断发展,LIS的信息输入、输出方式趋于多样化,数据分析处理的能力不断增强。LIS所要处理的数据信息一般包括受检者(患者或体检者)信息、标本信息、检验申请信息、检验结果及结论信息,以及实验室运作、管理等辅助信息。

(二) 检验信息系统的意义

1. 提高检验检测质量　由于 LIS 对采样、接收标本、检验检测以及审核等过程的标准化建设,使得任何非常规操作被随时警告并有案可查,这就从程序上保证了整个检验检测过程的标准化和规范化。同时,LIS 还提供了内部核查和质量控制管理程序,可以更多地减少人为误差,提高检验检测结果的质量。

2. 实现数据共享并有效节省人力资源　通过 LIS 既可以从检验分析仪器读取检验数据,又可向检验分析仪器发送程序化操作指令,为实验室技术人员提供智能化的运行模式,使处理诸如审核检验结果、取消检验项目、分析处理存在重大疑问的检验结果、执行特殊的命令、添加代码注释和处理质量控制等问题更轻松自如,减少了人工录入检测选项的耗时,更快地获得准确清晰的检验结果,从而提高报告的速度和技术人员的工作效率。从仪器接口获得的检验数据,可经运算、整理、存储,快速形成检验检测报告,通过网络共享,医生、患者均可随时查看结果;尤其是历史结果,通过项目数据的对照,使医生更容易判断患者病情的变化,做出正确的诊断结论;通过因特网还可以用于远程会诊。

3. 提高管理效益　实施 LIS 不仅可产生准确、可靠和快速的工作量统计数据以及试验试剂的管理,还可为医院收费和预算提供基础数据,有效控制漏费检查,增强管理能力。一般的 LIS 必须得到患者姓名和检验项目才能生成检验报告,也有一些 LIS 从医院收费系统读取到患者基本信息后,为每位患者出具检验检测报告,可以有效地控制跑费、漏费的现象。

(三) 检验信息系统的构成

LIS 主要由硬件部分、操作系统、数据库管理软件、LIS 应用软件组成,通过网络将其链接起来,协同工作,形成可运行的 LIS 系统。

1. 硬件部分　主要为计算机服务器、计算机工作站、普通打印机、条码打印机、条码扫描仪以及可联入网络的各类检验检测设备等。

2. 操作系统　是连接硬件和应用软件之间的桥梁,通常使用的操作系统有 Microsoft Windows 系列、Unix、Linux 等。

3. 数据库管理系统　数据库管理系统负责数据库文件建立、查询、修改等操作,其性能直接决定了整个 LIS 的数据访问能力。根据检验检测数据量的多少,可选择合适的数据库管理系统。常用的数据库管理系统有 Microsoft SQL Server、Informix、Oracle、Sybase 等。

4. 应用软件　LIS 不是一个单一的信息系统,它与医院信息系统中的其他子系统结合在一起,提供不同的服务和功能。如临床化学、血液学、微生物学、免疫学、血凝学、血气分析、血库、尿液分析和质量控制等,还有一些附属模块用来支持所有的主要模块,包括分析界面、标本读取、结果报告和管理报告以及实验室的运行管理模块等。

5. LIS 网络　首先将医院内各种检验检测仪器通过局域网络的网线或其他接口线(如 RS-232 串行通讯端口)与工作站连接,实现仪器控制和数据采集自动化;然后建立全检验科室的计算机局域网络;最后根据需要,将局域网络接入 HIS,实现 LIS 信息资源的交换和共享。图 4-6 为一个典型的实验室网络信息系统架构图。

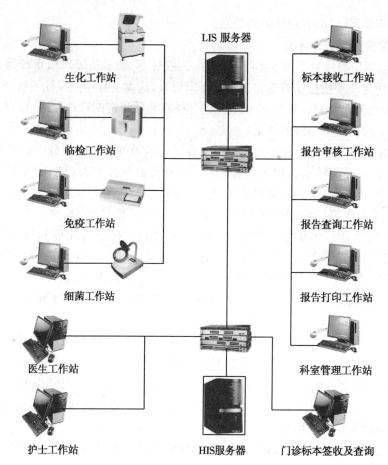

图 4-6　实验室网络信息系统架构示意图

二、LIS 功能与关键技术

（一）LIS 的主要功能

LIS 在功能上可以划分为 3 个层次，即业务信息处理、实验室管理和分析决策支持。实验室业务信息处理功能是最基本的，主要针对实验室、检验科的日常工作。由于实验室的工作流程和性质不同，LIS 可分成检验申请子系统、标本采集子系统、通用生化子系统、微生物检测子系统、血库子系统、报告管理子系统和查询子系统等，同时应包含相应的质量监控系统，对技术或逻辑错误、历史结果等进行自动判断。第二层次是实验室管理层，主要针对实验室内部各方面的管理工作，通过对原始数据的汇总，提供反映各方面运行状况的报表。第三层次是分析决策层，为领导提供决策信息和智能诊断功能等。表 4-1 列出了一般 LIS 各模块的主要功能要求。

表 4-1　LIS 模块与功能要求一览表

系 统 模 块	功 能 要 求
检验申请	1. 支持医生或护士录入检验申请单
	2. 支持将 HIS 中的检验信息转为检验申请单
	3. 支持根据录入的检验项目，智能判定样本类型和数量

系 统 模 块	功 能 要 求
检验申请	4. 支持检验科录入检验申请单
	5. 支持打印多种形式的检验申请单,如标签、条形码等
样本采集	1. 可在采样处打印标签或条形码
	2. 可在门诊工作站、护士站、医生工作站打印标签或条形码
	3. 可查询采样计划、打印采样任务表
	4. 可记录采样者、采样日期、采样时间、样本描述等
样本核收	1. 可按照执行科室、日期、病人标识等条件对比核收检验申请
	2. 可在样本核收的同时自动通知收费科室计费
	3. 可在样本核收的同时与收费科室核对样本是否收费
	4. 可记录拒收样本理由并通知申请者
样本检验	1. 支持单向通讯,计算机自动接收仪器检验结果
	2. 支持双向通讯,计算机不仅自动接收仪器检验结果,还能向仪器下载检验任务
	3. 支持键盘录入、修改检验结果,包括单个和(或)成批方式,同时写入日志系统
	4. 支持撤消审定检验报告方式,同时写入日志系统
	5. 支持自动生成计算项目,判定结果高低状态,标示结果异常状态
	6. 支持自动检查错项、漏项、多项
	7. 支持区别常规报告、急诊报告、打印报告、未打印报告
报告审核	1. 可以单个报告审核,也可以批量报告审核
	2. 可以用当前结果与历史结果的比对并图形显示
	3. 可以按照设定规则自动审定检验结果
报告发布	1. 能自动向相关科室通过网络发送常规、急诊检验报告
	2. 能自动将异常检验结果通过网络发回申请科室工作站
	3. 能单个或成批打印检验报告,以人工方式传递
	4. 能通过网络向患者、护士或医师发布报告
	5. 能通过互联网向远程用户在线发布报告
室内、室间控制	1. 实现自动接收仪器的质控结果
	2. 实现绘制质控图、标示结果失控或在控状态并打印输出
	3. 实现自动判断仪器的失控和在控状态,并给操作者提示
	4. 实现支持多规则质控,即 Westguard 规则
	5. 实现互联网方式回报室间质控结果和接收室间质评报告
查询	1. 可按病案号、姓名、性别、年龄、科别、病区、病房、病床、检验医师、检验项目等条件进行查询
	2. 可按单项条件快速查询
	3. 可按多项条件组合复杂查询

系 统 模 块	功 能 要 求
统计分析	1. 具有按照多种条件统计检验样本量
	2. 具有按照多种条件统计检验工作量
	3. 具有按照多种条件统计检验收费情况
	4. 具有分析检验结果的多种方式
	5. 具有报表、图形等打印输出
报告打印	1. 提供独立的打印系统,支持各种打印机
	2. 提供多达 10 种以上报告样式由用户选择
	3. 提供远程报告打印
	4. 提供实时报告打印
检验计费	1. 允许录入检验住院时收费、检验科收到检验申请时收费、报告发布时收费
	2. 允许根据不同的检验类型、样本类型对单一项目可以设置多种计费方式
	3. 允许根据不同的检验报告(如公费、自费、全费等)设置多种计费方式
权限管理功能	1. 具备完善的日志管理,可记录每个进入系统人员的操作内容
	2. 具备多层权限控制,不同组、不同检验技师拥有不同的操作口令
	3. 具备多种权限管理,不同的用户设置不同的操作权力
数据安全	1. 提供检验数据的备份与恢复功能
	2. 提供检验数据整理、修复功能
个性设置	能够进行个性化设置,比如选择用户界面颜色,设定默认值等
血库管理	1. 各种类型血液入库、出库管理
	2. 配血、输血、输血反应记录
	3. 查询用血情况、汇总统计各种费用报表
试剂管理	1. 可以进行入库登记、出库登记
	2. 可以报告失效试剂清单
	3. 可以报告停用试剂清单
	4. 可以提供在用试剂清单
	5. 可以根据试验次数估算试剂消耗量
人员管理	1. 能登记人员基本信息
	2. 能记录人员变化情况
	3. 能统计人员数据资料
	4. 能查询打印人员信息
设备管理	1. 能登记设备基本信息
	2. 能记录设备维修、保养和使用等变动信息
	3. 能统计设备的费用信息
	4. 能查询、打印设备的各种数据

续表

系 统 模 块	功 能 要 求
知识库系统	1. 提供样本分类和定义解释
	2. 提供样本采集操作要求和质量要求
	3. 提供项目定义解释、试验方法说明和临床意义提示等
	4. 提供根据检验结果提示进一步检验的建议

（二）LIS 的关键技术

LIS 建设过程中，除有先进的软件开发技术之外，有熟悉实验室工作流程和业务知识的人员参与系统的设计和开发更为重要。以下关键技术的应用对 LIS 功能的实现、系统开发成功与否具有至关重要的作用。

1. **系统构架技术** 良好的系统构架将有利于构建一个功能组合灵活、权限控制方便、运行安全稳定的 LIS。早期的 LIS 大多是某一平台单一的可执行文件。由于检验技术的多样化、LIS 用户在实验室配置的个性化，千篇一律的 LIS 是没有生命力的。采用统一框架、配以丰富可选的功能模块，便于用户个性化灵活配置，是 LIS 构架技术的发展方向。

2. **数据存储技术** 安全、高效的数据存储方案也是 LIS 开发成功的重要因素。早期的 LIS 多以 DBF 文件"数据库"存储数据，其稳定性、安全性较差，只适用于单机或小规模网络运行。目前，LIS 基本上都采用了大型数据库系统，如 SyBase、SQL Server、Oracle 等数据库管理系统。随着 LIS 数据存储量的增加和快速频繁的共享查询的需求，稳定、安全、高性能的 LIS 数据库设计有赖于开发者对其所用数据库管理系统中数据存储、优化机制的深刻理解。

3. **联机数据读取技术** 联机数据读取技术是 LIS 给实验室日常工作带来的最大实惠，其极大提高了工作效率，减少了差错的发生。但因检验仪器种类、型号、生产厂商的繁多，又缺乏统一的数据交换协议，联机数据读取技术的成功应用是 LIS 开发的主要难题之一。

4. **仪器通信技术** 检验过程涉及多种分析仪器，由于不同的分析仪及型号通信协议不同，要编写相应的 LIS 接口才能实现检验结果的自动获取和控制指令的计算机化操作。与仪器间的数据通讯方式有单向通信和双向通信两种，大多数的 LIS 都采用了从分析仪接收数据，即单向通信。如能较好地解决与检验仪器的双向通信，则能进一步提高检验过程的自动化。

三、LIS 与 HIS 的数据共享

LIS 作为 HIS 的一个专业的应用系统，LIS 需要从 HIS 中获取患者的基本信息、检验申请信息、缴费信息，同时向 HIS 发布检验状态、检验结果和检验报告等。这对于减轻医务人员的工作强度，提高医疗质量和医生工作效率具有较大的作用。当 LIS 和 HIS 为同一软件开发商提供时，它们的结合一般总是比较紧密，容易保持数据的一致性和系统稳定性。如若非同一开发商提供时，往往需要额外开发接口程序，供双方程序调用。

（一）从 HIS 获取的有关信息

1. **获取患者信息** 目前，我国的居民还没有一个国家统一分配的医疗保障号，一个人在不同医院（即使在同一医院）也可能有多个识别号。因此，LIS 最简单的方法就是使用和

HIS一致的患者标识号,如住院号、医保卡号、患者就诊卡号等。HIS系统在完成收费登记后,可通过接口将个人识别号直接传送到LIS中去。

2. 获取申请信息 LIS可通过HIS从医嘱获取检验申请信息,但需要定义一个医嘱项目和检验项目的对应转换表。进入LIS申请登记界面,按相应功能按钮即可获得有关检验申请清单,并可确认和补充登记有关申请信息。对已有医生工作站的HIS,可在工作站上进行详细的检验申请,通过接口直接在LIS数据库中生成LIS申请登记。进入LIS可直接查询,就像是在LIS中登记的一样。

3. 获取标本信息 在全面运行HIS的医院,检验标本的标识工作可在标本采集处进行(如住院患者在病房、门诊患者在门诊采血处、患者自采标本者在实验室)。标本采集后立即进行条形码标识、登记有关标本信息,这样可以避免标本传递过程中的误差,也加速了实验室标本收取的速度。这种情况下,一般需要在标本采集处配置标本登记接口,并且标本登记时能读取有关患者的检验申请信息或直接进行检验申请登记。

(二)向HIS上传的有关信息

1. 发布检验报告 当LIS在完成检验、报告、审核通过后,应向HIS发布报告,发布后的报告不得修改,发布的错误报告可以收回和重发,但不能删除,并具备可跟踪记录。发布的报告可以在HIS的相应工作站打印,也可以在预约中心查询和打印。

2. 检验收费确认 LIS可在相应环节(如收到标本开始检验或完成检验发出报告时)向HIS提供收费确认信息,使HIS完成划价收费的功能。由于某种原因已收费,而检验项目不能完成时,完整的接口应支持LIS确认后的直接退费。

四、ISO 15189 对 LIS 的基本要求

ISO 15189是国际标准化组织于2003年正式颁布的一个国际标准,其全称为《医学实验室质量和能力的专用要求》。该标准首先指出,医学实验室的服务是对患者医疗保健的基础,因而应满足所有患者及负责患者医疗保健的临床人员的需求。这些服务包括受理申请、患者准备、患者识别、样品采集、运送、保存,临床样品的处理和检验及结果的确认、解释、报告以及提出诊断建议等。整个标准分成两个部分——管理要求和技术要求,还包括医学实验室工作的安全性和伦理学问题,其内容涵盖了医学实验室工作的各个方面。

医学实验室实施ISO 15189有许多好处:①医学实验室可以此标准为指导,建立自己的检测质量及技术管理体系并指导多方面的运作;②为评估和认可医学实验室能力包括技术含量、专业服务及员工有效管理等方面提供重要参考;③有助于推动医学实验室常规质量管理及从患者的准备、确认到收集和检验样本的所有操作程序的控制;④指导实验室更有效地组织工作,并能帮助他们更好地满足客户要求,改进他们为患者的服务,不断提高医学实验室的信誉,增强患者及医务人员对实验室的信任;⑤消除国际交流中的技术壁垒,使检验检测结果得到互认。2005年8月,我国的解放军总医院临床检验科成为我国第一个通过ISO 15189认可的医学检验实验室。

ISO 15189在附录B——《实验室信息系统(LIS)保护建议》中,从环境、程序手册、系统安全性、数据输入和报告、数据检索与存储、硬件与软件、系统维护等方面对实验室信息系统的建设提出了基本要求。软件的核心是一种管理思想,不同的软件代表的管理模式都不同。目前,很多LIS系统的开发逐步融入ISO 15189的管理思想,并按照ISO 15189要求对检验

前、检验中、检验后的处理过程实行严格的监控。

五、LOINC 国际标准编码

LOINC 最早启动于 1994 年,是一个非官方的研究项目,其全称是观测指标标识符逻辑命名与编码系统(logical observation identifiers names and codes,LOINC),由美国的 Regenstrief 医疗保健研究所(Regenstrief institute for health care)及 LOINC 委员会负责并承担 LOINC 数据库及其支持文档的开发和维护工作。该标准旨在促进临床观测指标结果的交换与共享,使得消息观测指标及其结果信息在各种电子病历系统,以及科研和管理方面的数据库管理系统之间的交流与共享得以实现。由于 LOINC 解决了临床实验室信息互通中的实际应用问题,近年来逐渐得到国际公认,并得到 HL7 的认可。

LOINC 数据库的术语主要分为实验室 LOINC 和临床 LOINC 两大部分。其中,LOINC 数据库实验室部分所收录的术语涵盖了化学、血液学、血清学、微生物学(包括寄生虫学和病毒学)以及毒理学等常见类别和领域,还有与药物相关的检测指标,以及在全血细胞计数或脑脊髓液细胞计数中的细胞计数指标等类别的术语。LOINC 数据库临床部分的术语则包括生命体征、血流动力学、液体的摄入与排出、心电图、产科超声、心脏回波、泌尿道成像、胃镜检查、呼吸机管理、精选调查问卷及其他领域的多类临床观测指标。另外,还有称为信息附件(attachments)的第三部分,主要是一些用于医疗费用等方面的管理信息代码。

现有的 LOINC 数据库已收录临床观测指标术语达 45 542 条。其中,实验室检验项目方面的临床观测指标术语达 33 189 条,非实验性的临床观测指标术语 12 353 条,信息附件方面的术语 918 条,调查问卷术语 1 221 条。LONIC 中的临床文档代码已被 HL7 CDA 所直接采用,而且其中的信息附件还是得到 HL7 X12N 委员会正式认可的代码手册。

在 LOINC 数据库中,每条术语记录均代表一条临床观测指标(clinical observation),且均有一个由 6 个字段构成的正式名称(fully-specified name)和一个带有校验位的唯一性标识代码,同时,每条术语还有对应的同义词(synonyms)及其他相关信息。构成 LOINC 全称的 6 个字段分别是成分(component)、属性类型(property)、时间特征(time aspect)、体系类型(system)、标尺精度(scale type)和方法类型(method type)。这 6 个概念轴的信息足以确切地定义一条实验室检验检测项目或临床观测指标术语,而无需其他说明。当然,LOINC 数据库中还有便于使用的简称(short names)以及与其他标准的对照关系等许多密切相关的信息。

目前,LOINC 已经得到美国临床实验室协会(American Clinical Laboratory Association)和美国病理学会(College of American Pathologists)的认可。在美国已采用 LOINC 作为检验项目报告代码的大型商业实验室包括 Quest、LabCorp、Mayo Medical Laboratories 和 MDS Labs,以及 CDC、DOD、VA 和 NLM 等政府机构。2004 年 5 月,布什政府也正式宣布将 LOINC 作为美国国家新采用的 15 项医学信息学标准之一。德国、瑞士、阿根廷、加拿大等国家正在进行 LOINC 标准的翻译与引进工作。LOINC 还得到 NLM 的统一医学语言系统(Unified medical language system,UMLS)的收录。

我国已经实际运用 LOINC 标准的地区主要是香港特别行政区和台湾省。其中,台北医科大学医学信息学研究所已为检验项目建立了台湾健保码与 LOINC 码(NHI-LOINC)的对照关系数据库。我国大陆所开展的 LOINC 研究工作,重点在于促进国内相关领域对

LOINC 标准的了解和认识。近三年来,这项志愿性的研究工作得到了中国卫生信息标准化委员会、中国医院信息管理委员会以及卫生部医院管理研究所等学会和部门有关专家的关注和指导。在 LOINC 委员会的热情支持下,《LOINC 用户指南》和《RELMA 用户手册》的简体中文版已被跟踪翻译和在线更新了多个版本。

LOINC 的国际化趋势日渐明显。对于其在国内的引进和应用,需要结合国内卫生信息标准化的实际,借鉴国外的应用经验,将其纳入到全国乃至国际卫生信息术语标准的一体化发展大框架之中。同时,还需要从总体上进行系统设计,通过建立稳定的维护组织、调动各方积极性、合理配置人力资源、开展形式多样的教育培训和给予持续不断的资金支持,尽快建立一个稳健的 LOINC 中文接口系统(Chinese LOINC interface system,CLIS),为 LOINC 标准在中国的引进和普及,继而实现国内实验室检验项目等临床观测指标命名与编码的标准化奠定稳固的基础,为今后的电子病历乃至电子健康档案的真正实现打好基础,从而促进我国卫生信息标准化的早日实现。

第五节　社区医疗信息系统

以社区为中心的卫生服务将逐步成为城市卫生服务的重点,社区医疗演变成为城市公共卫生和基本医疗服务体系的基础,也成为实现人人享有初级卫生保健的基本途径之一。然而,有别于传统大医院的经营管理,社区医疗经营具有很多自己的特色,社区医疗信息系统不仅要实现医疗服务的信息化,还要达到卫生保健的信息化。

一、社区医疗信息化需求

(一) 几个基本概念

1. 社区(community)　社区是由一定数量的人群组成,具有共同的地理环境、共同的文化背景与生活方式、共同的利益与需求的区域共同体。

2. 社区卫生(community health care)　社区卫生是一个广义的概念,包含社区医疗和社区保健两个部分。美国医学协会(Institute of Medicine)对社区卫生的定义是:为患者提供整合的、便利的医疗保健服务,医生的责任是满足绝大部分个人的医疗需求,与患者保持长久的关系,在家庭和社区的具体背景下工作。

3. 社区医疗　社区医疗是以社区医院全科医生为主体实施的,以保护和促进社区健康为目的,以社区为范围,以家庭为单位,以老人、妇女、儿童、残疾人为重点人群,集预防、治疗、保健、康复、健康教育和计划生育指导"六位一体"的综合卫生服务模式,也称为社区卫生服务。社区卫生服务的具体内容包括家庭治疗、家庭护理、家庭部分理化检查、家庭理疗、健康查体、儿童计划免疫、妇女围生期保健、母乳喂养指导、预约专家门诊、预约家庭病床、陪伴老年人服务、接送患者住院出院、跟踪医疗、询医导医、保健咨询、健康教育、临终关怀等。社区卫生服务的特点是以健康为中心,以人群为对象,以家庭为单位,提供便捷、低廉、高效、连续的综合服务,是现代医疗保健系统的重要组成部分。

(二) 发展社区医疗的意义

1. 社区医疗是充分发挥基本医疗保险作用的平台　社区是人们生活休息的家园,也是社会保障服务的基地。为了提高居民的生活质量和健康水平,提高医疗机构的保健服务,最大限度地解决就医问题,减小社会的压力,借助社区平台,加快医疗服务,已成为当务之急。要加快医疗保险制度的改革,扩大医疗保险工作的覆盖面,保证医疗保险充分为社会服务,就必须借助社区平台,拓展社区医疗保险管理和服务的领域。

2. 社区医疗是解决"看病难,看病贵"的治本措施　社区卫生服务机构集预防、医疗、保健、康复、健康教育、计划生育技术服务于一体,为健康人群、亚健康人群和患者提供综合性的预防保健、医疗和慢性病的康复,针对社区人群需求提供针对性服务。由社区卫生服务机构开展倡导健康生活理念的健康教育活动,加大医疗健康知识宣传力度,鼓励参加体育锻炼,增强体质,通过预防服务,减少居民患病率,从而减少医疗需求,降低医疗成本。

3. 社区医疗有助于缓解社会老龄化问题　随着社会老龄化的发展,医疗需求越来越多。在目前社会保障尚不完善的情况下,单纯对患者的被动性治疗是个人和社会都难以承担的重负。呼唤人们坚持预防为主,开展对不同层次老年人的卫生健康教育和老年人常见病的防治指导,增强老年人的自我保健能力,预防和延缓老年病的发生,以社区为基础的全民保健模式,是解决上述问题的最佳选择。

(三) 社区医疗的信息化需求

各国医疗卫生体制改革的深入发展,促进了社区医疗卫生服务的日趋扩展和完善,而计算机网络和信息技术的普遍应用则为社区卫生信息化建设提供了可能,满足了实现社区卫生信息化的迫切需求。

1. 共享医疗资源的需求　遵循"大病进医院、小病进社区"的原则,社区医疗向患者提供的是一般性治疗,中心医院、专科医院向患者提供的是特殊的、高水平的治疗。即全科医生和专科医生经常会共同治疗一位患者,这就要求一个患者的疾病资料为全体医生所共享,全体医生必须遵守一些共同的原则和协议,相互信任,协同合作,使整个治疗过程具有连续性、完整性、合理性,避免重复检查,节约医疗费用和卫生资源,提高医疗质量。

2. 社区卫生信息资源管理的需求　社区卫生服务不同于医院的临床医疗服务。具体表现在服务的对象是全体居民,而不仅仅是患病期间的患者。服务过程是从胚胎到临终关怀,而不仅仅是单个患者。服务目的是促进全体居民健康,而不仅仅是治疗疾病。因此它包含了庞大繁杂的信息资源,只有利用信息技术,实现结构化信息管理,才能全面有效地管理好这些资源。

3. 质量控制的需求　社区医疗机构的设备和条件相对较差,医护人员技术水平相对较低,要提高医疗保健质量,必须借助于网络和信息技术。例如与中心医院、专科医院进行网上转诊、网上会诊和咨询,心电远程监测指导,等等。

4. 经济管理的需求　在我国,社区医疗卫生服务投入少、收益低是其可持续发展的主要问题之一。因此,通过信息化的经济管理,寻找潜在市场和经济回报是关键。例如社区医院引入城镇职工医疗保险、降低收费标准、实行成本核算、增加卫生服务项目等,可以增加社区医疗和卫生服务的收入、降低成本、吸引患者,以利于可持续发展。

5. 电子病历和健康档案的需求　病历是患者疾病信息的载体,健康档案是居民健康信息的载体,要为全体居民建立和管理如此庞大的医疗健康文档,只有应用计算机及其信息技术。电子病历和电子健康档案不仅有利于社区医疗卫生服务,还可促使医疗信息在不同医院和医生间的交换和共享,减少重复检查,节约并合理应用地域卫生资源。

6. 科研和决策支持的需求　社区居民的电子医疗保健文档的结构化为科学研究提供

了大样本、长期间的准确信息,为循证医学提供了良好平台,这些数据的统计分析结果不仅有益于医学科学研究,还是政府和地方行政部门制定卫生法规和条例的依据。

二、社区医疗信息系统

(一) 社区医疗信息系统的定义

在我国,人们日常所称的社区卫生服务,包括公共卫生服务和基本医疗服务。所以,人们也通常将社区卫生信息系统(community health information system,CHIS)称之为社区医疗信息系统。它是指以计算机网络技术、医学和公共卫生学知识为基础,以居民为中心,对社区卫生信息进行采集、加工、存储、共享,并提供决策支持的管理信息系统,涉及计算机科学、电子工程学、临床医学、公共卫生学、医院管理学、系统论等众多学科的理论与技术。作为一个新的应用系统,对它的理论和实践还在进一步的探索和发展中。

(二) 社区医疗信息系统的目标

1. 以社区居民为中心　以家庭为单位、以社区医生为主体,将医疗、预防、保健、康复、计划生育指导、健康教育、卫生监督融为一体,实施可持续、经济便捷的社区基本医疗和公共卫生服务,实现"人人享有基本医疗卫生服务"。

2. 以经济活动为轴线　通过自动划价,出具明细账目等方法,支持城镇职工社会医疗保险和公费医疗的经费管理,支持社区医疗机构的成本核算与经济管理。

3. 以行政管理为基础　通过对社区医疗机构的人员、物质、财务等信息化管理,促进社区卫生服务中心(站)的现代化管理。

4. 通过对社区医疗卫生信息资源的统计处理和智能分析,实现对整个社区居民健康水平的科学评估,为政府和卫生行政部门提供决策支持依据,提高全体居民的健康水平。

(三) 社区医疗信息系统的结构

社区医疗卫生作为三级预防体系的一个重要组成部分,必然要求社区医疗信息系统的建设与医院信息系统的建设相辅相成。社区医疗信息系统的基本内容是居民个人、家庭及社区健康档案的建立与管理,以提供针对居民需求的包括基本医疗、预防保健和健康教育等多层次的综合性医疗卫生服务,与主要针对疾病的医院服务具有明显差异。社区医疗信息系统主要包括社区卫生服务的基础管理、医疗管理、预防保健和综合管理四大功能,如图4-7所示。其主要特点是把医疗同社区卫生服务相结合,把费用使用同社区卫生服务相结合,把行政管理同社区卫生服务相结合,从而使该系统能够为管理机构提供决策支持,能够为科研机构获取包括卫生经济学在内的各类基础信息。

社区医疗卫生服务基础管理子系统主要有门急诊挂号收费系统、出入院管理系统、药库和药房管理系统、物资和设备管理系统、财务与经济核算系统等功能模块。

医疗管理子系统主要有门急诊与住院医生系统、护士系统、影像信息系统、医学检验信息系统、病案管理信息系统、家庭病床信息系统、社区出诊管理系统和预防保健管理系统等功能模块。家庭病床管理系统提供对家庭病床的建立和撤消管理,记录病史等相关资料,并自动生成家庭病床费用的报表和医生工作量报表。社区出诊管理系统记录每次出诊的情况以及提供月末统计功能。

综合管理信息系统主要有综合信息统计报表系统、查询系统、远程会诊系统、双向转诊系统及医疗保险系统接口等功能模块。其中远程会诊及双向转诊管理系统需通过安全的远程网络连接,在医疗机构之间实行转诊申请、转诊批复以及交换转诊患者的相关医学资料,并提供类似面对面的视频交互功能等,从技术上保证双向转诊的渠道畅通,真正实现资源共享。

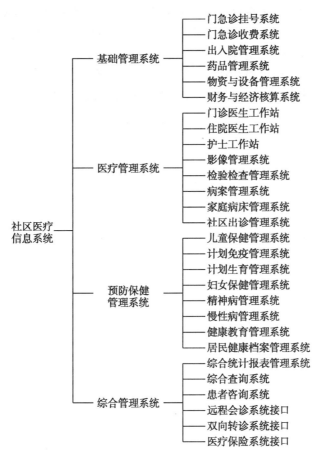

图 4-7 社区医疗信息系统的总体结构

三、社区预防保健信息系统

社区预防保健信息系统包括儿童保健、计划免疫、计划生育、精神病与慢性病管理、健康教育和居民健康档案管理等功能。

1. 儿童保健 儿童保健信息系统用于建立儿童健康档案,根据儿童的基本情况及每次体检的结果进行儿童的个体和统计学的健康评价,及时反映儿童的行为和思维的发育情况,包括早期教育、营养与膳食、疾病防治等儿童保健指导信息。

2. 计划免疫 计划免疫管理系统用于建立儿童计划免疫卡,为儿童制定免疫计划,提供全程免疫计划表,提供儿童接种预约,儿童接种情况的统计查询及意外处理等。

3. 计划生育管理 计划生育管理系统用于建立育龄妇女基本情况档案,进行青春期保健、经期保健、婚期保健、孕期保健、产褥期保健、产后访视、更年期健康保健及妇科疾病防治等。

4. 精神病管理 精神病管理系统用于建立精神患者档案,记录随访情况进行分梯队管理。

5. **慢性病管理** 慢性病管理系统用于统计慢性病的发病情况,为社区慢性病患者建立慢性病流程表并进行分类管理。

6. **健康教育管理** 健康教育管理系统通过对健康档案等资料对居民信息进行分类,然后通过公用电话网或局域网,将包含特定健康教育信息的语音资料或电子邮件发送给特定的社区居民,提高社区居民对健康、疾病以及行为危险的认知率。

7. **健康档案管理** 健康档案管理系统包括个人健康档案与家庭健康档案管理、社区健康档案管理、服务对象管理、家庭结构与家庭功能分析、保健合同管理等。

(胡新平)

思 考 题

1. 何谓电子病历? 有何作用和意义?
2. 电子病历的信息来源有哪几个途径?
3. 电子病历涉及哪些相关技术?
4. 门急诊信息系统主要有哪些功能?
5. 哪些措施可以不断优化门急诊电子处方系统?
6. 何谓护理管理? 何谓护理信息学?
7. 护理信息系统的发展趋势是什么?
8. 护士工作站的基本功能是什么?
9. 何谓 LIS? 由哪些部分构成?
10. LIS 有哪些功能? 涉及哪些相关技术?
11. 社区医疗信息系统的建设有何意义?
12. 社区医疗信息系统包括哪些服务功能?

第五章

医学图像信息系统

医学图像的起源可以追溯到 1895 年伦琴发现 X 射线。一百多年来,随着各种成像技术的问世与发展,医学图像获得了广泛的应用,并成为临床诊断的主要依据。一般而言,现代医学图像主要是指应用常规 X 射线摄影(ordinary radiography)、计算机 X 射线摄影(computed radiography,CR)、数字 X 射线摄影(digital radiography,DR)、数字减影血管造影(digital subtraction angiography,DSA)、X 射线计算机断层扫描(computed tomography,CT)、磁共振成像(magnetic resonance imaging,MRI)、超声成像(ultrasound imaging,USI)、核医学成像(nuclear medical imaging,NMI)、内镜检查术(endoscopy)和病理显微术(pathological microscopy)等技术所获得的图像。在医院信息系统中的医学图像,随着数字医学图像通信协议(Digital Imaging and Communication in Medicine,DICOM)的推出与应用,大大简化了医学图像信息交换的过程,推动了远程放射学系统、图像存储与传输系统(picture archiving and communication systems,PACS)的研究与发展,并且由于 DICOM 的开放性与互联性,使得与其他医学应用系统的集成成为可能。

第一节　DICOM 系统模块与应用

数字医学图像通信协议(Digital Imaging and Communication in Medicine,DICOM)是关于医学数字图像和通信的国际标准,它为医学图像及其他数字信息在各种医疗设备之间的传输定义了统一的规范。DICOM 是一个开放的标准,可以解决来自不同生产厂家的各种医疗设备间的互联问题,是建设图像存储与传输系统(picture archiving and communication systems,PACS)被广泛遵循的一个标准,也是 PACS 系统成功运行的关键。

在医学影像信息学的发展和 PACS 的研究过程中,由于医疗设备生产厂商的不同,造成了各种设备输出的医学图像存储格式和传输方式千差万别,使得医学影像及其相关信息在不同系统、不同应用之间的交换受到严重阻碍。为此,美国放射学会(American College of Radiology,ACR)和全美电子厂商联合会(National Electronic Manufacturing Association,NEMA)认识到急需建立一种标准,以规范医学影像及其相关信息的交换,在参考了其他相关国际标准(CNET251、JIRA、IEEE、HL7、ANSI 等)的基础上,联合推出了数字医学图像通信协议,即 DICOM 标准。

一、医学图像传输标准的主要内容

目前,数字医学图像通信协议 3.0 版(DICOM 3.0)由 14 个相关却又相对独立的部分组成。

第 1 部分：DICOM 标准介绍和概观（Introduction and Overview）。简单介绍了 DICOM 的概念、组成、内容及评价。

第 2 部分：一致性声明（Conformance）。描述了对 DICOM 以下几部分内容的兼容要求，详细说明了生产厂商该如何制订并描述自己的 DICOM 产品。包括信息对象、服务类、传输协议、编码方法等。

第 3 部分：信息对象定义（information object definitions，IOD）。利用面向对象的设计方法，采用"E-R 模型"，使用"信息对象定义"把具体事物映射到 DICOM 的应用范围之内。

第 4 部分：服务类定义（service class specifications）。服务类是对现实中医学信息间的传输和通讯的抽象概括，包括作用于信息对象的命令及其结果。

第 5 部分：数据结构和编码（data structure and encoding）。说明了当两端以 DICOM 标准通讯时，其间的数据流是以何种结构出现，以何种方式编码的。

第 6 部分：数据字典（data dictionary）。DICOM 以数据元素表征信息对象的属性，数据字典给出了各数据元素精确的定义，包括一个唯一标识符（含组号和元素号）、一个名称、一个数据类型以及使用说明。

第 7 部分：消息交换（message exchange）。消息是两个符合 DICOM 标准的应用实体之间进行通讯的基本单元。该部分定义了 DICOM 应用实体间消息交换的服务和协议，包括联接的建立和终结协议、消息的编码和交换协议。

第 8 部分：消息交换的网络通信模式（network communication support for message exchange）。阐述了在网络环境下，DICOM 进行通讯所必需的上层协议。DICOM 可支持 IDO-OSI 协议和 TCP/IP 协议。在此说明了它们对 DICOM 通讯联接及消息交换的封装规则。

第 9 部分：消息交换的点对点通信模式（point-to-point communication support for message exchange）。说明了 DICOM 支持的点对点通讯协议，包括物理接口和数据协议。

第 10 部分：数据媒体存储方式和文件格式（media storage and file format for data interchange）。这一部分详细说明了可移动媒体上的医疗成像资料存储的一般模式，目的是提供一个框架，允许各类医疗成像和存在物理介质上的相关资料进行互换。

第 11 部分：介质存储策略（media storage application profiles）。说明了具体介质存储的策略问题。

第 12 部分：数据交换的存储功能和媒体格式（storage functions and media formats for data interchange）。具体定义了某个媒质和文件系统，说明了内容如何与每种物理媒质和文件系统是如何对应的。

第 13 部分：点到点打印管理（print management point-to-point communication support）。定义了具体的打印管理。

第 14 部分：灰度显示功能（grayscale standard display function）。用来提供映射数字图像值为一定范围亮度的一种客观、定量机制。它的一个应用就是知道数字图像和在不同显示设备显现的图像如何能产生比较好的视觉连贯性的显示亮度之间的关系。

DICOM 标准具有良好的可扩展性，不但可以单独对某个部分进行扩充，也可以将增加和修改的内容放到附录中。DICOM 3.0 各部分的关系如表 5-1 所示。其中左半部分支持网络和点对点通讯,右半部分支持可移动介质通讯。

表 5-1　DICOM 3.0 的各个层次关系

第 1 部分:DICOM 标准介绍和概观		
第 2 部分:一致性声明		
第 4 部分:服务类定义	第 3 部分:信息对象定义	第 11 部分:介质存储
第 5 部分:数据结构和编码		
第 6 部分:数据字典		
第 7 部分:消息交换	第 10 部分:数据媒体存储和文件格式	
	第 12 部分　　第 13 部分　　第 14 部分	
第 8 部分:消息交换的网络通信模式	第 9 部分:消息交换的点对点通信模式	特殊媒质格式和物理介质

二、数字医学图像的数据组织标准

为了对数字医学图像有更加深入的了解,除了需要解析数字医学图像标准的总体结构和内容外,还需要进一步理解数字医学图像文件的编码规则和文件结构。本节将对数字医学图像标准的编码规则和文件结构作出详细解析。

(一)数据编码规则

上文所述的信息对象定义(IOD)是数字医学图像对信息组织的逻辑模型,而在实际的数据存储和传输时,数字医学图像通过将信息对象的每个属性编码为一个固定格式的数据单元(data element),以达到交换数字医学图像信息的目的。每个数字医学图像数据元素具有以下的统一格式和内容:

1. 标签(tag)　标签是占有 4 个字节的无符号整数。前两个字节是组号,后两个字节是元素号,16 进制下的格式是(gggg,eeee)。其中组号表明这个数据元素属于哪个数据组,如 DICOM 命令的组号是 0000;而元素号则用于区分同一组中的不同数据元素。组号和元素号组成的标签唯一表示一个特定的数据元素,数据字典就是依据标签来检索不同数据的。每组的第一个数据元素可选择使用(gggg,0000)来计算本组的总长度,从而在数据编码和分析过程中可以确定整个组的位置,以提高解析效率。

2. 数据类型(value representation,VR)　数据类型占用 2 个字节,规定了数据元素的数据类型和格式。VR 根据不同的传输语法可缺省,即如果传输过程中使用了隐式(implicit)的传输语法,VR 将被省略;而对于显式(explicit)传输语法则数据元素中必须有VR,用以显式说明数据的类型。表 5-2 列举了数字医学图像标准所定义的部分内部数据类型(VR)及它们在 C++数据库中的对应类型。

表 5-2　VR 类型与 C++类型对照表

VR 名称	含 义 描 述	值长度(字节)	在 C++中的对应类型
AT	Attribute Tag	4	unsigned long
CS	Code String	≤16	CString

续表

VR 名称	含 义 描 述	值长度(字节)	在 C++中的对应类型
FD	Floating Point Double	8	double
LO	Long String	≤64	CString
LT	Long Text	≤10 240	CString
OB	Other Byte String	自定义	Byte
SH	Short String	≤16	CString
SS	Signed Long	2	short
TM	Time	≤16	CTime
UI	Unique Identifier	≤64	CString

3. 数据长度(value length)　占 2 个字节或 4 个字节,根据 VR 的种类,以及 VR 是显式还是隐式。是无符号整数,它指定数据域(value field)的长度。数字医学图像标准规定数据长度必须是偶数,不足时要用"补丁字符"补齐。如果数据长度部分编码为(FFFFFF),则表明长度不定,这可适应于某些特殊的数据元素,如 VR 为序列类型的 SQ 的情形。

4. 数据域(value field)　必须包含偶数个字节,存放真正的数据。数据可以有多个值,但总长度必须是偶数,否则要补齐。

数字医学图像通讯过程中,传输语法决定不同的数据格式,而传输语法由双方在通讯协商阶段确定。表 5-3、表 5-4 和表 5-5 分别列出了 3 种不同传输语法作用下的数据元素的格式(单位:字节)。

表 5-3　显式传输语法下 VR 类型为 OB,OW,SQ 或 UN 的数据元素结构

组　号	元　素　号	VR	预　留	数 据 长 度	数　据　域
2	2	2	2(0x00,0x00)	4	由数据长度决定

表 5-4　显式传输语法下 VR 类型不是 OB,OW,SQ 或 UN 的数据元素结构

组　号	元　素　号	VR	数 据 长 度	数　据　域
2	2	2	2	由数据长度决定

表 5-5　隐式传输语法下的数据元素结构

组　号	元　素　号	数 据 长 度	数　据　域
2	2	4	由数据长度决定

不同的计算机存放多字节值的顺序不同。有些情况下在起始地址存放低位字节,另外一些情况下则存放高位字节,分别称为低价先存(little endian)和高价先存(big endian)。为保证数据的正确性,在网络协议中要指定网络字节顺序,如 TCP/IP 协议使用 16 位和 32 位整数的高价先存格式。

在数字医学图像协议中,对高价先存与低价先存都是支持的。在通讯协商阶段,双方应协商确定所支持的字节顺序。缺省的数字医学图像传输语法使用低价先存的编码方式。例如 16 进制数据 68AF4B2CH 将被编码成 2C4BAF68H。特别要指出的是所有命令集数据元素(组号为 0000H)必须使用低价先存和隐式 VR 的格式进行传输。

当数据元素的 VR 类型为 SQ 时,就表明这是一个数据嵌套(nesting of data sets)。在这个特殊的数据元素中,可以有 0 至多个条目(items)组成一个序列,每个条目又分别包含一组特定的数据元素。SQ 类型的数据可以用来建造多层嵌套结构。数据嵌套的一个实例是所谓"文件夹"对象。一个文件夹可以包含多个嵌套的文件,而每个文件又可以有多个数据元素。对于嵌套数据元素,数字医学图像允许使用"未定长度"(FFFFFFFFH),其结束位置由"定界符"确定。定界符是一种特殊的数据元素,可分别确定每个条目的长度和整个嵌套数据元素的长度。

在实际的通讯过程当中,通讯的一方或双方要交换的数据可能不在已有的数据字典中,此时就需要定义"私有数据元素"。私有数据元素的定义方式与标准的数据元素基本相同,只是其组号必须为奇教,以区别于组号为偶数的标准数据元素。数字医学图像通过保留数据区域(gggg,0010-00FF)为"私有数据元素解码机"来告知这些私有数据元素的含义。

像素数据往往是数字医学图像通讯中数据量最大,同时也是最为重要的数据。它用描述每个像素位的方式完成对整幅图像的传递。像素数据元素被指定为(7FE0,0010)。像素数据可以按压缩方式或非压缩方式传递,取决于通讯协商阶段所确定的传输语法。其中压缩方式支持多帧图像的传输。像素数据的 VR 类型可为 OW 或 OB。

像素数据由大量的"像素单元"组成,每个像素单元包含一个单一像素值。DICOM 定义了一些相关数据元素来规定这些像素单元的结构。通常,使用"分配比特"(0028,0100),"存储比特"(0028,0101)和"高位比特"(0028,0102)来描述一个像素单元。

数字医学图像的传输语法支持两种数据压缩方式,即 JPEG 压缩和 RLE(run length encoding)压缩。对于 JPEG 压缩,可以为无损和有损压缩方式;而对 RLE 则只支持无损压缩。具体的压缩算法由 JPEG 和 RLE 规范确定。

为了在网络环境下唯一地标识不同信息,数字医学图像采用了唯一标识符(unique identifier,UID)的方式。UID 的定义是基于 ISO 8824 标准,并使用 ISO 9834-3 中所注册的值来保证全局唯一性。一个 UID 唯一标识符可以用公式表示为:

$$UID = <org\ root> . <suffix>$$

其中,org root 代表组织编号,如制造商、研究单位等,而 suffix 部分则是在此组织范围内的唯一编号。这两部分均由一串点号隔开的数字组成,如 <org root>=1.2.840.10008 代表"美国电器制造商协会"。

例如,某数字医学图像文件中其第 964 字节到 975 字节为某个数据元素,其内容是(采用 16 进制):10 00 10 10 41 53 04 00 30 34 38 59。查阅有关数据字典的数字医学图像文档,得知从第 964 个字节开始的前 4 个字节对应于 Tag(0010,1010),它表示患者年龄,其中 0010 为群号码,1010 为元素号码。随后的两个字节(41H 53H)对应于数据类型"AS"(age string),格式为 nnnY 的字符串,nnn 是用一个 3 位十进制数表示年数(Y)。随后的两个字节(04H 00H)表示数据值的长度为 4。最后的 4 个字(30H 34H 38H 59H)表示字符串"048Y",即患者的年龄为 48 岁。由上面的例子可知此文件采用显式 VR。一般情况下,DICOM 文件存在一个字节换位存储的问题,即高位字节与低位字节换位存储,示例中 10H

00H 10H 10H 所指的标签为(0010,1010)。

(二) 文件结构

数字医学图像组织协议允许将数据传输的结果保存成数字医学图像文件的形式。典型的数字医学图像文件结构由 3 个部分组成:

1. 导言(preamble) 共 128 个字节,可将文件的有关说明放在导言中。

2. 前缀(prefix) 4 个字节,规定为 D、I、C、M 共 4 个字符,此前缀可用以判断该文件是否为 DICOM 文件。

3. 数据元素(data elements) 一般会有多组数据元素,每个数据元素对应一个 IOD 的属性。数据元素一般由标签(tag)、数据类型(value representation,VR)、数据长度(value length,VL)和数据 4 个部分组成,如图 5-1 所示。其中 VR 是可选的,由传输语法决定。

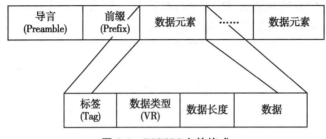

图 5-1 DICOM 文件格式

其中导言和前缀组成头文件,存放患者信息和图像的总体指标。数据元素是医学数据元素的有序结合,其中包含诸如设备类型、传输语法、患者信息、图像存储参数、像素数据等资料。

三、数字医学图像的数据通信标准

数字医学图像通信标准为医学图像及其他数字信息在各种医疗设备之间的传送定义了统一的规范。数字医学图像通信标准是一个开放的标准,可以解决来自不同生产厂家的各种医疗设备间的互联问题。既然数字医学图像相关标准解决的是各种医疗设备之间的互联问题,那么,通信问题就显得格外重要了。本节简要介绍数字医学图像通信的设计思想和具体实现。

在建立 PACS 系统时,一个重要环节就是考虑如何利用数字医学图像通信标准来实现各种医疗设备和 PACS 服务器的通信问题。在解决该通信问题之前,首先对医学图像通信协议体系和运行机制作一简要分析。

为了实现不同医疗设备之间的互联,医学图像通信标准定义了基于 ISO/OSI 网络模型和 TCP/IP 网络模型的网络通信协议和消息交换机制。由于最新的 DICOM 3.0 标准去掉了 OSI 部分,所以本书采用 TCP/IP 网络模型的形式。

医学图像通信标准应用实体的实现和交互是基于客户/服务器模型之上的。所以,在 DICOM 中,对应客户/服务器模型,提出了服务类使用者(SCU)和服务类提供者(SCP)的概念。SCU 和 SCP 利用医学图像通信标准定义的消息机制完成相关数据和命令信息的交换。如图 5-2 所示,利用 C-STORE 服务类描述了 SCU 提出服务请求和 SCP 完成该请求所要求的服务的整个过程:①客户机向服务器发出关联请求,将自己所支持的 SOP 类、传输语法以及所能胜任的角色等信息传送给服务器。②服务器应答并发送关联响应,返回自己所支持的 SOP 类、传输语法以及所能胜任的角色等,并请求相应的信息;此响应若与请求相吻合,则关联建立,否则关联建立失败。③在关联建立后,客户机(SCU)向服务器(SCP)发出C-STORE;服务请求以及传送要保存的图像数据。④服务器接收 C-STORE 请求和部分图像数据,并向客户机发出一个接收到数据的确认信号。⑤客户机向服务器发出封装图像剩余数据的数据包。⑥服务器向客户机发出一个接收到数据的确认信号,并执行被请求的C-STORE服务,存储这一数据包。⑦在接到服务器的信号并确认数据包已正确到达服务器后,客户机发送下一个数据包;重复⑤和⑥两步直至第一幅图像的全部数据传送完毕。⑧服务器发送 C-STORE 服务响应,通知此次操作是否成功;如果客户机发出第二个 C-STORE服务请求给服务器,则重复③至⑧直至所有图像数据全部传送完毕。⑨客户机发出解除关联请求命令。⑩服务器发出解除关联响应命令,断开关联。

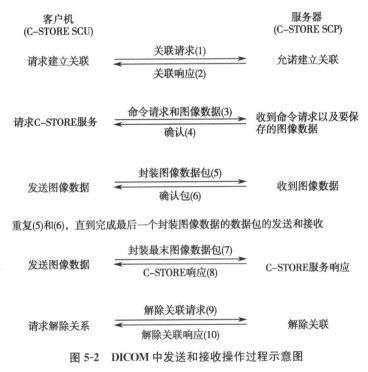

图 5-2　DICOM 中发送和接收操作过程示意图

四、数字医学图像的压缩标准

自 1993 年正式发布 DICOM 3.0 标准后,在 1994 年的北美放射学年会上,就有学者提出必须制定一套 DICOM 压缩图像在各种设备上传输的标准,目的就是要支持医疗相关的数据系统在医院内所有设备上的传输。例如 CT、MR、DSA、DR、数字胃肠机、模拟定位机、治疗计划系统(TPS)、加速器和激光洗片机等,这些设备放置地点通常较为分散,通过DICOM 标准就可以完成图像数据在医院内多个科室设备间的传输。

应用的相互协作性(interoperability)是指处理和操作信息对象的能力。DICOM 标准在促进这种协作性中具有关键的作用,它可以非常方便地与各种不同类型的数字化医疗设备相连,直接从数字化医疗设备中获取图像数据,同时也使医学图像信息处于一个开放的数据环境中,有利于数据共享和交流,为远程医学图像会诊和现代远程医学教育提供了可能。

(一)医学图像压缩传输的格式和传输速度

DICOM 标准中运用的压缩标准主要是 JPEG 标准。目前的 DICOM 标准图像压缩格式主要有 3 种:①无损压缩;②标准压缩比的有损压缩;③高压缩比的有损压缩。

从 DICOM 原始图像到 DICOM 无损压缩图像的压缩比为 3∶1,标准压缩比的 DICOM 有损压缩图像的压缩比为 10∶1,高压缩比的 DICOM 有损压缩图像的压缩比为 20∶1。以一幅 10MB 大小的数字化 DR 胸片图像为例,转换为 DICOM 无损压缩格式的图像大小为 3～4MB,在 100M 网络上的传输时间大约要 0.4～0.5 秒;转换为 DICOM 标准压缩比压缩格式的图像大小约为 1MB,在 100M 网络上的传输时间约为 0.15 秒左右;转换为 DICOM 高压缩比压缩格式的图像大小为 500KB,在 100M 网络上的传输时间只需要 0.07～0.08 秒。

由此可见,有损压缩可以较大程度地减少图像的数据量,提高网络传输的速度,有利于大批量图像数据的相互传输,减轻了网络的压力,特别是降低了图像的储存空间和节约了储存成本。

(二)医学图像压缩传输格式的选择及对图像质量的影响

DICOM 标准协议中包含了图像压缩的内容,但对要求高质量的医学影像却仍然停留在无损压缩的阶段。数字化医学图像庞大的信息数据和储存空间以及昂贵的储存费用一直阻碍着医院向数字化医学图像储存的发展。另外,医学图像的庞大信息数据量在网络上传输时所占用的带宽和传输速度,也是 PACS 系统设计的关键。因此,对医学图像进行合理数据压缩,减少医学图像在网络上传输的数据量,提高网络传输速度以及降低医学图像的储存空间和储存成本,已经显得越来越重要。

DICOM 标准有损压缩的图像质量与 DICOM 无损压缩的图像质量无统计学差异,不会影响临床诊断,而且 DICOM 有损压缩图像在储存空间及网络传输速度上与无损压缩的图像相比具有较大的优势。不仅减少了 PACS 图像的在线储存空间和降低了在线储存费用,而且也能为临床诊断提供优质的 DICOM 在线图像,供临床医师随时调用。一般认为,采用 DICOM 标准压缩比(10∶1)有损压缩格式作为 PACS 在线数据库保存 3 个月以上到 12 个月内的图像是合适的。

同时,为了确保临床医疗质量和医学影像报告的准确性,在医学影像科内部进行影像学诊断和供临床医师近期在线调阅的 DICOM 图像,多采用 DICOM 无损压缩(3∶1)格式于 PACS 在线数据库中保存 3 个月以内的图像。

另外,CT、MR、DSA、DR、数字胃肠等数字化医学图像传送 DICOM 原始图像到激光相机必须使用无损压缩(3∶1)格式,以获取高质量的照片。永久性保存的医学图像采用压缩比为 3∶1 的无损压缩 DICOM 图像格式,使用媒质可为 DVD-R 光盘。

对于远程医疗会诊时传输的医学图像,可根据远程医疗网络带宽的实际情况选择采用高压缩比(20∶1)有损压缩格式的 DICOM 图像、或标准压缩比(10∶1)有损压缩格式的 DICOM 图像。而现代远程医学教育传输的医学图像则可选择采用高压缩比(20∶1)有损压缩格式的 DICOM 图像。

为了避免医疗纠纷和对患者认真负责,虽然 DICOM 有损压缩图像可以带来较大的压缩比,而且不会影响临床诊断,但从理论上来说图像确实被有损压缩了,有部分视觉上无法分辨的图像信息被丢失了。在外国,有损压缩有时还会引起法律和医疗纠纷问题。因此必须合理谨慎地使用 DICOM 有损压缩图像以及合理地选择 DICOM 有损压缩的压缩比,对于 PACS 储存方案的设计是非常重要的。

就医学影像诊断要求的图像质量来说,DICOM 标准有损压缩的图像质量与 DICOM 无损压缩的图像质量无统计学差异,更为重要的是 DICOM 有损压缩图像可以大大减少图像数据的储存空间和储存费用,同时由于图像的数据量大大减少,提高了图像在 PACS 网络上传输的速度,减轻了大批量图像数据传输时对网络的压力,这对远程医疗图像会诊和现代远程医学教育尤为重要。但为了避免医疗法律纠纷和对患者认真负责,应合理选择使用 DICOM 有损压缩图像及其压缩比。

五、数字医学图像的显示与转换

DICOM 文件为医学影像的专用存储格式,其后缀为 .dcm,在 CT、磁共振、医院 PACS 系统中应用广泛。一般的读图软件无法支持这一图像格式。通过本节的学习,可以在了解 DICOM 文件格式的基础上,了解 DICOM 文件的读取方法和文件转换方式。

(一) 图像格式转换预处理

DICOM 标准规定,头文件中一些关键属性值的设置非常灵活,而且对其他相关方面有直接影响。下面介绍信息头部分对图像部分编码的影响。

1. 图像类别(modality) 图像类别属性直接影响其后像素值的读取,对于 MRI 灰度图像,没有 CT 灰度图像所具有的斜率、截距概念,也就没有相关的预处理过程。同时 MRI 灰度图像没有预定义窗宽、窗位,因此根据窗宽、窗位调整像素值的过程有别于 CT 灰度图像。

2. 光度表示(photometric interpretation) 光度表示属性的定义有如下几种:MONOCHROME 灰度图像、RGB 彩色图像、ARGB 彩色图像、HSV 彩色图像等。彩色图像的存储方式有别于灰度图像,同时也不存在调节窗宽窗位的处理过程。

3. 位数分配(bits allocated)和最高位 位数分配属性规定灰度图像中单一像素所占用的位数。最简单是 8 位的情况,16 位时必须按照传输语法中低位在前还是高位在前进行两两字节的组合。12 位(非 8 的整数倍)是较为复杂的情况,需要结合最高位(high bits),每三个字节组合,再进行分拆。

4. 窗宽和窗位 对于 CT 图像,经过组合分拆等方式解码后的像素值仍然不能直接用于成像,还需要从 CT 图像的信息头中提取缺省窗宽(window width)和窗位(window center)的信息,将范围内的像素值映射为成像的灰度值范围 0～255。而 MRI 图像没有提供上述值,DICOM 标准中没有明确规定如何获得缺省图像。这里给出遍历的方法,以整个像素范围作为窗宽,范围的中心值作为窗位。这样,MRI 缺省图像将表现全部的像素信息。

像素数据元素(7FE0,0010)表示了图像的每一个像素数据。而这个元素与其他一些数据元素相关。例如图像的行数(rows)(0028,0010)、列数(columns)(0028,0011)等。此外,像素的结构信息还包括位分配(bits allocated)(0028,0100)、位存储(bites stored)(0028,0101)、最高位(high bit)(0028,0102)。其中,位分配(0028,0100)表示每个像素的所占位数,位存储(0028,0101)表示像素的有效位数,最高位(0028,0102)表示像素有效位数的最高位。

（二）文件的信息提取方法

关于信息提取，首先依据 DICOM 标准在程序中建立数据字典数组，该数组包含了所有标签所对应的值类型和值长度。其次，根据数据字典数组，程序指针从文件头结尾处开始根据数据字典数组依次读取文件中各标签及其值长度，从而可以确定各数据元素的值，并将其保存在一个新数组中。此时指针恰好位于下一个标签的第一个字节处，从而可以继续读取数据字典数组并进行比较。依上述方法遍历所有数据元素即可提取完成所有标签的值。对 DICOM 文件进行解码（读取）的程序流程如图 5-3、图 5-4 和图 5-5 所示。

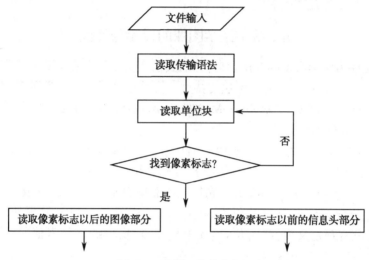

图 5-3　预处理阶段流程图

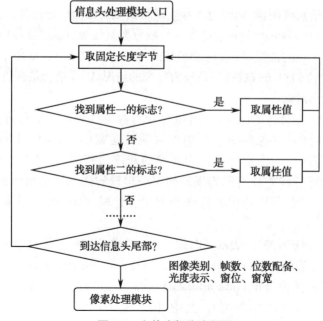

图 5-4　文件头部分流程图

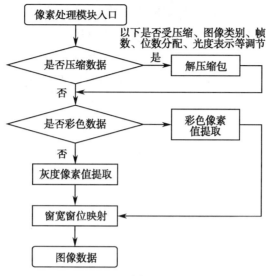

图 5-5　图像部分流程图

（三）图像显示

现有的医学影像设备产生的 DICOM 文件中每像素可以是 8 位、12 位或 16 位的灰度图像。目前采用的编程语言 Java 中,若要使用其自带的 API,需要先将图像像素信息存放于整型数组,而 Java 中整型值为 4 个字节,从而需要将像素数据进行移位,再进行窗宽、窗位的映射。程序设计流程图如图 5-6 所示。

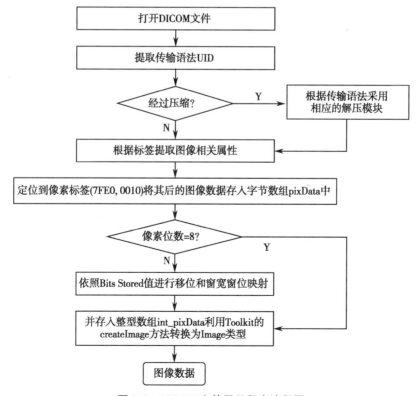

图 5-6　DICOM 文件显示程序流程图

　　表5-6是从一个DICOM文件中提取的部分数据,文件的图像显示结果如图5-7所示。该实验已经表明编写DICOM文件浏览器软件的图像显示结果可以达到医疗诊断标准,符合医院实际应用的要求。

表 5-6　某 DICOM 文件中提取的部分图像信息

标　签	值类型	值长度	值域(十六进制)	描　述
(0002,0010)	UI	0014	1.2.840.10008.1.2.1(ASCII 码)	Explicit VR little Endian
(0028,0004)	CS	000C	MONOCHROME2(ASCII 码)	灰度图像,0 表示黑色
(0028,0010)	US	0002	0200	图像行数为 512
(0028,0011)	US	0002	0200	图像列数为 512
(0028,0100)	US	0002	0010	每个像素所占比特位数为 16
(0028,0101)	US	0002	0010	每个像素的有效位数为 16
(0028,0102)	US	0002	000F	每个像素的最高位为 15
(0028,1050)	DS	0002	3430	窗位为 40
(0028,1051)	DS	0004	34303020	窗宽为 400
(7FE0,0010)	OW			图像像素数据

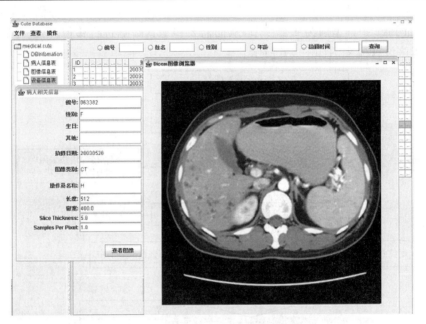

图 5-7　某 DICOM 文件的显示结果

　　DICOM标准旨在促进医学影像设备之间的互操作性,使不同厂商生产的设备所形成的图像能够统一存档与通讯。准确显示DICOM文件对辅助医学影像诊断和满足医师的需求具有重要意义,同时也是后续开发图像处理软件的重要基础。以上对DICOM文件格式进行了初步分析,并对DICOM文件的信息提取和图像显示做出了说明。需要提醒的是,本节所采用的图像是未经过压缩的DICOM文件,对于压缩类型的JPEG和RLE(游程编码)两种编码方式的图像显示请读者结合相关资料进行学习。DICOM文件所包含的数据繁多,结构严谨,在其标准下具体到不同的厂商,其 DICOM 格式仍有许多差异。因此,在应用或开发图像显示浏览软件时,还需结合实际针对不同情况做相应的处理。

六、基于 DICOM 标准的医学图像应用

DICOM 信息模型是从现实世界的 DICOM 模型中派生出来的。图 5-8 代表的 DICOM 信息模型,标识了由 DICOM 标准和它们的关系指定的不同的信息对象定义(IOD)。在 DICOM 信息对象定义与现实世界对象之间并不总存在一对一的对应关系。例如一个复合 IOD 包含多个现实世界对象的属性,如序列、设备、参考框架、研究和患者等。

(一) 基于 DICOM 的医学图像数据库数据组织应用

DICOM 信息模型主要包含患者、研究、序列、图像 4 个层次的信息模型,各层次信息模型分别对应相应类型的信息来源和信息组成。

患者层次:主要描述患者信息及属于某个研究的患者标识信息。

研究层次:主要描述患者特定类型检查请求的结果。一个研究往往包含不同模式的检查过程,即多个图像的序列。同时还包含与研究有关的其他参考信息。

序列层次:序列层次主要描述了同一模式检查图像的集合,包含图像的模式类型、生成日期、设备信息等。

图像层次:图像层次主要描述了图像数据本身及图像获取的位置信息,是信息模型的最低层次。DICOM 信息模型包含了医学图像的绝大部分信息,对于设计医学图像数据库的系统结构具有重要的参考作用。DICOM 标准允许对各层次信息模块组成和模块中所规定的属性进行取舍。

基于上述,可采用对象关系数据库的数据组织技术,设计如下对象类:

(1) 患者对象类:该类描述患者的基本信息,如患者对象标识、姓名、年龄、性别等一些静态信息。

(2) 研究对象类:该类描述不同类型检查过程及结果的相关信息。

(3) 序列对象类:该类描述图像的模式类型及其他序列相关的信息。

(4) 图像对象类:该类描述图像的特征属性和图像数据。

除了上述基本对象类外,还可有其他对象类,如服务对象类(SOP)、管理类等相关的类。

医学图像数据库中数据对象可以用数据表来表示,对象之间可通过对象引用来实现对象之间的联系。复杂对象可采用嵌套表来表示,即采用对象关系数据库的方法来实现医学图像数据库。对象引用是通过对象标识来实现的。由于对象标识的唯一性,使得对象的引用和共享成为可能,这就大大增强了其建模能力。

引用是通过对象标识进行的,这种引用可以是对单个对象的引用,也可以是对集合对象的引用,因此在方式上可分为单值引用和集合引用。可用如下的语法格式来定义:

单值引用语法定义:referenced_attribute REF referenced_table

集合引用语法定义:referenced_attribute Set of referenced_table

针对不同的医学图像对象关系模型,可以将其大部分非原子类型转化为一种对应的对象关系类型,如结构、集合、包、链表以及数组。对象关系模型中联系的表示方法一般通过引用来实现。

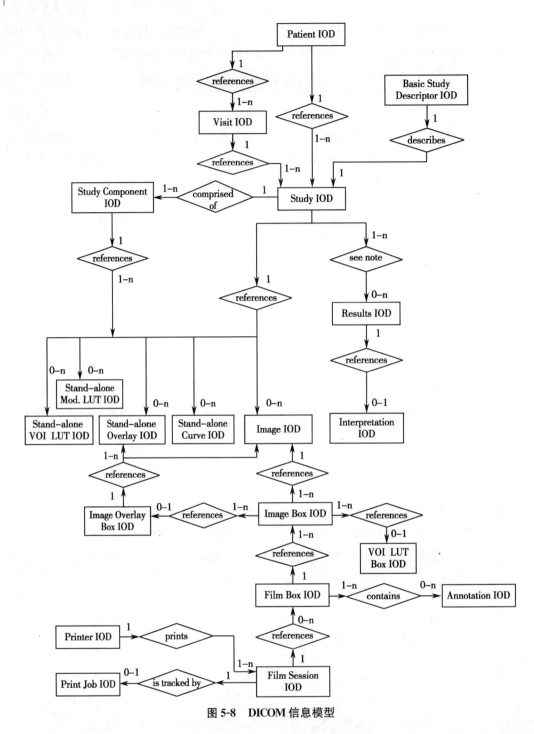

图 5-8　DICOM 信息模型

医学图像数据库由一系列的表构成，而这些表又包含系统表和数据表。系统表主要用来存放用户表的模式信息，数据表则用来存放医学图像复杂对象的具体数据信息。这样，医学图像数据库中医学图像复杂对象的完整语意就由系统表提供的模式信息及数据表提供的数据信息两部分组成。模式信息表述对象的数据结构及对象间的联系，数据信息则表述对象的状态，即不同属性的值。两者可分开表示和存放，也可以合在一起。分开存放有利于对象的共享,而合在一起可缩短对象信息存取的时间,但不利于内存的表示。

(二)基于 DICOM 标准的医学影像数据存储应用

DICOM 标准作为医学影像数据交换和存储的标准,已经被广泛应用于数字影像设备。DICOM 标准采用了面向对象的分析方法,将医学影像领域中绝大部分种类的图像做了详细的定义,规定了在网络环境下和可移动介质中信息交换的格式和协议。但是,DICOM 标准没有规定数据存储的具体要求,在实现中必须由实现者自行决定,只要在交换文件格式和可移动介质上符合标准的格式要求即可。这就给图像数据库的设计和实现带来了广阔的选择空间。

数据库的结构在一定程度上决定了数据访问的速度和效率。在定义数据库的结构时必须考虑图像的来源、图像本身的内容,图像的流向以及图像的相关信息。在考虑图像数据的存放时,有两种方案可以选择:①直接存取方法:作为一个类型为大二进制对象的字段直接放入数据库;②间接存取方法:利用文件系统,存储真正的图像数据,而数据库主要用来组织图像和维护图像的索引信息以及层次关系。

1. 直接存取方法 把图像像素数据作为一个类型为二进制对象的字段直接存入数据库,这样可以充分保证数据库的完整性,便于管理图像数据;利用数据库提供的安全机制,防止非授权用户的使用和侵入,简化了应用的设计。但如果每天产生的图像数据量比较大,数据库会急剧膨胀,造成数据库的维护困难,同时稳定性不能得到保证。由于图像像素数据存于一个 LOB 字段,数据不便被共享和转移,如一幅 512×512 的 CT 图像大小约为 512KB,每次产生的图像数为 40 张,则总容量大约 20MB,如果直接进行查询,速度将相当缓慢。

2. 间接存取方法 将图像文件存储于文件系统,借助数据库管理文件的存放路径和图像的患者信息(姓名、性别、患者标识号、出生日期、家庭住址、联系电话)等,便于图像的共享和访问。同时,可以利用 FTP 协议,实现图像文件的分布存储,可以在一定程度上缓解图像数据量巨大带来的问题。这是因为数据库只是辅助管理,仅保存文件的存放路径和患者的一些基本信息,数据量膨胀较慢,保证了数据库的稳定性,加快了图像相关信息的查询速度。采用多线程机制从 FTP 服务器来提取图像文件,响应图像的转移请求,可以得到较短的响应时间;但由于文件系统本身的不安全性,必须额外开发应用或者借助操作系统的安全机制,来管理用户的访问权限,保证系统的安全性。

DICOM 模型考虑了医疗环境下所涉及医学影像图像的绝大部分信息。为此,可设计如下的医学图像数据库存储结构,如图 5-9 所示。在顶层设计了一张父表,表示整个医学图像复合对象信息,其由一系列嵌套表组成,称其为子表,并在其中引入对象标识引用和层次嵌套的概念和方法,实现对象和关系的混合存储。

UID	患者信息表	研究信息表	设备信息表	图像信息表	特征信息表	图像数据表	……

图 5-9 医学图像数据存储结构示意图

其中,UID:表示父表的唯一标识符。

患者信息表:描述患者的基本信息及同一次检查中该患者所获得的所有图像。

研究信息表:表述该患者的所有检查信息。

设备信息表:描述采集该患者图像所使用设备的相关信息。

图像信息表:存放描述图像属性的相关信息。

特征信息表:存放图像的特征信息,包括颜色、纹理、形状等特征信息。在表中存放指向相应特征函数的指针,通过调用相应函数来实现。

图像数据表:存放图像的像素等数据。

除上述各表之外,还有一些相关信息的表,在此不再赘述。这些表基本上涵盖了医学图像的大部分信息,尤其是特征信息表的引入,对今后在医学图像数据库中实现基于内容的查询具有一定的意义,可针对不同图像选择不同的特征信息,通过调用相应特征函数提取特征存放在特征库中,可用于基于图像内容的查询。

第二节　PACS 模块与应用

PACS 首次出现在 20 世纪 70 年代末,主要用于解决医学影像的采集和数字化、图像的存储和管理、医学图像的高速传输、图像的数字化处理和重现、图像信息与其他信息的集成等 5 个方面的问题。建立 PACS 的目的在于促进医疗卫生信息化的发展,提高诊断水平,降低医疗成本,加强质量管理,构建临床信息资源。建立 PACS 主要涉及计算机、通讯、存储、数据处理、图像显示、压缩、人工智能、光电子设备、安全、标准化和系统集成等一系列技术,本节择其相关的主要内容作一简述。

一、PACS 概述

PACS 应用可以说是日新月异,发展速度相当之快。有些技术的发展来自于 PACS 的相关标准的进化、学术界的科研成果、厂家之间的激烈竞争和医院实际应用中的不断完善,有些是近几年 Internet 的普及带动的,也有些发展是计算机软件与硬件技术的飞速进展所致。

(一) PACS 历史与发展

20 世纪 70 年代开始有了 digital radiography 这个名词,CT、超声波与核医学等数字医疗影像模式在 1970 年问世。

20 世纪 80 年代出现了磁共振(MRI)、CR 和数字减影(DSA)。

1980 年出现了 digital image communication and display(数字影像传输与显示)这个概念。

1982 年召开了第一届国际 PACS 研讨会。

1983 年美国陆军开始了一个 teleradiology(远程放射诊断系统)项目。

1985 年美国陆军研制成功 DIN-PACS。

1985 年华盛顿大学西雅图分校 University of Washington(Seattle,WA)和 Georgetown 大学(Washington DC)开始 PACS 研究。

1995 年第一代商业 PACS 产品问世。

自 20 世纪 80 年代后,欧美主要数字医疗影像设备公司(CT、MRI、ECT、CR、超声波厂家)就开始设计和推销 mini-PACS,当时的主要形式是医生影像工作站(physician's review station),只能连接自己厂家的影像设备。

通过美国 ACR(American College of Radiology)和 NEMA(National Electrical Manufacturers Association)组织及其成员近 10 年的努力,DICOM 3.0 标准在 1993 年定型。1994～1995 年核医学和超声波部分重新定稿后,该标准渐趋完善;后来又新增了 PET 和 RT,DICOM 移动介质,工作流方面的 DICOM Modality Worklist、Performed Procedure Step 等。现在新一代的影像设备厂家们已经逐渐放弃自己特有的图像格式和通讯协议,至少在通讯方面采纳了 DICOM3.0 标准。同时,在医疗信息系统方面,医疗信息交换标准——HL7 也逐步得到业界公认。

上述发展得益于 1995 年第一代商业 PACS 产品能够问世的部分原因。但应该指出的是,直到最近,所谓的 PACS 还无非分为两类,即放射科 PACS 和专科 PACS。大家所说的 PACS 通常是指放射科 CR/DR、CT、MR 和普通超声波用的 PACS。心脏超声、心导管影像、ECT 和 PET 有各自的 mini-PACS 或工作站产品。

很长时间以来,PACS 一直是指为放射科 CR/DR、CT 和 MR 设计的图像管理和观察系统。CT 与 MR 检查和图像有很多相似的地方,都是查看人体组织、都用 8～16 位灰阶影像和患者、检查、系列、切面四层结构。在医院用户端已经安装和运行的大部分 PACS 都是这种类型的。

然而,医疗诊断影像模式并不止这些。超声波、心导管影像、核医学和正电子扫描(PET)等,都是诊断一些常见疾病的重要手段。因此,在欧美市场上有专做超声波、心导管、核医学、PET 的 mini-PACS 厂家,如西门子、Acuson、Heartlab、Camtronics、Thinking Systems 等。这些 mini-PACS 是为心脏和功能影像(functional imaging)设计的,涉及许多复杂的专业技术和应用问题。目前,有几个因素正在敦促对 PACS 设计进行大改革。

PACS 本身是一个很大的投资,购买 PACS 以后还要加几套 mini-PACS 的代价太高,一套大牌超声波的 mini-PACS 大约要花 40 万美元。因此,欧美、我国台湾和国内一些医院在招标时开始要求 PACS 和 RIS 能顾及到全院各个影像科室。

混合模式影像,如 PET-CT 和 SPECT-CT 已经进入临床应用。目前多使用专用工作站,不少用户希望普通 PACS 工作站就能处理这类图像。

功能性影像(functional imaging)和分子影像(molecular imaging)变得越来越重要,CT 和 MR 在冠状动脉和脑血管等的应用也越来越广,断层层数和其他数据越来越多。传统 PACS 影像显示和分析功能已经不够用了。

有人会问:如果用 DICOM3.0 将医院里的这些影像设备接到 PACS 去不就行了吗? 答案要比想象的复杂得多。

普通超声波虽然也是看组织影像(anatomic imaging),但是做检查与看图像的方式很特殊,超声波图像不全是灰阶的,也有伪色 2D 和彩色多普勒。

心脏超声波和心导管影像的复杂程度又更进了一步。首先心脏是动态的。医生和技师不但要看图像,还要看心肌、二尖瓣、三尖瓣与血流的运动,还要做各种测量和计算。这些功能都不是一般 PACS 所具备的。

核医学是检查冠心病、早期癌症和骨骼疾病的有效手段之一。核医学图像的显示和处理方式与 CT、MR 和 CR 完全不一样,往往还要用到一些量化计算机辅助诊断功能,有时还要处理原始数据(raw data)。用普通 PACS 工作站能显示的核医学图像是极其有限的,在大多数情况下缺乏诊断意义。

PET比较新,但近几年普及得非常迅速,主要用于癌症的诊断和监测。PET图像与核医学一样有些很特殊的显示和处理方式,如三视图、PET-CT图像的融合、SUV值读取、旋转MIP三维图等。这些都不是一般的PACS工作站的常备功能。

在DICOM 3.0里,CT、MR和CR图像结构最简单,其次是PET和超声波。核医学图像最为复杂。虽然大多数的PACS图像服务器也能接收超声波、心导管、核医学和正电子的DICOM图像,但是数据库和服务器软件大多是为CT、MR、CR/DR等图像设计的,使用的时候往往会遇到不同的问题。

针对上述问题,目前的工业界有如下几种做法:

(1) 多技术融合或提供接口:PACS厂家之间互相联合,在产品里融入其他厂家的产品和技术,在碰到不同类型的图像时,自动启动相应厂家的产品,这与浏览器的plug-in原理差不多。还有一些厂家投入全面型开发,在原有放射科PACS基础上增加其他功能。

(2) 在专科mini-PACS基础上开发放射科和全院性PACS系统:不足部分捆绑第三方技术。

从目前效果来看,第一种做法因公司之间合作松散,需要开发的工作量巨大,成功率不高,很多情况下仍然没有做到真正融合。因此,不少主流PACS公司尝试了第二种方式,但目前还没有看到很好的成功例子。

(3) 第三种方式是有个成功的例子:原加拿大的ALI超声波mini-PACS公司将产品扩充成不错的full PACS以后,被美国HIS公司McKesson用3.5亿美元并购。当然整个产品和市场开发过程有很多复杂的技术细节问题。

(二) PACS的基本原理与结构

PACS是以计算机为中心,由图像信息的获取、传输与存档和处理等部分组成,如图5-10所示。

1. 图像信息的获取　CT、MRI、DSA、CR及ECT等数字化图像信息可直接输入PACS,而众多的X线图像需经信号转换器转换成数字化图像信息才能输入。可由摄像管读取系统、电耦合器读取系统或激光读取系统完成信号转换。具有速度快,精度高的特点,但价格昂贵。

2. 图像信息的传输　在PACS中,传输系统对数字化图像信息的输入,检索和处理起着桥梁作用。主要的方法有:①公用电话线:将影像信息以电信号形式通过公用电话线联网完成信息传输;②光导通信:将影像信息以光信号形式通过光导纤维完成信息传输;③微波通信:将影像

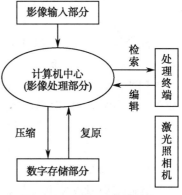

图 5-10　PACS系统的结构

信息以微波形式进行传输,有如电视台发射电波,由电视机接收再现图像。后者的速度较快,但成本较高。

3. 图像信息的储存与压缩　图像信息的储存可用磁带、磁盘、光盘和各种记忆卡片等。图像信息的压缩储存非常必要。因为一张X线照片的信息量很大,相当于1 500多页的400字稿纸写满汉字的信息量,而一个30.48cm光盘也只能存储2 000张X线片的信息。压缩方法多用间值与哈佛曼符号压缩法,影像信息压缩1/5～1/10,仍可保持原有图像质量。

4. 图像信息的处理　图像信息的处理由计算机中心完成。计算机的容量、处理速度和

可接终端的数目决定着 PACS 的大小和整体功能。软件则关系到检索能力、编辑和图像再处理的功能。①检索：在输入图像信息时要同时准确输入病历号和姓名等，便于检索时使用；②编辑：删去无意义的图像，以避免不必要的存储，并把文字说明与相应的图像信息一并存入；③再处理：在终端进行，包括图像编组，对兴趣区做图像放大，窗位与窗宽的调节以及用激光照相机把荧屏上的图像照在胶片上。

（三）PACS 的分类

按照规模大小，PACS 系统可分为 4 类：

1. 科室内 PACS 系统（Departmental PACS）。

2. 院内图像发布系统（Inter-Hospital Distribution IHID）。

3. 整个医院 PACS 系统（Full Hospital PACS）。

4. 基于全院 PACS 的远程放射医学系统（Full Hospital PACS/Teleradiology）。

二、PACS 的主要功能与应用

相对于传统的胶片，使用 PACS 的数字图像减少了制造和购买胶片及相应化学制品的费用，昂贵的胶片存档空间被更小、更洁净的数据处理和存储设备所代替。PACS 减少了管理胶片的人员费用；将不再有胶片的丢失、错放、老化等问题；对已存储的图像进行多份拷贝变得既简单又直接；PACS 有完善的统计与查询手段。概括起来，主要有以下几方面的功能：

1. 用图像服务计算机来管理和保存图像　用计算机来保存和管理图像以取代传统胶片库，通过自定义显示图像的相关信息，如姓名、年龄、设备型号等参数，提供医学图像的缩放、移动、镜像、反相、旋转、滤波、锐化、伪彩、播放、窗宽窗位调节等功能。

2. 用专业的二维或三维分析软件辅助诊断　医生用影像工作站来读片，取代了传统的胶片与胶片灯；利用软件提供的 ROI 值、长度、角度、面积等数据的测量、标注、注释等功能。现代的计算机辅助诊断功能越来越多，有些软件可自动计算出左右心室的容量、喷射指数；有的可标注出血管狭窄、钙化位置、乳腺癌可疑点等；有些还可提供 PET SUV 值和 CT 值等。计算机辅助诊断和三维图像技术的发展已经受到业界的极大关注，由于新的 CT、MR、超声波、ECT、PET、DR、DSA 的发展速度越来越快，产生的图像数据也越来越多，导致了医生的阅片工作量越来越大。诊断同样的病，过去医生只要看 12 张 CT 断层，现在 16 层 CT 一下就扫出 600 张全身断层图片。工作站要能让医师很快而准确地找到关键断面和病灶。

3. 标准化的全院网络　通过 DICOM 3.0 国际医疗影像通讯标准和诊断工作站将全院各科室临床主治医师、放射科医师和专科医师以及各种影像、医嘱和诊断报告联成一网。新版本的 DICOM 标准定义了 hanging protocol（挂片协议）、Grayscale Softcopy Presentation State（灰阶图像显示状态）、Print Presentation LUT（打印调色板）等。由于厂家技术的激烈竞争，医生对操作方便的要求越来越高。

4. 基于网络的电子通讯方式使远程诊断和专家会诊更加便捷　现代 Web、e-mail 等新技术已经可以完全取代传统的胶片邮寄、电话、书信等通讯形式，支持影像数据的远程发送和接收。

5. 专业医疗影像诊断报告软件取代了传统录音和纸笔　支持设备间影像的传递，提供同时调阅患者不同时期、不同影像设备的影像及报告功能。支持 DICOM 3.0 的打印输出，支持海量数据存储、迁移管理。

第三节　RIS 模块与应用

在现代化医院，放射科产生的各种图像在疾病诊断中具有非常重要的作用。放射科信息系统（radiology information system，RIS）是医院重要的医学影像学信息系统之一，它与 PACS 系统共同构成医学影像学的信息化环境。

一、RIS 概述

放射科信息系统是基于医院影像科室工作流程和任务执行过程管理的计算机信息系统，主要实现医学影像学检查工作流程的计算机网络化控制、管理和医学图文信息的共享，并在此基础上实现远程医疗。RIS 包括病患者安排系统、放射科管理系统等，涵盖了从患者进入放射科后的全部文本信息记录、放射科的日常工作管理和病例统计。

在现阶段，我国仍有很多医院的放射科是采用手工管理的，即使有信息系统存在，也只是针对人、财、物的内部科室管理。具体来说，目前国内放射科的工作流程是从各个临床科室传来的检查预约单，手工分配给医疗设备，检查结果也以报告和胶片的形式，交还医生和患者。为了提高医疗设备的使用效率，尤其是在较大的医院内，放射科不得不手工检查设备的工作情况和患者的检查情况，以便及时地分配检查任务，这就是对检查任务的手工管理。同时，我国的病历仍大多采用纸质病历，有条件的医院也仅限于将病历的首页和部分所谓的电子病历信息录入电脑，可以达到对一些基本病历信息的简单加工处理和检索。

放射科的这种流程存在许多缺陷。第一，它的效率较低，手工受理的预约申请速度慢，不能满足临床需要。第二，检查任务的分配通过手工进行，无法科学地分配检查任务，造成医疗资源的浪费。第三，患者的生存期较长，随访与病史非常重要，手工和账本式的记录方式无法满足信息的完整性和快速检索的要求。第四，放射科作为独立科室，自身也有经济核算指标，有很多检查数据需要及时汇总和统计，手工流程在这方面也存在很大缺陷。第五，无法和目前已经在医院普遍安装的 PACS 和 HIS 配套，使得放射科成为现代医院的"信息孤岛"。以上这些问题对于大型医院，由于放射科的检查任务和设备数量增加很快，显得更为重要。随着医学影像学的进步，先后出现了 CT、磁共振成像 MRI、正电子发射型 CT、单光子发射型 CT、数字减影血管造影 DSA 等新的医学影像设备，检查任务和设备的增加使得放射科的科学化管理需求大大增加，用上述方式管理医院中的设备已经不能适应医院的发展。

上述问题的出现，使得基于数字化、流程化、标准化的放射科信息系统（RIS）具有非常重要的现实意义。由于许多厂商忽视 RIS 产品的开发，RIS 所占工作量的比重达到 60% 以上，但投资比重不到 10%，致使 RIS 在放射科的数字化建设过程中发展缓慢。因此，建立 RIS 系统将成为目前医学影像学、医学信息学工作的又一个重点。

二、RIS 的发展历史

西方发达国家从 20 世纪 80 年代初就认识到医院信息系统的重要地位,并着手研究该系统中涉及的大容量影像存储、图像质量、图像传输速度以及影像通信和存储格式的标准等关键技术。美国在这方面研究和应用领域处于领先地位,为规范数字医学影像及其相关信息的交换,美国放射医学会和美国的全国电子制造商联合会在 80 年代正式推出了 ACR-NEMA 标准 1.0 和 2.0 版本,1993 年又推出功能扩充的 DICOM 3.0 标准。目前 DICOM 标准已成为此领域公认的国际标准。

放射科信息系统作为医院信息系统中非常重要的一个组成部分,是医学影像学科信息化环境建立的关键环节。在美国,为数众多的大学、科研机构、公司从事于 RIS 及其相关技术的研究和产品的开发,如华盛顿大学、宾夕法尼亚大学、IBM、惠普公司等。欧洲对 RIS 的研究也开始的比较早,成果较多。德国 Hamburg 大学的项目与医疗设备的通信应用有关,Berlin 大学从事了柏林通信项目 BERKOM,该项目旨在为将来的宽带通信、终端设备和应用提供测度环境。意大利的研究活动包括 RIS-PACS 集成及远程放射学。在日本,医学信息系统的研究也非常活跃,至 1998 年,在日本已经有超过 2 000 套 CR 正在临床使用,约 100 家医院安装了不同规模的 RIS-PACS 系统。此外,在新加坡、我国台湾和韩国也都有相应的系统投入运行。

在我国,直到 20 世纪 90 年代后,各级医疗机构对医院信息系统的建设给予了极大的关注,许多医院开始建立了不同规模的医院信息系统。就目前我国医院信息系统的发展而言,大多数属于医院管理信息系统(HMIS)的范畴,主要针对医院人员和财务管理,而针对放射科工作流管理的 RIS 却发展相对迟缓。主要的存在问题有:①研究和开发经费少;②多数医务人员对计算机应用环境不熟悉;③检查设备较为陈旧,能够利用网络传输医学图像的设备少,缺乏标准数字接口;④以往开发的 RIS 系统往往忽略了标准化问题,难以进行与医院其他信息系统的集成;⑤多数影像设备是从国外引进的,RIS 开发和应用过程中需要考虑中国文化等问题。

最近几年,国内 RIS 的发展有加速的势头,北京某些医院正在建立远程诊断系统;上海和无锡的某些医院建立了远程诊断的合作关系;贵阳医学院附属医院投资 1 400 万元与 GE 公司合作开发了新的 RIS 和 PACS。清华大学、浙江大学、西安交大、西安电子科技大学、上海交大等高校正在开展 RIS 和 PACS 及其相关技术的研究和开发工作。在 2003 年,江苏某大学自行设计开发的精影 RIS,较好地解决了国内长期无法解决的诸如基于 MWL 和 MPPS 服务的检查任务自动分配、对非 DICOM 的兼容,以及符合 DICOM 的工作流集成等 RIS 的关键技术。

三、RIS 网络与体系结构

RIS 的核心是网络上的数据共享。RIS 运行于局域网上,由服务器及若干个工作站联接而成的。网络拓扑结构为星形总线拓扑(star bus topology)结构,传输协议遵循网络传输协议标准 TCP/IP(传输控制协议/网际协议)。网络主干带宽为 1G,网络采用 ATM 宽带多媒体异步通讯网。网管服务器管理着整个网络的资源及维护系统的安全,对远程登录访问用户进行验证并连接管理服务。网管服务器及数据库服务器可配置 Windows2000/Unix，P4 以上的 CPU，256MB 内存，40G 硬盘，10/100M 自适应网卡，1 000W 和 0.5AH 的不间断电源。RIS 放射信息系统网络结构如图 5-11 所示。

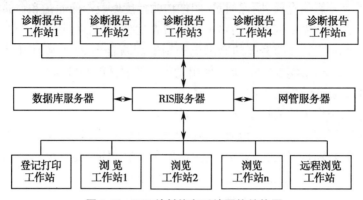

图 5-11　RIS 放射信息系统网络结构图

放射科信息系统采用开放式体系结构及模块化的设计方法，以便于分阶段实现其系统业务平台的设计和开发。可以选择的系统体系结构有：两层客户/服务器（client/server）结构、三层客户/服务器（client/application server/server）结构、浏览器/服务器（brower/server）体系结构的 3 种模式来进行，其中两层和三层 client/server（C/S）结构是 90 年代的代表，而 brower/server（B/S）结构是在它们的基础上，随着互联网的发展而出现的新的结构方式，可以克服 C/S 的负载均衡问题，具有不利于应用的维护和升级、不利于系统的集成和不利于系统扩展等缺陷。

RIS 放射信息系统结构采用基于 Web 的 B/S 三层服务模式，与数据库一同工作，所有的数据交换都通过模块的接口和方法予以实现。第一层为用户服务层，提供信息和功能、浏览定位等服务，保护用户界面的一致性和完整性。第二层为事务服务层，包括登记、报告编辑、查询、维护、打印及存储进程的调度等服务。第三层为数据服务层，提供后台的定量化数据存储、管理及检索服务等。数据存取结构可采用数据存取（universal data access，UDA）中的高级编程界面（active data object，ADO），前端应用程序是一致的，与后端数据库的具体存取方法相分离；各种数据库管理系统服务的 COM（组件对象模型）接口规范，就可以被前端应用程序存取。B/S 三层的服务模式如图 5-12 所示。

（1）采用 Visual C++6.0 和多媒体技术开发，操作系统采用 Windows。

（2）RIS 主机的最低配置为 P4 以上的兼容机，内存 128MB 以上。

（3）医学报告、登记、浏览等工作站可采用 Windows 2000 Professional（专业版）。登记工作站具有输入患者基本信息，查询、浏览数据库信息的功能。诊断报告工作站可以进行报告编辑，检索数据库中的科研信息。远程浏览工作站以综合服务数字网（ISDN）、非对称数字用户线路（ADSL）连接。

（4）终端机最低配置为 P4 以上，内存 128MB 以上，网络带宽 100M 以上。

（5）工作站最低配置为 P4 以上，使用 40G 以上硬盘。

（6）数据库服务器安装 Oracle 数据库，为网络提供数据服务。

（7）数据储存及备份可采用硬盘＋光盘（CD-R），价格低廉，操作简便。

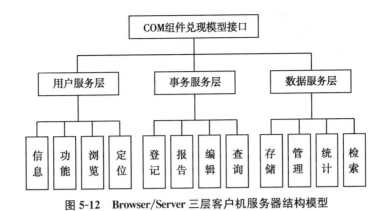

图 5-12　Browser/Server 三层客户机服务器结构模型

四、RIS 的功能

在 RIS 中,详细的功能模块应分为预约、检查、报告、查询、统计、管理 6 大类。

1. 预约模块

(1) 登记:患者信息可直接录入,通过姓名等从 RIS 数据库中调用,或从 HIS 数据库中调用;检查信息可直接录入或从 HIS 数据库中调用,亦可考虑应用模板;临床信息可直接录入或从 HIS 数据库中调用。急诊患者的个人信息可以暂缓录入。

(2) 复诊检索:对于复诊患者,按影像设备、检查项目、检查医师、患者来源(临床科室)进行检索。

2. 检查模块

(1) 检查任务生成:在 Worklist 任务列表中预分配检查任务(检查项目、影像设备、检查医师,预估检查需时),标记为预约任务。并按照影像设备、检查项目、检查医师、患者来源、预约时段单位等表项对检查任务进行设置。

(2) 检查任务传递:通过 MWL 服务,将设备申请的检查任务传递给设备。

(3) 检查状态监控:直观显示候诊状态,跟踪检查情况。

(4) 检查状态变化:按照检查状态,改变患者相应的属性。

(5) 异常处理:可适当调整,追加、修正、取消检查安排,优先权机制允许特殊患者插入。

3. 报告模块

(1) 报告模板:常用医学模板功能,方便撰写报告。

(2) 患者文字信息导入:患者信息、检查名称、检查方法、临床信息、印象、影像表现、诊断等信息分类引入或录入患者图像信息,导入报告中的图像框提取图像。

4. 查询模块

(1) 分类查询:可按患者姓名、性别、年龄、检查日期、检查设备、检查项目、检查部位、检查医师、临床医师、临床科室、主治医师、诊断名称、代码分类检索或组合查询。

(2) 打印功能:可打印检索结果和相关详细信息。

5. 统计模块

(1) 分类统计:可以按照不同的统计图表显示设备使用频度、检查内容频度、检查部位频度、医师诊断频度、分组频度、诊断内容数、日均检查次数等。

（2）用户定义统计：医院科室自定义统计方式和内容。

（3）打印功能：可打印结果和相关详细信息。

6. 管理模块

（1）系统管理：主要是系统环境设定、新增设备设定和 RIS 与 HIS、PACS 接口的设定。

（2）用户管理：对用户实行多种权限管理。

（3）数据管理：基本数据维护、检索机制的设定、资料库的备份和复原。

（宋余庆）

思　考　题

1. DICOM 3.0 主要由哪几部分组成？

2. 数字医学图像的压缩格式有哪几种？

3. 何谓 PACS？PACS 主要由哪几部分组成？

4. PACS 可分为几类？各有哪些功能？

5. 何谓 RIS？主要有哪些功能？

第六章 公共卫生信息系统

公共卫生信息系统(public health information system,PHIS)是综合运用计算机技术、网络技术和通讯技术构建的覆盖各级卫生行政部门、疾病预防控制中心、卫生监督中心、各级各类医疗卫生机构的高效、快速、通畅的网络信息系统。公共卫生信息系统的网络触角可延伸到城市社区和农村卫生室,能够规范和完善公共卫生信息的收集、整理和分析,具有提高医疗救治、公共卫生管理、科学决策,以及突发公共卫生事件的应急指挥能力。我国公共卫生信息系统建设原则是:统一规划、分步实施;突出重点、纵横联网;规范标准、资源共享;平战结合、预警预报;多方投资、分级负责;明确职能、分层装备。因此,公共卫生信息系统的覆盖面广阔,涉及面众多,是一个"横向到边,纵向到底"的系统建设项目。本章择其基本知识和重要系统予以概述性介绍,进一步具体的内容和相关系统可以参照其他专著。

第一节 电子健康档案

电子健康档案(electronic health records,EHR)是人们在健康相关活动中直接形成的具有保存备查价值的电子化历史记录。它是存储于计算机系统之中、面向个人提供服务、具有安全保密性能的终身个人健康档案。EHR 是以居民个人健康为核心,贯穿整个生命过程,涵盖各种健康相关因素、实现多渠道信息动态收集,满足居民自我保健、健康管理(疾病防治、健康保护、健康促进等)和健康决策需要的信息资源。EHR 的研究起始于 20 世纪 90 年代的中后期,是伴随着电子病历(electronic medical records,EMR)的研究而日益深入的,也是当前国内外医疗卫生信息化建设中备受关注的热点之一。

一、电子健康档案的作用和特点

综观国外的电子健康档案研究,目前有 3 个明显趋势:专业研究组织纷纷成立、标准规范研究高度重视、应用基础研究进展迅速。2004 年,美国前总统布什在致国会的国情咨文中指出:"通过电子健康档案,可以避免严重的医疗差错,降低医疗成本,提高医疗服务质量,促进健康信息在更大范围内的共享"。据美国医学会的估计,每年死于医疗差错的美国人在 4.4 万到 9.8 万之间,有高达 3 000 亿美元的医疗费用没有起到改善患者治疗结果的作用,也就是说这些治疗是不必要、不适当、无效益和没有效果的。为此,美国宣布了一份宏伟的卫生信息技术计划,以确保大多数美国人在 2014 年拥有电子健康档案。2009 年,奥巴马政府新制定的美国刺激法案中明确提出了设立全国性的电子健康档案行政框架,并拨出 190

亿美元,致力于电子健康档案的数字化和网络化。

(一)电子健康档案的作用

1. 满足自我保健的需要　居民可以通过身份安全认证、授权查阅自己的电子健康档案。系统、完整地了解自己不同生命阶段的健康状况和利用卫生服务的情况,接受医疗卫生机构的健康咨询和指导,提高自我预防保健意识和主动识别健康危险因素的能力。

2. 满足健康管理的需要　持续积累、动态更新的电子健康档案有助于卫生服务提供者系统地掌握服务对象的健康状况,及时发现重要疾病或健康问题、筛选高危人群并实施有针对性的防治措施,从而达到预防为主和健康促进目的。基于知情选择的电子健康档案共享将使居民跨机构、跨地域的就医行为以及医疗保险转移成为现实。

3. 满足健康决策的需要　完整的电子健康档案能及时、有效地提供基于个案的各类卫生统计信息,帮助卫生管理者客观地评价居民健康水平、医疗费用负担以及卫生服务工作的质量和效果,为区域卫生规划、卫生政策制定以及突发公共卫生事件的应急指挥提供科学决策依据。

(二)电子健康档案的特点

1. 以人为本　电子健康档案是以人的健康为中心,以全体居民(包括患者和非患者)为对象,以满足居民自身需要和健康管理为重点。

2. 内容完整　电子健康档案的记录贯穿人的生命全过程,内容不仅涉及疾病的诊断治疗过程,而且关注机体、心理、社会因素对健康的影响。其信息主要来源于居民生命过程中,与各类卫生服务机构发生接触所产生的所有卫生服务活动(或干预措施)的客观记录。

3. 重点突出　电子健康档案记录的内容是从日常卫生服务记录中适当抽取的、与居民个人和健康管理、健康决策密切相关的重要信息,详细的卫生服务过程记录仍保留在卫生服务机构中,需要时可通过一定机制进行调阅查询。

4. 动态高效　电子健康档案的建立和更新与卫生服务机构的日常工作紧密融合,通过提升业务应用系统实现在卫生服务过程中健康相关信息的数字化采集、整合和动态更新。

5. 标准统一　电子健康档案的记录内容和数据结构、代码等都严格遵循统一的国家规范与标准。EHR 的标准化是实现不同来源的信息整合、无障碍流动和共享利用、消除信息孤岛的必要保障。

6. 分类指导　在遵循统一的业务规范和信息标准、满足国家基本工作要求基础上,EHR 在内容的广度和深度上具有灵活性和可扩展性,支持不同地区卫生服务工作的差异化发展。

二、电子健康档案的基本内容和信息来源

电子健康档案信息量大、来源广且具有时效性。其信息收集应融入医疗卫生机构的日常服务工作中,随时产生、主动推送,一方采集、多方共享,实现日常卫生服务记录与健康档案之间的动态数据交换和共享利用,避免成为"死档",并减轻基层卫生人员的负担。

(一)电子健康档案的基本内容

电子健康档案的基本内容主要由个人基本信息和主要卫生服务记录两部分组成。

1. 个人基本信息　包括人口学和社会经济学等基础信息以及基本健康信息。其中一些基本信息反映了个人固有特征,贯穿整个生命过程,内容相对稳定、客观性强。主要有:

（1）人口学信息：如姓名、性别、出生日期、出生地、国籍、民族、身份证件、文化程度、婚姻状况等。

（2）社会经济学信息：如户籍性质、联系地址、联系方式、职业类别、工作单位等。

（3）亲属信息：如子女数、父母亲姓名等。

（4）社会保障信息：如医疗保险类别、医疗保险号码、残疾证号码等。

（5）基本健康信息：如血型、过敏史、预防接种史、既往疾病史、家族遗传病史、健康危险因素、残疾情况、亲属健康状况等。

（6）建档信息：如建档日期、档案管理机构等。

2. 主要卫生服务记录　电子健康档案与卫生服务活动的记录内容密切关联。主要卫生服务记录是从居民个人一生中所发生的重要卫生事件的详细记录中动态抽取的重要信息。按照业务领域划分，与健康档案相关的主要卫生服务记录有：

（1）儿童保健：出生医学证明信息、新生儿疾病筛查信息、儿童健康体检信息、体弱儿童管理信息等。

（2）妇女保健：婚前保健服务信息、妇女病普查信息、计划生育技术服务信息、孕产期保健服务与高危管理信息、产前筛查与诊断信息、出生缺陷监测信息等。

（3）疾病预防：预防接种信息、传染病报告信息、结核病防治信息、艾滋病防治信息、寄生虫病信息、职业病信息、伤害中毒信息、行为危险因素监测信息、死亡医学证明信息等。

（4）疾病管理：高血压、糖尿病、肿瘤、重症精神疾病等病例管理信息，老年人健康管理信息等。

（5）医疗服务：门诊诊疗信息、住院诊疗信息、住院病案首页信息、成人健康体检信息等。

（二）电子健康档案的信息来源

由于人的主要健康和疾病问题一般是在接受相关卫生服务（如预防、保健、医疗、康复等）过程中被发现和被记录，所以健康档案的信息内容主要来源于各类卫生服务记录。主要有 3 个方面：一是卫生服务过程中的各种服务记录；二是定期或不定期的健康体检记录；三是专题健康或疾病调查记录。卫生服务记录的主要载体是卫生服务记录表单。卫生服务记录表单是卫生管理部门依据国家法律法规、卫生制度和技术规范的要求，用于记录服务对象的有关基本信息、健康信息以及卫生服务操作过程与结果信息的医学技术文档，具有医学效力和法律效力。与电子健康档案内容相关的卫生服务记录表单主要有以下 6 个部分：

1. 基本信息　个人基本情况登记表。

2. 儿童保健

（1）出生医学登记：出生医学证明。

（2）新生儿疾病筛查：新生儿疾病筛查记录表。

（3）儿童健康体检：0～6 岁儿童健康体检记录表。

（4）体弱儿童管理：体弱儿童管理记录表。

3. 妇女保健

（1）婚前保健服务：婚前医学检查表、婚前医学检查证明。

（2）妇女病普查：妇女健康检查表。

（3）计划生育技术服务：计划生育技术服务记录表。

（4）孕产期保健与高危管理：产前检查记录表、分娩记录表，产后访视记录表、产后 42 天检查记录表，孕产妇高危管理记录表。

（5）产前筛查与诊断：产前筛查与诊断记录表。

（6）出生缺陷监测：医疗机构出生缺陷儿登记卡。

4. 疾病控制

（1）预防接种记录：个人预防接种记录表。

（2）传染病记录：传染病报告卡。

（3）结核病防治：结核患者登记管理记录表。

（4）艾滋病防治：艾滋病防治记录表。

（5）血吸虫病管理：血吸虫病患者管理记录表。

（6）慢性丝虫病管理：慢性丝虫病患者随访记录表。

（7）职业病记录：职业病报告卡、尘肺病报告卡、职业性放射性疾病报告卡。

（8）职业性健康监护：职业健康检查表。

（9）伤害监测记录：伤害监测报告卡。

（10）中毒记录：农药中毒报告卡。

（11）行为危险因素记录：行为危险因素监测记录表。

（12）死亡医学登记：居民死亡医学证明书。

5. 疾病管理

（1）高血压病例管理：高血压患者随访表。

（2）糖尿病病例管理：糖尿病患者随访表。

（3）肿瘤病例管理：肿瘤报告与随访表。

（4）精神分裂症病例管理：精神分裂症患者年检表、随访表。

（5）老年人健康管理：老年人健康管理随访表等。

6. 医疗服务

（1）门诊诊疗记录：门诊病历。

（2）住院诊疗记录：住院病历。

（3）住院病案记录：住院病案首页。

（4）成人健康体检：成人健康检查表。

三、电子健康档案的系统架构

电子健康档案的系统架构是以人的健康为中心，以生命阶段、健康和疾病问题、卫生服务活动（或干预措施）作为三个维度构建的一个逻辑架构，用于全面、有效、多视角地描述 EHR 的组成结构以及复杂信息间的内在联系。通过一定的时序性、层次性和逻辑性，将人一生中面临的健康和疾病问题、针对性的卫生服务活动（或干预措施）以及所记录的相关信息有机地关联起来，并对所记录的海量信息进行科学分类和抽象描述，使之系统化、条理化和结构化。

第一维为生命阶段：按照不同生理年龄可将人的整个生命进程划分为若干个连续性的生命阶段，如婴儿期、幼儿期、学龄前期、学龄期、青春期、青年期、中年期、老年期 8 个生命阶段。也可以根据基层卫生工作实际需要，按服务人群划分为：儿童、青少年、育龄妇女、中年和老年。

第二维为健康和疾病问题：每一个人在不同生命阶段所面临的健康和疾病问题不尽相同。确定不同生命阶段的主要健康和疾病问题及其优先领域，是客观反映公民卫生服务需求、进行健康管理的重要环节。

第三维为卫生服务活动（或干预措施）：针对特定的健康和疾病问题，医疗卫生机构开展一系列预防、医疗、保健、康复、健康教育等卫生服务活动（或干预措施），这些活动反映了居民健康需求的满足程度和卫生服务利用情况。

三维坐标轴上的某一区间连线所圈定的空间域，表示个人在特定的生命阶段，因某种健康或疾病问题而发生相应的卫生服务活动所记录的信息数据集。理论上一份完整的电子健康档案是由人从出生到死亡的整个生命过程中所产生和记录的所有信息数据集构成。

四、电子健康档案标准化

一定范围内的标准、办法、规定等按其内在联系形成的科学有机整体称之为标准化体系。EHR 标准化体系的研究，是建立规范化、可共享 EHR 的前提，不仅对于避免标准缺失而引起的管理模式混乱、低水平重复建设、功能差异以及"信息孤岛"现象的出现具有重要意义，而且在医疗卫生信息化的进程中蕴藏着巨大的潜在应用价值。为此，世界部分发达国家和地区非常重视健康信息的开发利用问题，以便向全体公民提供基于信息和通讯技术的现代化和人文化的健康、医疗、保险、就业、社会保障等各种服务。

（一）电子健康档案的标准化体系

电子健康档案的标准化体系不仅在宏观上指导和控制该领域内的标准化建设，而且在层次和内容上分清标准制定的轻重缓急及其类型。由于人类生命周期存在着自身特有的规律，加之许多环境因素和某些疾病发生、发展的不可控性，人为的作用只能在遵循客观规律的前提下，施以相对的加速力，同时具备当不可控因素出现后的调整或补救能力。根据国际著名标准化理论与实践家（印度）魏尔曼（Verman LC）最早提出的标准体系三维结构的思想，结合标准化三维空间的概念（即标准等级的提高、领域的扩大和内容的不断充实被视为一个发展的过程），南通大学数字医学研究所基于一种通用标准的体系结构，建立了以健康领域为对象、数字技术为内容和标准层次为级别的三维结构模型（图 6-1）。该模型的 3 个属性维相对独立，其相互结合而构成的立体区域即为电子健康档案标准体系的内容范围；每个属性维的划分越精细，其确定的范围就越小，所获得子体系的有序度也就越高。同时，通过在每维结构中添加门类，延伸其结构的空间，可以扩展标准的存储容量，为标准体系的未来发展提供更为广阔的空间。

为了充分体现该模型在结构上的先进性和科学性，可以对各维的属性进行进一步的划分。但在制定其划分原则时必须充分考虑以下 4 种关系：

（1）共性与个性的关系：在一个标准体系之内，相对上一层次的标准应为下一层次标准的共性标准，而任何下一层次的标准是上一层次的个性标准。因此，体系内各层次的标准就是如何从底层的个性标准中找出共性特征，从而将共性特征制定成共性标准集合。

（2）制约与贯彻的关系：在一个标准体系之内，上层标准对下层标准具有指导制约的作用，而推荐性标准在约束性上又有较多的灵活性；下层标准应在不违反上层标准的原则下，贯彻上层标准并结合具体情况进行一定的补充。

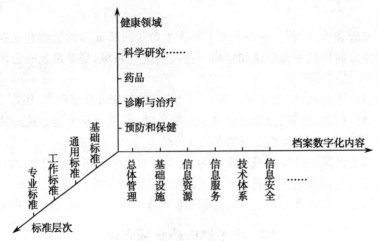

图 6-1　电子健康档案标准体系结构模型

（3）互相补充的关系：如体系之间的补充、共性之间的补充、下层对上层的补充。在一个标准体系之内，由于上层标准具有较大的通用性和综合性，不能或不完全能反映出下层标准的个性；所以，下层标准在贯彻上层标准时须结合具体情况进行补充，形成了下层标准对上层标准的补充关系。

（4）互相协调的关系：所有上层标准最终都要贯彻到服务过程或管理标准中去，因此，其上层标准之间必须做到最大限度的协调一致。

（二）电子健康档案标准体系框架

以当前国内外电子健康档案的应用需求和发展趋势为目标，结合未来电子健康档案与健康管理体系和个人医疗体系的关系，建立一个适合医疗卫生管理和临床保健、可随应用需求动态调节的电子健康档案标准体系，已成为电子健康档案能否实际应用和持续发展的关键。董建成领导的课题组在首先明确 EHR 标准化论域（研究对象的集合）的基础上，根据国家标准法的规定，确立了 EHR 标准化体系建设的基本原则，并依据 EHR 标准所应用的基本原理、整体概念和组成部分，使用统一的概念模式语言和术语，确定不同标准之间的依赖关系，以使多个标准成为一个有机的整体，力求最大限度的协调一致，设计了结构化的我国 EHR 标准体系框架，如图 6-2 所示。

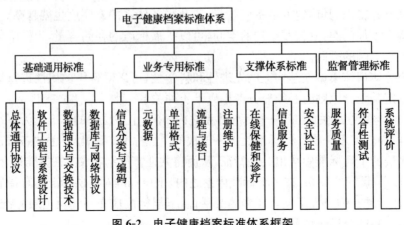

图 6-2　电子健康档案标准体系框架

基于网络应用的电子健康档案研究是一个崭新的领域,与其已有标准体系的探索性研究成果相比,该框架除了遵循建立标准体系的一般规律外,侧重了如下几个方面的探讨,以期适应 EHR 不断发展和应用的需求。

(1)将标准制定从完全由应用推动、研制不够协调的单个标准,发展成为研制具有一定理论基础的结构化标准体系,不但可以提高标准本身的质量和应用效果,而且顺应了"全员参与、基础雄厚"的国际标准化发展趋势。

(2)虽然 EHR 的标准化已经成为制约 EHR 乃至整个医疗卫生信息化发展的瓶颈,但该框架并没有着重解决一个个的局部标准问题,而是对复杂的标准化对象采取整体的处理方式,强调可集成性与互操作性。

(3)提出了可随应用需求动态调节的电子健康档案标准体系,比目前的单一标准和某个类别的标准具有更为宽泛的应用领域和更强的适应性。

(4)借鉴 UML(unified modeling language)中的 profile 机制,即从整体到局部、从一般到特殊的思路模式,针对确定的应用要求,设计中力图使其成为一种适应性强(如与 HL7 的接轨)、应用面广(如我国特有的中医中药)的 EHR 标准化体系框架,并能通过仿真试验或理论分析的手段评价和比较所设计体系的性能。

电子健康档案标准体系的研究不仅是 EHR 本身的技术和卫生保健问题,而且是管理科学的理论与方法在医疗卫生和健康领域综合应用的科学体现。如何使电子健康档案标准体系真正成为人类健康管理体制建设所需标准按其内在联系构成的科学有机整体,尚需有关产品、系统、设施的开发者、建设者、运营管理者的共同探讨,在"立足国情、充分借鉴,突出重点、逐步完善"的标准化建设原则下,采取研究与应用、政府与市场有机结合的策略,EHR标准体系的建设必将随着科学技术的发展不断地得到完善和更新。

(三)电子健康档案数据标准

从信息来源可以看出,建立电子健康档案是一个跨业务系统、跨生命时期、跨行政区域,持续积累、动态更新、共建共用的一个长期过程。制定全国统一、科学合理、满足基层、灵活适用的电子健康档案数据标准,是建立电子健康档案的关键。目前的电子健康档案数据标准主要包括以下 3 类:

1. 电子健康档案相关卫生服务基本数据集标准 基本数据集是指构成某个卫生事件(或活动)记录所必需的基本数据元集合。与 EHR 相关的每一个卫生服务活动(或干预措施)均对应一个基本数据集。基本数据集标准规定了数据集中所有数据元的唯一标识符、名称、定义、数据类型、取值范围、值域代码表等数据元标准,以及数据集名称、唯一标识符、发布方等元数据标准。

针对 EHR 的主要信息来源,卫生部在 2009 年 5 月公布了 EHR 相关卫生服务基本数据集标准共 32 个。按照业务领域(主题)分为 3 个一级类目:基本信息、公共卫生、医疗服务。其中"公共卫生"包含 4 个二级类目:儿童保健、妇女保健、疾病控制、疾病管理。表 6-1 列出了电子健康档案相关卫生服务基本数据集标准的目录。如:《出生医学证明基本数据集》的数据集标识符为"HRB01.01",表示该数据集标准属于"电子健康档案领域(EHR)"中的一级类目"公共卫生(B)"下的二级类目"儿童保健(01)",数据集顺序号为"01"。

表 6-1　电子健康档案相关卫生服务基本数据集标准目录

序号	一级类目	二级类目	数据集标准名称	数据集标识符
1	A 基本信息		个人信息基本数据集	HRA00.01
2	B 公共卫生	01 儿童保健	出生医学证明基本数据集	HRB01.01
3			新生儿疾病筛查基本数据集	HRB01.02
4			儿童健康体检基本数据集	HRB01.03
5			体弱儿童管理基本数据集	HRB01.04
6		02 妇女保健	婚前保健服务基本数据集	HRB02.01
7			妇女病普查基本数据集	HRB02.02
8			计划生育技术服务基本数据集	HRB02.03
9			孕产期保健服务与高危管理基本数据集	HRB02.04
10			产前筛查与诊断基本数据集	HRB02.05
11			出生缺陷监测基本数据集	HRB02.06
12		03 疾病控制	预防接种基本数据集	HRB03.01
13			传染病报告基本数据集	HRB03.02
14			结核病防治基本数据集	HRB03.03
15			艾滋病防治基本数据集	HRB03.04
16			血吸虫病患者管理基本数据集	HRB03.05
17			慢性丝虫病患者管理基本数据集	HRB03.06
18			职业病报告基本数据集	HRB03.07
19			职业性健康监护基本数据集	HRB03.08
20			伤害监测报告基本数据集	HRB03.09
21			中毒报告基本数据集	HRB03.10
22			行为危险因素监测基本数据集	HRB03.11
23			死亡医学证明基本数据集	HRB03.12
24		04 疾病管理	高血压病例管理基本数据集	HRB04.01
25			糖尿病病例管理基本数据集	HRB04.02
26			肿瘤病例管理基本数据集	HRB04.03
27			精神分裂症病例管理基本数据集	HRB04.04
28			老年人健康管理基本数据集	HRB04.05
29	C 医疗服务		门诊诊疗基本数据集	HRC00.01
30			住院诊疗基本数据集	HRC00.02
31			住院病案首页基本数据集	HRC00.03
32			成人健康体检基本数据集	HRC00.04

2. 电子健康档案公用数据元标准　EHR 的 32 个相关卫生服务基本数据集中共包含

2 252个数据元。其中两个或两个以上数据集中都包含的数据元,称为公用数据元。公用数据元是不同业务领域之间进行无歧义信息交换和数据共享的基础。EHR公用数据元标准规定了EHR所必须收集记录的公用数据元最小范围及数据元标准,目的是规范和统一EHR的信息内涵和外延,指导EHR数据库的规划设计。EHR公用数据元标准中共包含1 163个公用数据元,191个数据元值域代码表。

3. 电子健康档案数据元分类代码标准 EHR中的数据元之间存在着一定的层次结构关系。从信息学角度对数据元进行科学分类与编码,目的是为EHR中来源于各种卫生服务记录的所有信息(数据元),建立一个统一的、标准化的信息分类框架,使得不同的信息(数据元)根据其不同的特性,能够分别定位和存储在相应的层级结构中,方便EHR信息利用者的快速理解和共享。EHR数据元分类代码标准见表6-2。

表 6-2 电子健康档案数据元分类代码标准

大类	大类代码	小类	小类代码	说明(示例)
个体标识	01		00	个体的唯一标识,数据元如:记录表单编号、身份证件标识(类别与号码)、标本编号、住院号、门诊号
人口学及社会经济学特征	02	姓名	01	数据元如:姓名、母亲姓名
		性别	02	数据元如:性别代码
		年龄	03	数据元如:母亲出生日期
		国籍	04	数据元如:国籍代码
		民族	05	数据元如:民族代码
		婚姻	06	数据元如:婚姻状况类别代码
		职业	07	数据元如:职业类别代码(国标)、工作单位名称
		教育	08	数据元如:文化程度代码
		社会保障	09	数据元如:医疗保险—类别
		角色	18	个体间的关系/角色,数据元如:血缘关系代码
		其他	99	数据元如:家庭年人均收入类别代码、家中煤火取暖标志
地址	03		00	地址相关信息,数据元如:行政区划代码、邮政编码、常住地址类别代码
通信	04		00	通信相关信息,数据元如:联系电话类别、电子邮件地址
服务者机构	21	服务者机构标识	01	服务者机构标识,数据元如:检查(测)机构名称、手术机构名称
		其他	99	与服务者机构有关的不能归入其他类目的其他信息

大　　类	大类代码	小类	小类代码	说明(示例)
服务者个体	22	服务者个体标识	01	服务者个体标识,数据元如:产前筛查医师姓名
		其他	99	与服务者个体有关的不能归入其他类目的其他信息
出生信息	30		00	个体出生时的相关信息,数据元如:出生日期、出生地、出生体重、出生医学证明编号
个体卫生事件	42	类别	01	个体卫生事件的类别标识,数据元如:产前检查标志、新生儿疾病筛查标志
		时间	02	个体卫生事件发生的日期/时间,数据元如:检查(测)日期、产前筛查孕周、翻身月龄、手术日期
		地点	03	个体卫生事件发生的地点,数据元如:分娩地点类别、伤害发生地点代码
观察	51	问询	01	数据元如:既往疾病史、过敏症状、婴儿喂养方式
		体格检查	02	体格检查信息,数据元如:肺部听诊结果、龋齿数
		医学检验	03	医学检验信息,数据元如:ABO 血型、白细胞计数值
		病理	04	病理学检查信息,数据元如:病理检查标志
		影像检查	05	影像学检查信息,数据元如:B 超检查结果
		其他	99	与观察有关的不能归入其他类目的其他信息
处理	52	方法	01	处理采用的方式、方法等,数据元如:产前筛查方法、分娩方式、药物使用—频率
		过程	02	处理过程中的步骤、观察、结果等,数据元如:产时出血量、会阴裂伤程度、皮埋剂埋植部位
药品、食品与材料	53	药品	01	药品相关标识,数据元如:药物名称、中药类别代码
		血液	02	
		生物制品	03	生物制品数据元如:疫苗名称代码、疫苗批号
		材料	04	卫生材料相关标识,数据元如:宫内节育器种类代码

续表

大　　类	大类代码	小类	小类代码	说明（示例）
药品、食品与材料	53	食品	05	数据元如：吸食烟草种类代码、饮酒种类代码
		其他	99	与药品、食品与材料有关的不能归入其他类目的其他信息，数据元如：疫苗生产厂家
计划与干预	54	计划	01	为服务对象制定的健康指导信息，数据元如：婚前卫生指导内容、计划生育指导内容、宣教内容
		干预	02	为服务对象提供的医学指导信息，数据元如：产前诊断医学意见、婚检医学意见、婚检咨询指导结果
评估与诊断	55	评估	01	医学评估，数据元如：Apgar 评分值、产前筛查结果
		诊断	02	确定的医学诊断，数据元如：临床诊断、产前诊断结果、出生缺陷类别、手术并发症、肿瘤临床分期代码
费用	56		00	数据元如：门诊费用分类、个人承担费用（元/人民币）
死亡信息	85		00	个体死亡时的相关信息，数据元如：死亡日期
其他	99		00	未能归入上述各类目的其他信息

（董建成）

第二节　疾病监测信息系统

疾病监测信息系统是用于实时捕获和分析疾病数据，实现多监测信息系统的无缝连接，监测并评估疾病发展趋势、确定公共卫生突发事件、指导疾病的预防、控制和救治的互操作信息系统。

一、疾病监测概述

监测（surveillance）作为一种连续系统的收集、分析、反馈资料的科研方法，在社会科学与自然科学的多个领域中都有着广泛的应用。监测的概念起源于疾病预防，经过数百年的发展，监测已经成为公共卫生领域中有关病因研究、疾病干预、健康促进以及项目评价的基础方法之一。

疾病监测是指长期、连续、系统地收集疾病的动态分布及其影响因素的资料，经过分析将信息上报和反馈给一切应当知道的人，以便及时采取干预措施并评价其效果。

（一）疾病监测的含义

1. 强调长期地、连续地收集疾病的动态资料，唯此才能及时发现疾病分布及其影响因素的变化。

2. 疾病的动态分布，不仅指疾病的人间、时间和地域的动态分布，也包括从健康到发病的疾病谱的动态分布。

3. 影响因素，包括与疾病发生有关的自然因素和社会因素。

4. 对收集的资料要做认真核对和分析，对资料经过去粗取精能归纳出有用的信息，信息的准确性是疾病监测的生命。

5. 要及时上报和反馈信息，使一切应该了解信息的人都能迅速地知道。

6. 还要特别强调疾病监测是手段而不是最终目的，其最终目的是为控制疾病流行服务。

（二）疾病监测的几个概念

1. 被动监测与主动监测　下级单位按照常规上报监测资料，而上级单位被动接受，称为被动监测。根据特殊需要上级单位专门调查或要求下级单位严格按照规定收集资料，称为主动监测。

2. 常规报告与哨点监测　常规报告是指诸如我国的法定传染病报告系统，要求报告的病种多，报告的范围覆盖全国，而且主要由基层卫生人员来开展工作，漏报率高和监测质量低是不可避免的。采用耗费低、效率好的哨点监测也同样能达到监测的主要目的。

3. 报告病例与实际病例　由于报告病例与实际病例，会发生一定数量的漏诊和误诊。在大规模的监测工作中宁可忽视单个患者的准确性也要保证一个统一的、可操作性强的临床诊断标准。用这个标准确诊的病例称为监测病例。

4. 直接指标与间接指标　监测得到的发病数、死亡数以及经过分析后得到的发病率、死亡率等，称为监测的直接指标。有时监测的直接指标不易获得，例如要对每个流行性感冒病例都作出诊断会非常困难，即使仅仅对流行性感冒死亡作出诊断，也会因为涉及死因分类等问题而很难区分患者是流行性感冒还是因肺炎死亡。这时可以用"流行性感冒和肺炎死亡数"作为监测的间接指标，同样可以达到监测流行性感冒疫情的目的。

5. 静态人群与动态人群　监侧过程中观察人群如果没有迁出、迁入，或有少量迁出、迁入称为静态人群。如果有频繁迁出、迁入，则称为动态人群。

（三）疾病监测的目的

1. 定量描述或估计传染病的发病规模、分布特征、传播范围　如法定传染病的常规报告系统。

2. 早期识别流行和暴发　如麻疹监测等。

3. 了解疾病的长期变动趋势和自然史。

4. 对于已消灭（消除）或正在消灭（消除）的传染病　判断疾病或病原体的传播是否阻断。如在消灭脊髓灰质炎过程中，开展的急性弛缓性麻痹（AFP）病例监测。

5. 病原学监测　监测病原微生物的型别、毒力、耐药性及其变异。如监测细菌的耐药性、流感病毒的抗原变异、流脑的流行菌群的变迁等。

6. 人群免疫水平监测　通过血清学监测进行人群免疫水平的监测。

7. 相关的危险因子监测　如动物宿主和病媒昆虫等的密度、季节消长、病原体携带率等。

8. 评价预防控制策略和措施的效果　如疫苗可预防传染病监测等。

9. 建立和检验传染病流行病学研究假设。

10. 进行传染病流行趋势的预测、预报和预警。

11. 发现新发传染病　如美国疾病预防控制机构在泰国和肯尼亚开展的国际新发传染病监测项目(international emerging infection disease surveillance program, IEIP)等。

（四）疾病监测的种类

1. 传染病监测　世界卫生组织规定的国际监测传染病为流行性感冒、脊髓灰质炎、疟疾、流行性斑疹伤寒和回归热。我国要求报告的传染病分为甲、乙、丙三类共 37 种。

2. 慢性非传染病监测　随着疾病谱的改变，疾病监测的范围扩大到非传染病，病种很多。国内外目前涉及的非传染病有恶性肿瘤、心脑血管病、糖尿病、职业病、肝硬化与酒精中毒、出生缺陷等。

3. 其他公共卫生监测　包括环境监测、营养监测、婴儿与孕产妇死亡监测、药物不良反应监测、计划生育监测等。为了达到特定的公共卫生目标，可以开展各种内容的监测工作。

二、疾病监测信息类别

（一）以病例为基础的监测信息

以病例为基础的疾病监测(case-based surveillance)分为两类：一类以医院为基础的监测(hospital-based surveillance)，监测系统报告和收集的病例是到医疗机构就诊的病例，监测目标主要是以获得长期、连续的疫情信息，描述监测区域内疾病流行的趋势及疾病谱的变化。这种监测方式一般存在明显的病例漏报，特别是轻型病例漏报较多，传染病疫情报告系统即属此类。另一类为有专门机构对专病进行管理，在部分地区建立监测哨点的方式对专病进行主动监测，监测的目标除描述监测区域内疾病流行的趋势及疾病谱的变化外，更多的需对监测及跟踪对象的诊断状态变更、患者检查/检测、患者治疗情况、病情转归情况等，实施疾病流行的全过程的动态监测信息管理。监测内容主要包括 5 类，第一类是对于患者的监测，主要是进行个案调查，个案信息又包括患者一次性调查信息和动态信息。与患者密切接触者的调查如果确诊为患者后，则按照患者监测流程进行管理。第二类是人群监测，即对监测哨点开展的一次性调查发现的患者，全部进入到患者监测流程中。其他为耐药监测、外环境监测、宿主和虫媒监测。这几部分监测信息，主要通过监测的时间、地区/空间维度与患者监测信息相关联，主要用于对监测点监测信息的补充。最终可以从关联地区抽检部分样品进行实验室检测。

（二）社区或人群为基础的监测信息

以社区或人群为基础的监测信息(community-based or population-based surveillance)，是指监测系统所收集的信息是以社区为基础的，是对监测系统所覆盖的社区内的所有健康事件如出生、死亡，以及人群免疫接种信息进行报告和收集。发生疾病暴发或灾害时，往往需要启动社区监测。

1. 出生登记监测资料　婴儿出生后 1 个月内，由户主、亲属、抚养人或邻居向婴儿常住地户口登记机关申报出生登记。婴儿常住地是指母亲常住户口所在地。申报出生应持婴儿

《出生医学证明》、生母户口簿及居民身份证。非婚生的婴儿、弃婴,由其母或收养人按有关规定向户口登记机关申报出生登记。而《出生医学证明》则是《中华人民共和国母婴保健法》规定的法律证件。

2. 儿童免疫接种管理资料 《中华人民共和国传染病防治法》第十二条中规定:国家实行有计划的预防接种制度,国家对儿童实行预防接种证制度。预防接种证是儿童预防接种的记录凭证,每个儿童都应当按照国家规定办证并接受预防接种。儿童家长或者监护人应当及时向医疗保健机构申请办理预防接种证,托幼机构、学校在办理入托、入学手续时应当查验预防接种证,未按规定接种的儿童应当及时安排补种。儿童家长或监护人要妥善保管好接种证并按规定的免疫程序、时间到指定的接种点接受疫苗接种。如儿童未完成规定的预防接种,因故迁移、外出、寄居外地,可凭接种证在迁移后的新居或寄居所在地预防接种门诊或接种点继续完成规定的疫苗接种。当儿童的基础免疫与加强免疫全部完成后,家长应保管好接种证,以备孩子入托、入学、入伍或将来出入境的查验。预防接种是通过不同途径把一些生物制品(如细菌或其毒素、死的或弱活减毒的病毒、人或动物的血液或组织等制成的制品)接种到人体内,可刺激人体产生相应的免疫力,以达到预防某些传染病的目的。

3. 死亡登记监测资料 死因监测工作是疾病监测系统的重要组成部分。人均期望寿命、婴儿死亡率等指标和死因统计信息是客观反映国家和地区社会经济与文化发展状况不可或缺的科学指标,是制定社会经济、卫生事业发展政策和发展规划的重要依据。

4. 个人电子健康档案 健康档案是记录居民相关健康和医疗资料的系统化文件。其包括个人和家庭的一般情况记录、健康检查记录、各类保健记录以及部分医疗病历记录,同时也包括了每个人生物、心理、社会等有关的健康状况和资料,以及每个家庭的经济、成员之间等方方面面的相关内容,是在社区卫生服务工作中收集、记录社区居民健康信息的重要文书。通过建立社区居民电子健康档案,可以掌握社区居民健康的基本状况及卫生服务需求,有针对性地开展健康管理和疾病防治工作。并通过开展高血压、糖尿病、恶性肿瘤等慢性患者系统随访和管理,指导患者通过行为干预和药物治疗对疾病进行预防和控制,帮助患者进行科学的康复和日常生活指导,从而降低并发症的发生,提高慢性病患者的生活质量以及降低疾病的死亡率。

(三) 实验室为基础的监测信息

实验室为基础的监测信息(laboratory-based surveillance)是指按照一定的规范收集和上报传染病实验室检测数据和资料(如血清学、分子标志物、病原分离或鉴定结果等)。实验室监测是基于各类疾病的实验室检测数据而建立的监测系统,是确保检测数据真实性的基础。现行的疾病监测网络,大多是基于疾病的数据报告系统,单从监测报告,难以判定发病的真正原因。如引起腹泻的病因有病毒、细菌、原虫、食物中毒等各种原因。单细菌性腹泻又由霍乱、痢疾、致病大肠菌、沙门菌等不同种和不同血清型的致病菌引起。唯有借助实验室的检测手段,方能确定其真正病因,为分析疾病的流行态势、及时发现新的病原、制订针对性的防治措施提供科学依据。实验室监测资料,大多具有相同的属性,无论是病原学监测资料,还是危害因素监测资料,均以样品信息为主线,从信息采集、送检、检测、复检、确认等过程产生相关的监测信息。

实验室信息一般包括 3 个部分,即各级疾病预防控制机构的实验室资源信息,各监测实验室的检测信息和国家网络实验室质量控制信息。其中监测实验室信息需要与各个疾病监测系统的实验室监测部分相关联。同时,对于实验室监测信息中传染病患者的阳性结果要能够与传染病报告系统和相关疾病监测系统进行关联。

专病的实验室检测信息按照不同的病种和监测要求,需要与不同级别的实验室进行检测或结果的复合。部分采集的样品可以由本级疾病预防控制机构实验室检测产生信息,即完成实验室检测过程;另一部分样品也可能需要上一级疾病预防控制机构实验室复合后产生检测信息,才能完成。最终的实验室信息方可用于统计和分析。

1. 病原学监测　对各种病原微生物的监测,也包括对导致人群抗体水平、血清学等实验室监测检查结果(布病)、不同职业人群感染、发病情况(布病)、疾病流行前期健康人群的血清学监测(钩体病)等。①信息统计分析:可以直接根据各级上报的原始监测数据形成汇总分析表。②统计指标:阳性,阴性,血清阳性数(率),抗体滴度等。③可选条件:监测病种、标本采集时间(周、月、季度、年)、监测点、统计对象(病例、媒介、主要的动物宿主等)、性别、年龄组与职业(仅针对人群监测信息)。④表格输出形式:横向为统计指标,纵向为各监测点。

2. 健康危害因素监测　监测内容主要包括职业卫生、职业病、放射卫生、食品卫生、学校卫生、环境卫生等健康危害危险因素。监测方法根据各专业的情况,一般选取一定比例有代表性的监测哨点,对监测哨点资料进行主动监测。国家、省、地市级相关专业机构均可对本区域资料进行分析。①监测内容:外环境样品细菌检出率、菌株分离、菌株分析。②统计指标:外环境样品霍乱弧菌阳性数(率)、菌株分型。③可选条件:监测病种(主要是霍乱、炭疽)、监测时间(周、月、季度、年)、监测点、外环境监测样品等。④表格输出形式:横向为统计指标,纵向为各监测点。

(四) 事件为基础的监测信息

事件为基础的监测信息(event-based surveillance)是以一宗特定公共卫生事件作为监测信息管理对象,如我国开展的突发公共卫生事件和救灾防病信息监测系统不是以病例为单位进行报告的,而是以一宗特定公共卫生事件,如一起食物中毒或疾病暴发为单位进行报告。

以突发公共卫生事件的报告为代表的以事件为基础的监测资料,其信息获取渠道有3种,由健康危险因素监测和疾病监测报告的事件只要符合突发预案条件则自动进入突发事件管理;由领导批示或其他部门报告和社会举报的事件需要人为鉴别确认后进入突发事件管理;疫情暴发则直接进入突发事件管理。事件按照初次报告、进程报告和结案报告进行管理,并根据疫情的级别自动预警和发出警报。因此,其信息特征除一部分量化指标外,还存在大量的非结构化量化指标,这部分指标对信息的分析带来了很大的困难,同时也是如何针对非结构化监测资料分析利用的研究重点。该部分仅针对监测的量化指标进行描述。

1. 初次报告资料　每起事件的初次报告有且只有一个,只收集初次报告必须报告的内容,其他暂时可不报的内容全部归在事件的进程报告中。报告内容包括事件名称、初步判定的事件类别和性质、发生地点、发生时间、发病人数、死亡人数、主要的临床症状、可能原因、已采取的措施、报告单位、报告人员及通讯方式等。

2. 进程报告资料　事件的进程报告可能有多个,也可能没有。报告事件的发展与变化、处置进程、事件的诊断和原因或可能因素,势态评估、控制措施等内容。同时,对初次报告的《突发公共卫生事件信息报告卡》进行补充和修正。

3. 结案报告资料　事件结束后的总结报告。每起事件的结案报告有且只有一个,结案报告所有数据由初次报告和进程报告的数据汇总或最终值得来。达到《国家突发公共卫生事件应急预案》分级标准的突发公共卫生事件结束后,由相应级别卫生行政部门组织评估,在确认事件终止后2周内,对事件的发生和处理情况进行总结,分析其原因和影响因素,并提出今后对类似事件的防范和处置建议。

4. 统计变量　按行政区划、事件分类(含亚类或种)、发生地点的单位类别、发生场所、波及地域范围、涉及人口数、发病数、死亡数、年龄、性别、职业、民族、发病时间、报告时间、病例分类、转归、检验结果。应包括公共卫生事件的统计变量。

5. 生成的统计指标　事件的起数、发病/中毒人数、死亡人数、罹患率、病死率、流行/影响天数、流行因素、检出率、病例分类比例、转归(痊愈、排除)比例。应包括公共卫生事件的统计指标,以及统计指标与历史资料的对比分析。

6. 对变量与指标的组合条件　任意时间(发病时间、报告时间)、任意级别行政区划、单位类别、任意事件分类、任意年龄、性别、职业分类。应包括公共卫生事件的变量与指标组合条件。

(五) 媒介、宿主为基础的监测信息

媒介、宿主为基础的监测信息,主要以媒介生物作为监测对象,是指医学动物以及医学节肢动物(医学昆虫)。它们具有传播、贮存各种传染病源作用,如传染病中的鼠疫、霍乱、黄热病和监测传染病中的登革热、疟疾、多种病毒性出血热、流行性乙型脑炎等都是由媒介生物传播流行的。当传染病暴发流行时,媒介生物的种群数量、媒介效能亦能迅速上升。

监测资料大多由4部分组成:疫源地调查、动物疫情监测、动物疫情处理和菌株资料。这4部分各不相同但相互联系。其监测可从第一部分开始,并自动转入下一部分;也可从任意一个部分开始,转入下一部分或回复到上一部分。因此,监测资料各部分的概念与实际的疫情监测与控制工作略有不同。以鼠疫为例,实际的鼠疫疫源地调查指未曾发现过鼠疫地区的调查,在调查过程中当然可能实际发现动物间鼠疫,并继续对已经发现的鼠疫进行监测,将监测结果包括在疫源地调查的结果之内;实际的鼠疫监测也可以继续包括对疫源地内的动物、昆虫组成的调查。为了方便分析,监测资料的疫源地调查只包括疫源地自然情况调查、动物区系与数量调查和动物体表寄生虫调查等部分,一旦进行针对鼠疫的专门调查,即涉及鼠疫监测部分的内容。

媒介、宿主为基础的监测内容包括:宿主动物/媒介的种类、分布、密度(鼠、伊蚊幼虫、成蚊)、血清学阳性数/率、感染率/带毒率、免疫接种(狂犬病)携带病原的型别及变异情况、菌种的种类、毒力鉴定(布病)、孳生环境(登革热)。

1. 病媒监测

(1) 监测对象:蚊类监测、蝇类监测、吸血蠓监测、蜚蠊的监测、蜱密度监测、蚤类监测等。

(2) 统计指标:不同种类及构成、密度指标、带毒率等。

(3) 可选条件:监测病种、监测时间(周、月、季度、年)、监测点、宿主动物或媒介类别。

（4）表格输出形式：横向为统计指标，纵向为各监测点。

2．宿主监测

（1）自然疫源地：在动物流行过程中，病原体寄生于特定的宿主，主要通过媒介蚤在宿主和其他动物间传播，不依赖于人类，长期在自然界循环延续，并能酿成人间疾病流行，这种现象称之为自然疫源性。有自然疫源性的地方称为自然疫源地。

（2）动物疫情监测：在疫源地内定期定量地监测动物疫情流行动态，观察宿主动物及媒介昆虫生态，研究动物病原体感染、传播、保存规律及地理分布特征。①主要宿主：能保证病原体在特定的生态系中长期延续的物种；②疫区：疾病在人群或动物间发生或流行的地区；③疫点：发生人或动物疫情的局部地区；④聚集性：动物疫情在时间、空间或同时在时间与空间上成簇出现；⑤最适生境：最适合宿主动物栖息生存的自然环境；⑥流动监测点：监测范围不小于 2 500ha，主要开展自死亡动物检菌及血清流行病学监测，并重点掌握主要宿主及媒介昆虫数量，监测时间一般为 20 天；⑦固定监测点：监测范围为 10 000ha，对地理生境的变化、宿主动物、媒介昆虫的数量及病原体进行长期系统的观察，掌握动态，研究动物疾病流行及保存规律。每点监测时间为 3～5 年。

（3）统计指标：不同种类及构成、密度指标、带毒率、阳性率（阳性粉块数或布撒粉块数×100%）、鼠征阳性率（鼠征阳性房间数抽样检查房间数×100%）。

（4）可选条件：监测病种、监测时间（周、月、季度、年）、监测点、宿主动物或媒介类别。

（5）表格输出形式：横向为统计指标，纵向为监测点。

应该注意的是，不同监测病种统计表的内容不同。例如鼠类监测，其监测目的包括掌握鼠类种群（或某鼠种）的数量及密度和在不同时间的变化动态，掌握鼠类种群的组成（即各鼠种的组成）、性别、年龄构成比、怀孕率等，了解鼠类造成危害程度，客观分析影响鼠类数量和鼠种组成的因素。

三、疾病监测信息管理

旨在通过已知疾病监测信息揭示疾病流行的客观规律，其任务就是要运用流行病学的理论、方法和手段，在对大量的（通常是零散、杂乱无章的）疾病监测信息进行搜集、加工整理与评价的基础上，透过由各种关系交织而成的错综复杂的表面现象，把握其内容本质，从而获取对疾病流行客观规律的认识。因此，疾病监测的信息分析，是在获得的监测所需信息基础上，对信息进行整理、综合、分析、推理，从而发现新的规律或异常的技术过程。

疾病监测的信息管理目的就是对消除不确定性的数据或信息进行分析、比较、判断，得出结论，并帮助或支持决策者作出正确的评价/评估和决策。

疾病监测信息的分析是指以决策者或管理者的特定需求为依托，以定性和定量研究方法为手段，通过对疾病监测信息的收集、整理、鉴别、评价、分析、综合等系列化加工过程，形成新的、增值的信息报告，最终为不同层次的科学决策服务的一项具有科研性质的智能活动。通过信息分析描述疾病的自然史，发现疾病变化的趋势和影响疾病分布的因素，确定疾病流行的薄弱环节；揭示不同地区人口构成、出生和死亡频率、婴幼儿及孕产妇的健康指标；描述不同疾病的发病水平和人群图像以及城乡居民的死亡谱；反映重点人群计划免疫状况和血清抗体水平并对主要预防措施的经济效益和社会效益进行评价。疾病监测信息管理主要包括以下过程。

（一）信息采集

疾病监测的信息资料大致包括以下几个方面：①人口学资料；②疾病发病或死亡资料；③实验室检测资料（如抗体测定、水质检验等）；④危险因素调查资料（如吸烟、职业暴露等）；⑤干预措施记录（如疫苗发放、食盐加碘等）；⑥专题调查报告（如暴发调查、漏报调查等）；⑦其他有关资料。信息采集的数据包括个案报告、统计调查表。以国家法定传染病报告为例：

1. 监测目的　依据《中华人民共和国传染病防治法》第二十一条规定，为了掌握急性传染病发生和死亡的动态，据以进行流行病学分析和作为制订防疫措施的参考。

2. 统计范畴　对于甲类和乙类传染病，要在全国范围统计地区内全部居民（军人除外）的急性传染病发生和死亡人数；对丙类传染病要求在丙类传染病监测区统计地区内全部居民（军人除外）的急性传染病发生和死亡人数或医院监测点的就诊发病的死亡人数。各地区全部居民包括城乡居民、机关、团体、学校、铁路、交通、民航、厂矿、农场、林场等企事业单位的工作人员及居民区居住的军人家属和在军事部门工作的非军事人员。

3. 报告单位　各级各类医疗机构、疾病预防控制机构、采供血机构均为责任报告单位；其执行职务的人员和乡村医生、个体开业医生均为责任疫情报告人。

4. 报告时限　责任报告单位和责任疫情报告人发现甲类传染病和乙类传染病中的肺炭疽、传染性非典型肺炎、脊髓灰质炎、人感染高致病性禽流感的患者或疑似患者时，应于2小时内以最快的方式向当地县级疾病预防控制机构报告。发现其他传染病和不明原因疾病暴发时，也应及时报告。同时，实行网络直报的责任疫情报告单位将传染病报告卡通过网络报告；尚未实行网络直报的责任报告单位须于2小时内寄送出传染病报告卡。对其他乙、丙类传染病患者、疑似患者和规定报告的传染病病原携带者在诊断后，实行网络直报的责任疫情报告单位应于24小时内进行网络报告。尚未实行网络直报的责任报告单位应于24小时内寄送出传染病报告卡。县级疾病预防控制机构收到无网络直报条件责任报告单位寄送的传染病报告卡后，应于两小时内通过网络直报。其他符合突发公共卫生事件报告标准的传染病暴发疫情，应按《突发公共卫生事件信息报告管理规范》要求报告。

5. 指标解释　①"发病"是指初次确诊的病例数；"死亡"是指死亡数；分别按疾病发生和死亡的日期填写。甲、乙类传染病按患病时的现住址填报；丙类传染病要填报在监测区、点内部就诊的新发病数和死亡数。②一个人同时患两种以上传染病，发病统计应按其所患传染病种分别填报，死亡统计只记录一种主要的死因。

6. 填写《中华人民共和国传染病报告卡》。

（二）统计分析

统计分析是把原始资料加工成有价值信息的过程，主要包括以下步骤：①将收集到的原始资料认真核对、整理；②利用统计学技术把各种数据转变为有关的指标；③解释这些指标究竟说明了什么问题。各级疾病预防控制机构应及时对辖区的疫情数据进行分析，为防治决策和调整工作重点提供参考依据。

1. 疫情分析　对当日疫情和累计疫情进行分析，包括报告病例数、收治病例数、死亡病例数和病例转归情况、治愈出院情况,以及发病率、死亡率和病死率等。

2. **流行病学分布** ①人群分布特征:年龄、职业、性别分布、流动人口、重点职业发病特点等;②时间分布特征:发病时间、就诊时间、报告时间、住院时间分布等;③地区分布特征:不同地区分布、城乡分布、聚集性分析等。

3. **专题分析** ①疫情报告系统及时性分析:时间间隔频数分析,如发病日期到诊断日期、发病日期至报告日期、发病日期至住院日期、诊断日期到报告日期等;②病例接触史、传染源及传播链分析;③疫情波及地区情况分析。

(三) 信息反馈

信息的反馈分为纵向和横向两个方向。纵向包括向上反馈给卫生行政部门及其领导,向下反馈给下级监测机构及其工作人员。横向包括反馈给有关的医疗卫生机构及其专家,以及社区及其居民。反馈时应视对象不同而提供相应的信息。监测或分析结果及时形成报告,报送同级政府的卫生行政部门和上级疾病预防控制机构,并及时向下级疾病预防控制机构反馈。

(四) 预测预警

预警系统是指对监测数据(传染病个案、传染源、接触者、活动范围、居民健康档案等)、历年传染病、流行病发病情况及社会经济、人口、环境、气候等可能影响因素的数据进行整合、分析和判断,建立诊断和预测模型,对易造成疾病暴发、流行或重大危害的分布状态及危险因素进行早期报告。

(五) 信息发布

监测获得的信息可以用来了解疾病分布特征、预测流行、评价干预效果、确定主要卫生问题等,为制订预防控制疾病的策略和措施提供依据。

1. 卫生部根据传染病疫情或公共卫生事件的情况,及时向国务院有关部门和各省、自治区、直辖市卫生行政部门以及军队卫生主管部门通报。

2. 传染病疫情或公共卫生事件发生地的省、自治区、直辖市卫生行政部门,及时向相邻的省、自治区、直辖市卫生行政部门通报。接到通报的省、自治区、直辖市卫生行政部门,必要时,将及时通知本辖区的医疗卫生机构,做好预防控制工作。

3. 卫生部及时、如实向社会公布疫情;省、自治区、直辖市卫生行政部门及时、如实公布本行政区域的疫情。

(六) 监测组织和监测系统

根据疾病预防控制工作的需要,为了达到特定目标而对某种疾病或某个公共卫生问题开展有组织、有计划的监测时,就形成了一个监测系统。监测系统可以分为 3 类:①以人群为基础的监测系统;②以实验室为基础的监测系统;③以医院为基础的监测系统。

例如,以病例为基础的传染病监测系统收集每一例特定传染病病例信息。如 AFP 病例监测、麻疹监测、SARS 监测、甲型 H1N1 流感监测等均属此类监测方式。法定传染病报告与管理的典型信息模型,即为常规疫情监测与专(单)病病情监测相结合,以满足对已知传染性疾病流行趋势的监测和重大传染性疾病流行全过程的病情监测,包括病例诊断状态的变化、检测状态信息的变化、治疗信息的变化乃至病情转归信息的变化情况。病例为基础的传染病监测信息管理模型如图 6-3 所示。

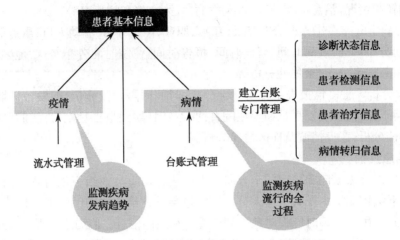

图 6-3　病例为基础的传染病监测信息管理模型

四、疾病监测信息系统

(一) 传染病网络报告信息系统

1. **业务数据**　以法定传染病报告为主。报告内容包括：责任报告单位、地区名称及编码、人口/社会/经济学资料、自然地理资料、传染病个案资料、传染病漏查调查资料。同时，采集数据还包括个案调查表和专项调查表。根据实施情况分为常规监测报告，不明原因疾病监测，防灾疫情监测报告和突发疫情监测报告。从时间上可分为历史数据和当前报告。

2. **功能框架**　业务功能大致分为传染病报告卡直报、传染病报告卡核查、传染病报告卡统计、传染病报告卡定制查询、传染病报告卡转院处理 5 个主要功能。

(1) 传染病报告卡直报：是整个传染病疫情报告系统的核心业务。具体实现为：①传染病报告卡录入：主要提供传染病报告卡原始信息的实时采集录入功能；②传染病报告卡审核：主要提供各级疾病预防控制机构对上报的传染病报告卡原始信息进行审核的功能；③传染病报告卡订正，主要提供对审核后的传染病报告卡关键信息进行修改的功能；④传染病报告卡驳回，主要提供对没有通过审核的原始传染病报告卡进行退卡处理的功能；⑤传染病报告卡维护，主要提供对没有审核的原始传染病报告卡进行修改或删除的功能；⑥传染病报告卡查重，主要提供对辖区内传染病报告卡重卡的查询或删除功能。

(2) 传染病报告卡核查：主要是为了提高传染病报告卡的报告质量对各级责任填报机构进行监督来开展的。具体体现为：①传染病报告卡漏报登记：主要提供对传染病漏报情况进行登记的功能；②传染病报告卡迟报登记：主要提供对传染病迟报情况进行登记的功能；③传染病报告卡漏报登记维护：主要提供对已经登记的传染病漏报记录进行修改或删除的功能；④传染病报告卡迟报登记维护：主要提供对已经登记的传染病迟报记录进行修改或删除的功能。

(3) 传染病报告卡统计：主要是为了各级疾病预防控制机构及卫生行政机构能够及时、准确地了解到疫情发展的情况并辅助其快速决策来开展的。主要体现为各种报表，以及报表数据的不同展现形式。如用"饼图/柱状图"、GIS 等。具体实现为：①传染病典型三间分布统计；②传染病发病率、死亡率、病死率统计；③传染病个案一览统计；④传染病漏报率统计;⑤传染病迟报率统计。

（4）传染病报告卡定制查询:主要体现了"实时查询"的原则,使用户能够对当前的数据进行快速的查询及打印。具体实现为:①传染病个案查询,主要提供对传染病个案的快速查询功能;②传染病漏报查询,主要提供对传染病漏报登记信息的快速查询功能;③传染病迟报查询,主要提供对传染病迟报登记信息的快速查询功能;④传染病应用流水查询,主要提供对应用流水的查询功能。

（5）传染病报告卡转诊:主要完成了患者因治疗需转诊时,个案信息的共享。解决了患者在转诊后新的医院重新录入此患者个案信息的问题,同时避免了因转诊而带来的重卡率上升的问题。具体实现为:①传染病个案转出,主要提供患者在转诊时,将患者的资料及时转出共享的功能;②传染病个案转入,主要提供患者在转入医院时,可将转出医院共享的个案信息调入转入医院的辖区数据内的功能。

以上 5 个业务的结合基本体现了传染病网络报告系统的核心业务功能。

3. 信息采集过程 责任报告人填写传染病报告卡,交责任报告单位的疫情管理员,核实确认后直报传染病报告系统,县级疾控中心及时对辖区内上报的报告卡进行审核,对有问题的报告卡向责任报告单位质询和调查。报告数据经由"传染病报告系统"分发给各级卫生行政部门和疾病控制机构。其主要功能有:

（1）填报:在线填报,录入时根据专业情况进行数据逻辑校验,判别是否有错项、漏项。

（2）审核:由属地县(区)级疾病预防控制机构对辖区医疗机构报告的传染病信息进行信息核实的过程。

（3）订正:对已报告数据更正、保留原始录入记录的功能。原始报告和订正报告信息分开管理。

（4）补报:对发现漏报的传染病病例,进行信息补报。

（5）查重:以县(区)为单位,对所报告信息进行重复报告信息筛查,并提供不同的查重方式和查出重卡的详细列表。

（6）漏报调查:定期开展对医疗机构的传染病漏报检查,减少漏报率。

（7）自定义报告:能够自动生成个案调查表和专项调查表,并将报告结果归到相应疾病部分。

（8）数据导入:对历史数据(原有的国家统一个案数据和报表数据)和其他专有系统数据导入,包括人口、社会、经济、自然、地理、环境等数据导入。

（9）数据导出:将监测数据从系统中导出为 Excel、Access、Foxpro 等其他文件格式的过程。

4. 信息分析

（1）访问:各级按权限分享数据,跨区域、跨级别调用数据须经审批同意后方可获得。

（2）查询:传染病疫情数据查询,人口数据查询,漏报调查数据查询和社会经济自然地理环境数据查询,包括基本查询和自定义统计查询。

（3）统计:系统提供多种类型的疾病报告分析报表功能,可以为各级卫生行政部门和卫生防疫机构在疾病报告防治决策提供有效的信息服务;通常实现常用统计报表(人口资料统计表、卫统表、传染病个案报告卡一览表,描述三间发布常用统计图表、常用比较分析图表)和自定义统计报表。

(4) 疫情简报：生成符合用户要求的疾病报告分析简报。

5. 预警 依据历史和现在传染病的发病资料，以及传染病的类型，用国际通用的统计方法，如控制图和比数图法，对即将出现的发病趋势进行分析，根据趋势的方向及可能的强度进行分级警示。

6. 主要统计分析指标

发病率＝某年某病新发生病例数/该年平均人口数×100 000/10 万；

死亡率＝该年内死于某病人数/该年平均人口数×100 000/10 万；

病死率＝某病死亡数/某病发病数×100%；

罹患率＝观察期间新病例数/同期暴露人口数×100%；

患病率＝某期间内某病现症病例数/某期间内暴露人口数×100 000/10 万；

漏报率＝漏报传染病例数/(已报传染病例数＋漏报传染病例数－重报例数)×100%；

就诊率＝某病就诊人数/某病同期发病总人数×100%；

漏诊率＝某病漏诊人数/某病同期发病总人数×100%；

发病上升百分比＝本期发病人数/上年(或去年同期)发病人数×100%－100%；

发病下降百分比＝100%－本期发病人数/上年(或去年同期)发病人数×100%；

某病当年漏报数＝某病当年发病数×漏报率；

某病漏诊数＝(某病当年发病数＋当年漏报数)×漏诊率；

某病校正发病率＝(当年病例数＋漏报数＋漏诊数)/当年平均人口数×100 000/10 万；

新生儿发病率＝当年新生儿发病例数/当年 1 岁组人口数/12×1 000‰。

7. 系统的关联关系 传染病与专病之间的业务关系是密不可分。常规疾病监测中报告的传染病报告卡一部分是非专病管理传染病，只进行常规疫情监测管理；另一部分是专病管理传染病，要进行个案管理，同时由专病主动调查发现并管理的患者，也要相应报告传染病报告卡。这就保证常规疾病监测数据与专病管理数据在同一年中是一致的。

(二) 突发公共卫生事件报告与管理信息系统

1. 业务描述 突发公共卫生事件(以下简称突发事件)是指突然发生，造成或者可能造成社会公众健康严重损害的重大传染病疫情、群体性不明原因疾病、重大食物和职业中毒以及其他严重影响公众健康的事件。

2. 业务数据

(1) 初始报告：主要完成突发事件的初始报告，可对重大传染病疫情、不明原因引起的群体性疾病、有毒有害因素污染造成的群体中毒、职业中毒、生物、化学、核辐射事件、其他严重影响公众健康的事件进行初次汇报的管理。

(2) 进程报告：初始报告完成后，进入进程报告。在进程报告中主要完成对突发事件发生过程中的事件情况进行跟踪，并反馈事件变化的信息。跟踪事件的信息包括个案信息、检验结果信息、流行病学分析等。

(3) 结案报告：结案报告记录事件的最后结果，包括所属个案和检测报告情况，并且记录到历史事件库供处理类似事件时参考。

3. 流程说明 突发公共卫生事件的信息报告，通常有 3 种方式可以触发突发公共卫生事件的处理。某些传染病个案累计到满足一定条件的情况下，如某一地区在某个特定的时期内报告的某种疾病个案达到一定的数量，系统自动产生警示事件信息，并提示给该地区的疾病预防控制机构人员进行核实。如发现确实属于突发事件,则形成初次报告并输入系统。公共卫生监测人员输入一个公共卫生事件后,系统根据该事件的要素判断是否要按照突发公共卫生事件处理,提醒疾病预防控制机构人员进行核实,形成初次报告并输入系统。当基层疾病预防控制机构人员接报后,经过核实确认,形成初次报告并输入系统。

初次报告根据事件类别输入事件要素,并且输入检验结果,还可以输入附件如图片、胸片等作为判断依据。初次报告作为一个重大事件启动的标志,可以手工或自动给事件赋予一个警报级别(包含一般、黄色、橙色、红色等)。系统按照警报级别和事件影响范围,发送警报信息给相关单位和人员。

初次报告完成后,进入进程报告阶段,本阶段的任务包括:输入事件的变动信息;调整个案信息、输入新的个案,或者将已经输入的个案归并到事件中;输入新的监测报告信息;分析事件的趋势等。

事件结束后完成结案报告,结案报告记录事件最后结果,包括所属个案和检测报告情况,并且记录到历史事件数据库提供处理类似事件时参考。

(马家奇)

第三节 卫生监督信息系统

卫生监督信息系统是国家卫生监督体系建设的重要内容之一。其目标是要在建设覆盖全国卫生监督信息网络平台的基础上,建立健全卫生监督信息标准体系,完善卫生监督信息系统业务应用软件,共享卫生监督数据和信息资源,实现卫生监督工作实时、动态和科学管理,规范卫生监督执法行为,提高卫生监督工作效率。

一、卫生监督信息系统概述

(一) 卫生监督

卫生监督(surveillance of hygiene)是政府卫生行政部门依据卫生法律法规的授权,对公民、法人和其他组织贯彻执行卫生法律法规的情况进行督促检查,对违反法律规定、危害人体健康的行为追究法律责任的一种卫生行政执法行为。卫生监督的基本任务是保障市场经济和各种社会活动中的正常卫生秩序,预防和控制疾病的发生与流行,保护公民的健康权益。卫生监督机构的主要职责是:依法监督管理食品、化妆品、消毒产品、生活饮用水及涉及饮用水卫生安全的产品;依法监督管理公共场所、职业、放射、学校卫生等工作;依法监督传染病防治工作;依法监督医疗机构和采供血机构及其执业人员的执业活动,整顿和规范医疗服务市场;打击非法行医和非法采供血行为;承担法律法规规定的其他职责。

卫生监督是国家管理卫生事务的重要形式。1997年,《中共中央、国务院关于卫生改革与发展的决定》首次提出了"卫生服务、医疗保障、卫生执法监督"三大卫生体系的概念。2001年,我国开始实施卫生监督体制改革,成立了各级卫生监督所(局),以建立具有中国特色的卫生监督体系,更好地适应依法治国和社会主义市场经济发展的需要,更好地保障人民群众的健康。2003年"非典"之后,国家高度重视公共卫生体系建设,在党的十六届三中全会上作出了"深化公共卫生体制改革,健全卫生监管体系,保证群众的食品、药品和医疗安全"的决定。2003年7月,在胡锦涛总书记主持召开的中央政治局会议上特别强调要"进一步加强疾病预防控制体系建设,卫生监督执法体系建设和医疗救治体系建设",明确了疾病预防控制体系、医疗救治体系和卫生监督执法体系为公共卫生体系的主要内容。截至2007年年底,全国347个市(地)和2 898个县(区)中,有338个市(地)和2 487个县(区)已组建成立卫生监督机构。目前,全国98%以上的市和94%以上的县已建立卫生监督机构,卫生监督员近10万人,卫生监督体系基本形成,卫生监督队伍管理不断加强,监管能力也逐步加强。

卫生监督属于国家监督,是国家行政监督的一部分,同时也是国家卫生行政管理的重要环节。卫生监督体系是公共卫生体系的重要组成部分,也是国家法制体系的重要组成部分。随着我国"依法治国"方略的施行,社会法治化程度不断提高,将会极大地推动卫生监督事业的进步和发展。

(二) 卫生监督信息需求

卫生监督信息化的内涵主要体现在各种卫生执法监督信息系统及平台的开发应用,卫生执法监督工作网络基础设施、新型信息设备和业务检验检测仪器的利用,以及依托于卫生监督机构网站开展信息咨询、业务办理等电子政务服务等方面。党的十六大明确提出了"优先发展信息产业,在经济和社会领域广泛应用信息技术"的重要战略方针,指出信息化是我国加快实现现代化的必然选择。要求抓住机遇,顺应世界经济潮流,采取各种有力措施促进我国各行业的信息化建设。随着社会主义市场经济体系的建立,卫生工作面临的内、外环境发生了根本变化,一些制约卫生事业发展的深层次矛盾和问题日益显现,客观上要求卫生改革不断深化。卫生改革发展需要加快卫生信息化建设,卫生信息化建设能够促进和推动各项改革措施的落实和深化,两者是相辅相成的。卫生信息化发展,对于促进我国卫生监督工作,提高各级卫生监督机构执法水平,保障人民群众健康和国家卫生事业的发展有着非常重要的意义和作用,也已日益成为提高卫生监督机构科学管理水平、卫生服务质量和效率的有力手段。卫生监督信息化的作用主要体现在以下几个方面:

1. 为卫生监督计划的制订提供依据 在各级卫生监督计划的制订过程中,最重要的一项内容就是明确卫生监督领域中的主要问题,然后分析造成这些问题的主要原因,在统筹现有和未来卫生资源的基础上提出解决问题的对策和办法。因此,掌握和拥有及时、准确的卫生监督信息显得尤为重要。

2. 为检查卫生监督计划的落实情况提供依据 要检查卫生监督工作的开展情况,就要经常对卫生监督工作进行了解,掌握详尽的卫生监督信息,并据此对原有的规划、目标和措施进行必要的调整。

3. 为评价卫生监督工作提供指标和依据 卫生监督各项工作落实以后,要对工作效果做出评价,从而总结经验,发现问题并解决问题。因此计划实施期间的历年统计信息必然是评价工作效果的重要依据。

4. 为卫生监督科学管理和决策提供依据 卫生监督管理包括规划、实施与评价等环节,各个环节都会遇到诸多问题。要决策就要有依据,为了减少决策的盲目性,提高科学决策水平,及时有效的卫生监督信息是必不可少的重要保证。在倡导民主和法制、依法治国的今天,卫生部门将按照保护人民健康、维护市场经济正常运行的需要,及时地向全社会发布卫生监督信息。只有及时、准确地掌握第一手的数据信息,国家才能有的放矢、依法监督,严厉打击违法犯罪并积极预防一些重大恶性公共卫生事件的发生。

5. 促进卫生监督管理制度的改革　以疾病监测信息系统建设为例,在 SARS 以前,我国传染病报告是逐级报告汇总,即最基层医疗机构发现传染病后,填写传染病报告卡邮寄到县卫生防疫站,县卫生防疫站统一录入计算机并汇总成为报表,再逐级上报汇总,最后到中央。后来提出必须改变逐级汇总的办法,基层医疗单位用网络直报方式直接报告,同一时间各级卫生行政和疾病预防控制机构可以了解到疫情发生情况。这实际上是用计算机和网络技术来改革传统管理方法最好的证据,破除了层层报告的局限,避免了层层对数据的干预。

(三) 卫生监督信息系统建设

国家卫生监督信息系统建设的总体目标是:根据卫生监督体系建设的总体部署,配合国家公共卫生信息系统的建设目标,在 2005 年完成了国家卫生监督信息系统的主体框架建设,构建了覆盖国家各级卫生监督部门内部和与卫生行政部门、疾病预防控制机构、各级各类医疗卫生机构之间的高效、快速、通畅的信息网络系统;建成了全国统一的卫生监督数据库以实现全国卫生监督数据全面、有机的结合,快速、规范的数据采集,科学综合的决策支持和快捷、有效的应急指挥。同时,在此基础上,加快了电子政务的建设,逐步实现了卫生监督机构内部的管理办公自动化、信息交换和资源共享,提高了卫生监督管理的效率和水平,促进了信息公示、政务公开、网上办公,增加了卫生监督部门的透明度和公正性。其主要的历程如下:

2002 年 1 月卫生部卫生监督中心成立,成为卫生部承担卫生监督行政管理职责的事业单位,也是卫生部卫生行政许可对外的统一窗口,人员依照公务员管理,主要承担全国卫生监督信息的收集、整理、汇总分析工作;国家级卫生监督信息平台运行与管理;协助开展卫生监督信息系统软件开发与推广应用;监督中心电子政务系统开发、运行和维护;监督中心信息化设备的维护和管理等。2003 年,卫生部下发了《全国卫生信息化发展规划纲要(2003—2010 年)》和《关于国家公共卫生信息系统建设工作有关问题的通知》,明确了卫生监督信息系统建设的主要目标,确定了卫生监督信息系统是公共卫生信息系统建设的五大子系统之一,明确了卫生监督信息系统建设的职责分工和主要内容。

2006 年年底,卫生部印发了《卫生监督信息系统建设指导意见》(卫监督发[2006] 514号),提出了"十一五"期间,我国要建成覆盖全国的卫生监督信息网络平台;建立健全卫生监督信息标准体系;完善卫生监督信息系统业务应用软件;建立卫生监督数据信息共享交换平台;实现卫生监督工作实时、动态和科学管理,规范卫生监督执法行为,提高卫生监督工作效率的目标。2006 年 11 月,卫生部卫生监督中心在北京组织召开了"全国卫生监督信息化建设试点工作会议",确定了 10 家单位为全国卫生监督信息化建设试点单位,包括 6 个省级卫生监督所,1 个计划单列市卫生监督所、1 个地市级卫生监督所以及 2 个区县级卫生监督所,制定了《全国卫生监督信息化建设试点方案》,提出在卫生部的统一领导和部署下,集中优势力量,有重点、分步骤地开展全国卫生监督信息化建设试点工作,加快卫生监督应用系统的研发,探索信息化推进模式,总结相关工作经验,建设和锻炼一支信息化工作队伍,建立行之有效的管理机制,为全面开展卫生监督信息化建设奠定基础,实现卫生监督信息化"跨越式"发展。

2007 年底,《国家级卫生监督信息系统项目》正式通过财政部批准,进入实施阶段。内容包括"国家级硬件环境平台建设"和"卫生监督信息报告系统"、"卫生行政许可审批系统"

和"卫生监督检查和行政处罚系统"几个业务系统的开发,其中 3 个业务系统供全国各级卫生监督机构使用。为制订科学合理的卫生监督信息系统建设方案,对卫生监督信息工作机构、人员和基础条件情况,卫生监督信息硬件装备和业务系统建设情况和卫生监督业务工作情况等开展调研,了解各级卫生监督机构的信息化建设现状和业务需求,开发出符合各级卫生监督机构需要的业务系统。2008 年 3 月,受卫生部政法司委托,卫生监督中心在吉林省长春市召开了卫生标准信息平台建设论证会议。

二、卫生监督信息标准化

为解决当前所面临的主要标准化问题,逐步建立健全卫生监督信息标准体系,按照《卫生监督信息系统建设指导意见》所确定的卫生监督信息标准体系建设内容和要求,卫生监督中心于 2008 年 3 月在北京召开了卫生监督信息标准制定启动会,对卫生监督数据标准体系的基本框架和编制《卫生监督信息分类与编码标准》、《卫生监督信息基本数据集和数据元目录标准》、《卫生监督信息系统功能规范》的原则和要求进行了讨论。

(一) 指导思想与基本原则

2002 年 11 月卫生部在《全国卫生信息化发展规划纲要(2003—2010 年)》明确指出"卫生信息化建设的一个重要基础,是建立卫生信息化标准,逐渐形成卫生标准化研究开发和组织管理体系"。卫生部先后委托总后卫生部、中华医院管理学会信息管理专业委员会和中国疾病预防控制中心分别开展我国医疗卫生信息系统标准化框架、医院信息系统基本数据集标准体系和公共卫生信息系统基本数据集标准的研究工作。其中,卫生监督信息标准由卫生部卫生监督中心牵头组织制订。

卫生监督信息标准是国家卫生信息标准的重要组成部分,是卫生监督各类业务系统开发和卫生监督信息共享的基础,对卫生监督工作的规范化起着重要的作用,要按照《卫生监督信息系统建设指导意见》所确定的卫生监督信息标准体系建设的内容和要求,统一管理、规范卫生监督信息标准制定工作,"统一数据定义与编码,统一数据交换标准,统一功能规范",编写卫生监督数据字典和基础数据集,并逐步建立健全卫生监督信息标准体系,保证卫生监督数据交换与信息共享,促进全国卫生监督信息系统建设。其基本原则有四点:

1. 科学严谨   参考包括 HL7 2.X、3.0、GB/T 18391《数据元的规范与标准化》等国际和国家标准,向上积极采用适宜的国家标准或国际标准,向下突出卫生监督信息化的特点和需求,制定卫生监督数据标准的基本框架和数据元的入选原则、体系结构、域分类、数据元素的属性定义等关键性的内容。

2. 分工协作   建立卫生监督信息标准制定工作组,由各级监督机构和开发过相关系统的软件公司参加,分工协作,共同完成。

3. 分步实施   遵循从简到繁、从易到难、从局部到全局的过程,分步骤完成卫生监督信息标准的制定。

4. 不断完善   定期进行修订。

(二) 卫生监督信息标准基本框架

从应用角度看,卫生监督的标准信息分为基础数据和业务逻辑。"基础数据"主要指一些代码性质的数据,如性别、行政区划等;"业务逻辑"是指与业务相关的信息,如卫生许可证的编码规则、卫生行政许可办理时应提交的材料等。

从实现角度分析,卫生监督标准信息分为"语法层"和"语义层"两个层次。"语法层"主要负责标准化信息的结构定义,如卫生许可证号码的长度和数据类型、性别代码的长度和数据类型等;"语义层"则是具体的标准信息,如数字"1"表示"男性"、数字"2"表示"女性"、数字"9"表示"未知性别"等。

从信息来源角度来分,卫生监督标准信息分为"引用代码类"、"新建代码类"、"引用数据类"、"新建数据类"4 种类型。其中"引用代码类"是指国家已有标准,可直接使用,如性别、行政区划、注册类型、国民经济行业分类与代码等;"新建代码类"是指国家还没有标准,需要卫生行政部门建立,包括语法(格式)和语义(内容)两个方面,使用者在使用过程中不需要也不能增加;"引用数据类"是指由其他机构(卫生监督机构以外)产生且每天都可能增加的数据,这类数据由使用单位(各级卫生监督机构)从产生地引用过来,然后汇总到卫生行政部门,供卫生行政部门与相关单位数据交换和共享,包括组织机构代码、企业名称、监督员公务员号码、身份证号码、工商注册码等;"新建数据类"只能由标准化机构来增加,然后下发到使用部门,包括卫生行政部门、申请类别、申请时提交的材料类别、卫生专业、许可类别、许可项目、许可证编码规则、许可证有效期、卫生许可证信誉度级别、卫生许可证监督级别、卫生许可证风险级别、卫生许可证状态代码、卫生许可证失效类别、节假日设置等。

卫生监督信息标准的内容包括:

1. 制定卫生监督数据标准体系的基本框架。

2. 制定卫生监督数据字典格式要求　中文名称(简称)、标识符、英文名称、定义、对象类、特性、表示、格式、值域名称、分类模式、允许值(值域)、增补值等多项内容。

3. 确定数据字典主要分类　公用数据、监督机构、监督人员、卫生法律、法规、卫生行政执法文书、卫生行政许可、卫生监督信息报告(各专业)、卫生监督现场执法规范用语、卫生标准、卫生检验技术规范等类别。

4. 编制《卫生监督数据字典》和《卫生监督信息技术应用规范》。

(三) 卫生监督信息标准研究进展

从 20 世纪后半叶起,卫生标准进入了快速发展阶段。国际标准化组织(ISO)和美国、英国、法国、加拿大、澳大利亚等许多国家都投入了大量的人力、物力、财力进行标准化研究和制定工作,相继制定出许多标准,如 HL7(卫生信息交换标准)、ICD(国际疾病分类代码)、ICPC(初级诊断标准)、DRG(数字删格地图)、LOINC(观测指标、标识符逻辑命名与编码系统)、CPT(数字化影像和通讯标准)、DICOM 3.0(通用操作术语代码)等,并被广泛地应用。

目前,我国卫生信息标准化工作受到国家的高度重视。2002 年 11 月卫生部在《全国卫生信息化发展规划纲要(2003—2010 年)》中明确指出"卫生信息化建设的一个重要基础,是建立卫生信息化标准,逐渐形成卫生标准化研究开发和组织管理体系"。卫生监督信息标准由卫生部卫生监督中心牵头组织制订,并且已经取得了一定的进展,完成了标准化框架和各类基本数据集的初稿,具体应用和实施方案还在继续研究之中。

三、卫生监督信息系统结构与功能

(一) 卫生监督信息系统功能框架

利用先进的业务流程管理技术优化和管理卫生监督执法业务流程和组织,整合卫生监督执法系统现有的信息资源,建立卫生监督执法信息平台,是从根本上提高卫生综合监督执法能力的有效方法,也是提高卫生监督执法机构运行效率的重要途径。卫生监督执法系统的活动主体包括管理决策者、执法监督者和监督对象。由于他们在整个卫生监督执法业务流程中的地位和作用不同,因此对卫生监督执法信息平台有着不同的信息需求。卫生监督执法信息平台应能满足管理决策者的统计分析需求和决策需求,以及执法监督者对监督对象的属性数据、空间数据的实时掌握,同时也应满足监督对象日益增长的卫生法律法规、健康监护等方面的信息需求。

研究表明,卫生监督信息平台采用分布式系统开发技术,业务流程设计符合相关法律法规的要求,采用国家/部颁标准编码,由信息中心和各分布式子系统组成,可以同时集成卫生监督执法的外部相关信息系统。信息中心是卫生监督执法信息平台的基地,相关的信息系统包括政府部门、卫生行政部门、疾病预防控制中心(CDC)及监督对象的信息系统。卫生监督信息平台的信息模型结构主要由基础数据库和分析数据库组成,基础数据库中的基本表是从卫生监督执法信息子系统及其他相关信息系统采集的各类一级基础数据。这部分数据可用性差,要通过数据仓库、联机分析处理和数据挖掘,生成可用性较强的分析数据,即分析数据库中的二级数据。卫生监督信息平台的功能框架、信息系统模型结构设计如图 6-4、图 6-5所示。

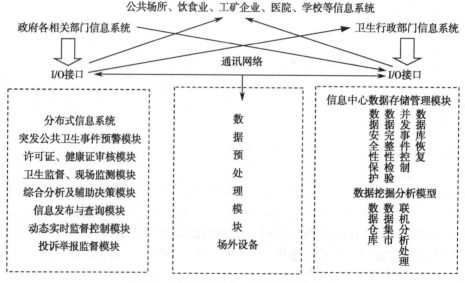

图 6-4 卫生监督信息系统模型结构设计

(二)卫生监督信息系统子系统及其功能

卫生监督信息系统主要由信息中心和各子系统组成,同时可集成卫生监督的外部相关信息系统。我国各省市正根据卫生部的有关要求建设和完善卫生监督管理信息系统,主要包括以下子系统:

1. 卫生许可子系统 包括卫生许可证申领、复核、换发、变更、注销,建设项目卫生审核、验收管理,完成登记申请到打印发放整个流程,具有证照、文书、审批表、档案、记录表的打印及通知功能。申报资料由窗口人员录入,允许申报单位网上直接填报。可通过网站、短信息、语音实时通知、公布、查询信息,包括办理情况。

2. 卫生监督检查子系统 完成预防性卫生监督、经常性卫生监督、事故性卫生监督、简

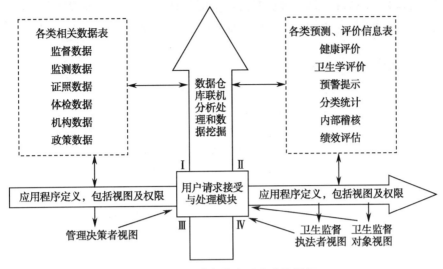

各类相关数据表
监督数据
监测数据
证照数据
体检数据
机构数据
政策数据

数据仓库联机分析处理和数据挖掘

各类预测、评价信息表
健康评价
卫生学评价
预警提示
分类统计
内部稽核
绩效评估

Ⅰ Ⅱ
用户请求接受与处理模块

应用程序定义，包括视图及权限

应用程序定义，包括视图及权限

管理决策者视图

Ⅲ Ⅳ

卫生监督执法者视图 卫生监督对象视图

图 6-5 卫生监督信息平台功能框架

易行政处罚、投诉举报、重大活动卫生保障等处理。系统既支持在监督现场用移动设备完成资料输入和文书打印，又支持在完成监督工作后回到办公室输入资料。系统会根据被监督单位的行业和许可内容，调出相应的模板，监督员只需稍作填写和修正即可自动生成各种文书和报卡。

3. 行政处罚子系统 提供卫生行政处罚登记受理到结案多种流程的各个步骤，允许用户进行自由组合流程自定义。系统基于 XML 技术，建立根据卫生部和省厅颁布的标准文书制作的格式化文书输出打印平台。具有文书元素自动建立，多份文书通用的元素自动套用功能。内嵌规范化的案件专家系统，对文书各种元素以提示、警告、禁止提交下一步等方式监测不规范操作，提高案件处罚质量。还建立了重大案件管理上报平台、案件质量自动评价系统，并可实现全省联动处理。

4. 管理相对人业务子系统 主要完成管理相对人卫生档案的管理、打印功能。管理相对人的资料是所有监督工作的基础，工作人员在日常工作中会产生、改变、调阅和利用这些资料。系统建立起"一户一档"的管理相对人模块，很大程度上是后台管理，如历史资料的保存、调阅、辅助决策等。

5. 查询统计子系统 各种常规查询统计功能散布在各子系统中，如按单位名称、许可类、单位地址进行快速查询，查询被监督单位的基本资料、监督检查、行政处罚等工作过程的历史记录；查询等待自己完成的工作；系统允许自定义查询条件和内容，并打印出结果报表；根据国家卫生监督报告工作的要求，将监督信息卡的信息采集分解融合到各个工作环节中后，自动生成了相关的信息汇总表；完成本监督所特别需要的报表；设计维护并生成新格式的统计报表。

6. 系统管理子系统 包括系统维护、用户管理、系统设置、流程管理、流程操作日志等功能，如字典表维护可以对许可项目、职工表、权限表、案由、违反条款、处罚依据条款、会议内容模板等进行设置。

7. 标准化代码管理平台 为了保证数据在全省共享，在全省使用统一的代码体系，包括代码的建立、更新、停用、分发、申请等，所有系统使用单位自动同步。

8. 办公自动化子系统 具有常规办公自动化系统的全部功能,嵌套在卫生监督业务系统内,在同一个主界面,方便操作,为卫生监督所的日常办公提供方便、快捷的信息管理平台。

(三) 卫生监督信息报告系统

卫生监督信息报告系统是卫生部卫生监督中心根据新的卫生监督信息卡和日常卫生监督工作需要设计的 29 张数据汇总表,为了收集各级卫生监督工作汇总数据而设计开发。在本系统中实现了从区县、地市、省级到国家四级的 29 张数据汇总表的数据填报、数据审核、数据自动汇总和查询功能。每张汇总表填报后,需要经过两次审核才能成为有效报表,供汇总运算和查询。填报流程如图 6-6 所示。

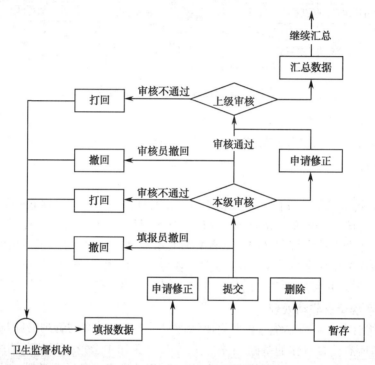

图 6-6 卫生监督信息报告系统填报流程

卫生监督信息报告系统操作步骤如下:

1. 管理员注册 一个机构只能注册一个管理员,经上级系统管理员审核通过后自动拥有管理员角色。其他用户无需注册,由本级系统管理员设定。

2. 系统管理 包括:①分配角色:管理员登录后需在用户管理中分配本机构的数据填报员、数据审核员、查询用户。数据填报员负责本机构汇总表数据的填报,可操作"首页、数据上报、信息公告、系统帮助"栏目;数据审核员负责本机构填报的汇总表数据和下级机构提交的汇总表数据的审核(区县级只审核本机构数据),数据审核员自动拥有查询用户的权限,可操作"首页、数据审核、汇总查询、信息公告、系统帮助"栏目;查询用户可查询本机构及下级所有机构的填报数据和自动汇总数据,可操作"首页、汇总查询、信息公告、系统帮助"栏目。一个用户可以分配多个角色。②管理员审核:负责审核下级机构注册的管理员,只有通过审核后,下级管理员才能正式使用本系统。③机构管理:本级及下级监督机构的基本资料维护及管理。④设置填报汇总表:管理员添加数据填报员后,应在系统管理中选择设定本机构可以填报的汇总表填报项目。⑤行政区划设置。⑥统计时限管理:超级管理员可以设置汇总表填报的统计时限。

3. 数据填报　首先由数据填报员登录系统进行本机构的数据填报,然后进入汇总表状态。

4. 数据审核　首先,数据审核员需要对本级提交的汇总表数据进行审核,并对下级审核通过的汇总表数据进行二次审核。如果本级的数据填报员和数据审核员是同一人,则提交后直接进入上级审核流程。最终进入审核状态。

5. 汇总运算和查询　数据填报和审核完成后,系统会自动进行汇总运算产生若干汇总表:①本机构填报数据的专业分类汇总表(5张);②本地区各级监督机构的行业分类汇总表(29张);③本级监督机构和下一级的地区分类汇总表(29张);④本地区各级监督机构的专业分类汇总表(5张)。查询内容分为本机构填报数据和本地区汇总数据两部分。可点击"查看数据来源"查看原始数据组成。机构填报数据中可以查看本机构已填报数据的各种状态和内容,本机构已填报数据按不同专业的分类数据汇总(5张);本地区汇总数据可以查看本地区各级监督机构的行业分类汇总表、本级监督机构和下一级的地区分类汇总表和本地区各级监督机构的专业分类汇总表(5张)。

(四) 卫生监督信息系统的技术支持

按目前我国卫生监督执法工作的实际需要,卫生监督执法数据平台可考虑保留两层架构,即中央和各省的数据平台。在应用软件的设计上,主要采用 B/S 方式架构;数据传输量大、保密性强的数据处理软件部分采用 C/S 方式架构,中央及各省数据库在网上互联互通。省以下设区的市及县级监督机构原则上不建数据平台,以减少在平台建设、使用和维护中遇到的困难和问题,如建设费用、维护费用、人员培训、数据安全问题等。

卫生监督执法数据平台的建设可以由以下 3 部分任务组成,其具体的设计思路可归结为如下几点:

1. 硬件平台建设　对于中西部地区,主数据库服务器建议采用双机热备加磁盘阵列的方式,Web 信息发布和应用软件的运行分别设立专用服务器,对外网络连接通过光纤专线,使用硬件防火墙和网络加密机保障数据传输的安全。

2. 管理系统建设　包括卫生监督执法数据库和数据平台系统软件两大部分。卫生监督执法数据库的建设分为元数据库的建设和应用数据库的建设。元数据库存储应用数据的结构描述,通过调研与需求分析定义元数据,并构建元数据库。应用数据库指食品、公共场所、化妆品、生活饮用水、医疗机构、传染病防治管理、职业与放射卫生等各卫生监督类别的卫生监督资源数据库、日常工作信息数据库、卫生法规标准数据库等。卫生监督资源数据库的内容主要包括管理相对人资源和监督资源,以食品卫生为例,管理相对人资源指各种食品生产经营场所,如食品厂、食品店、饭店等的相关信息;监督资源指从事食品监督管理的卫生监督机构和人员信息。数据平台系统软件主要基于 B/S 架构,部分核心内容基于 C/S 架构,数据管理实行多单位多用户管理方式,通过恰当的权限管理,供全省基层卫生监督机构使用,全部数据由各级卫生监督机构填充,根据不同的级别和属地权限供各级卫生监督机构使用。数据平台软件的维护主要包括对软件系统的更新和升级、软件系统的性能调整、元数据库及应用数据库的备份、恢复等，以保证整个系统的正常运行。

3. 信息发布系统建设 基于 Internet 的卫生监督数据网上共享平台，通过建设各省卫生监督数据平台门户网站，对广大消费者提供灵活的数据发布与查询服务。对不涉及保密的、应公开的信息实行自由查询，用于对广大消费者进行消费指导；对部分限制信息实行会员制，可分为个人会员、企业会员和卫生专业会员，并依据会员的种类和权限提供灵活多样的查询服务，对个人会员，提供消费指导服务；对企业会员，提供卫生专业指导与投资方向服务；对卫生专业会员，提供卫生政策与法律法规、卫生标准查询服务。

以北京市卫生监督执法综合管理信息系统为例：基于 J2EE 应用服务器、工作流引擎、消息中间件平台和企业应用集成平台架构的卫生监督执法综合管理系统的结构，如图 6-7 所示。

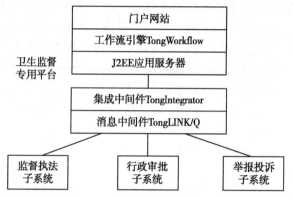

图6-7 北京市卫生监督执法综合管理系统结构

卫生监督执法综合管理系统具有以下特点：

1. 技术平台的开放性 以 J2EE 应用服务器技术、工作流中间件、消息中间件技术、EAI 技术为基础平台建立的电子政务系统，采用开放技术标准，便于与基于不同开发技术实现的各种内外部系统互联互通，另一方面，在产品供应商和技术服务商的选择上也提供了更大的余地。

2. 技术平台的先进性 随着互联网应用的爆炸性增长，Web 服务技术作为基础的技术平台已经成为众多行业用户的选择，在这个领域，随着技术提供商和用户的互动，已经产生了应用服务器、EAI 产品等众多的专门技术，众多用户的成功经验也证明 Web 服务技术现在已经成熟，完全可以作为电子政务系统的基础平台；消息中间件实现的消息底层，经历了多年的发展和应用，在信息交换和集成领域依然具有不可替代的作用；EAI 技术适应各种应用系统的数据和功能整合，在多种业务系统中扮演着重要角色。

3. 应用开发的便捷性 本系统中应用的各种平台技术，在提供了各种服务的同时，充分屏蔽了技术实现细节，以简单而便于开发人员理解和使用的 API 提供上层应用程序所需的基础服务，保证应用开发人员集中关注应用业务逻辑，有效地降低开发难度、缩短开发周期、削减开发费用。

4. 系统的可扩展性 各基础平台均提供了良好的业务类型扩展性和业务规模扩展性，保证系统随着时间的推移而增长时，能够快速方便地引入新的硬件和软件系统，保护旧有系统的投资。

5. 系统的健壮性 业务系统的健壮性是指软件对于规范要求以外的输入情况的处理

能力,一方面取决于平台产品的健壮性,另一方面也取决于应用系统的健壮性。本方案所推荐的平台产品均在各种用户系统中得到广泛的检验,而在此基础上建立的应用系统由于开发难度的降低,相应地其健壮性也更容易得到保证。

四、卫生监督信息网络建设

(一) 卫生监督信息网络建设现状

根据卫生部《卫生行政许可管理办法》要求,必须进一步加强电子政务建设,提高在线办事能力,规范办事程序,推进政务信息公开,提供高效便民服务。由于机构、人员、设备、经费等的差异,各地的卫生监督信息化建设进程差异很大。对全国 31 个省级卫生监督机构的调查结果显示,已经建立了卫生监督网站的有 22 家,建有业务应用系统的不足 10 家,有 2 家省级卫生监督机构则完全是空白。极少数的县区级卫生监督机构建立了内部的办公自动化系统和对外的门户网站,建立了行政许可、现场监督检查等各项卫生监督业务应用系统,但大多数处于空白状态。各级卫生监督机构承担着卫生监督执法的具体工作,很多地方仍采用手工的工作方式,工作效率低下、工作程序不规范、信息公开不畅,即使是卫生监督信息化建设较好的地区,也存在许多不足,不能为社会公众提供优质的服务。为此,卫生部于 2006 年印发了《卫生监督信息系统建设指导意见》,提出了"十一五"期间,要建成覆盖全国的卫生监督信息网络平台,要依托互联网,建立安全、稳定、通畅的国家、省、市(地)、县(区)四级卫生监督信息网络平台,建设国家和省级卫生监督信息数据中心,并制定了《卫生监督信息网络平台配置参考标准》,要求各级卫生监督信息网络平台参照该标准进行建设,有条件的地区可适当提高建设标准。

(二) 卫生监督信息网络平台配置

在《卫生监督信息系统建设指导意见》中提出的卫生监督信息网络平台配置参考标准包括国家级、省级、市(地)级和县(区)级 4 个层面,对不同层面卫生监督信息网络平台应具备的基本条件(硬件设备和支撑软件)均作了明确的规定。

1. 国家级卫生监督信息网络平台配置参考标准　国家级卫生监督信息网络平台配置所需硬件设备和支撑软件见表 6-3 和表 6-4,总投入约 788 万元。

表 6-3　国家级卫生监督信息网络平台配置参考标准

设 备 名 称	用　　途	参考单价(万元)	数量	小计(万元)	备　　注
Web 服务器	Internet 访问	10	1	10	cpu 数为 2 个/台
应用服务器	运行卫生监督应用系统	10	1	10	cpu 数为 2 个/台
DNS 服务器	提供 DNS 服务	5	1	5	cpu 数为 1 个/台
防病毒服务器	安装防病毒软件系统,所有服务器和终端用	5	1	5	cpu 数为 1 个/台
数据库服务器	存放、备份全国上报数据	40	2	80	cpu 数为 4 个/台;提供双机热备模块
光纤交换机	存放、备份全国上报数据	10	2	20	群集 SAN 架构;全光纤磁盘阵列互备,磁盘存储数据量达到 1 年以上

续表

设 备 名 称	用 途	参考单价(万元)	数量	小计(万元)	备 注
磁盘阵列柜	存放、备份全国上报数据	25	2	50	
磁带库	存放、备份全国上报数据	30	1	30	
路由器	接入 Internet	10	1	10	
千兆防火墙	进行访问控制	20	1	20	内网管理、监控
病毒过滤网关	进行网关处病毒过滤	10	1	10	千兆
入侵检测系统	对数据进行监测	10	1	10	千兆
千兆 VPN 网关	保证两级平台数据传输的安全性	25	2	50	支持 IPsec/SSL 一体化
交换机	连接服务器客户端	2	6	12	
网络加密机(1000M)	保证两级平台数据传输的安全性	30	2	60	和省级下发设备相对应
不间断电源(UPS)	提供所有在线服务器不间断电源主机、电池	20	1	20	电池根据实际情况增加
光纤接入	外部网络接入	10	1	10	10M
机房建设及系统集成	总机房和系统集成(配电柜、机柜等)	145	1	145	根据机房面积和系统总价增减
合计				557	

表 6-4 国家级卫生监督信息网络平台配置支撑软件

设 备 名 称	用 途	参考单价(万元)	数量	小计(万元)	备 注
防病毒软件	用于所有服务器及网内电脑	15	1	15	包括 10cpu 的服务器以及 100 套终端
64 位企业版操作系统软件	用于数据库服务器,做群集	2.5	12	30	按照服务器 12cpu 数量定制
32 位企业版操作系统软件	用于防病毒服务器	2.5	2	5	DNS/防病毒服务 2cpu
64 位企业版数据库系统软件	用于存放全国数据库服务器	15	8	120	按照数据库服务器 8cpu 数量定制
报表开发管理系统	用于全国各大系统报表开发和管理	25	1	25	按照全国几大系统用户数量估算制定
系统程序管理软件	用于系统程序管理	2	1	2	
服务器监控管理系统	用于综合管理服务器	12	1	12	对服务器运行情况进行管理

续表

设 备 名 称	用 途	参考单价(万元)	数量	小计(万元)	备 注
客户端管理系统	用于综合管理客户端	2	1	2	
双机热备和磁带库管理系统		20	1	20	
合计				231	

2. 省级卫生监督信息网络平台配置参考标准 省级卫生监督信息网络平台配置所需硬件设备和支撑软件见表 6-5 和表 6-6,总投入约 278 万元。

表 6-5 省级卫生监督信息网络平台配置参考标准

设 备 名 称	用 途	参考单价(万元)	数量	小计(万元)	备 注
数据库服务器	存放全省数据	20	2	40	双机热备
磁盘阵列		10	1	10	
防病毒服务器	安装防病毒库	5	1	5	
DNS 服务器	提供 DNS 服务	5	1	5	
Web 应用服务器	提供 Web 服务	10	2	20	
业务应用服务器	业务应用	10	2	20	
网络加密机(100M)	保证数据传输安全	6	1	6	和卫生部统一
百兆 VPN 网关	保证数据传输安全、身份认证、访问控制	10	1	10	支持 IPsec/SSL 一体化
交换机	信息平台内部交换	2	4	8	
路由器	接入 Internet	2	1	2	
千兆应用层防火墙	用于省级平台的安全防护和访问控制	10	1	10	可加载网关杀毒、IPS 模块,管理、监控功能
不间断电源(UPS)	提供在线服务器不间断电源主机、电池	5	1	5	电池根据实际情况增加
光纤接入10M 以上	接入 Internet 线路租用费	5	1	5	价格各地不同,每年投入
机房建设及系统集成	建议机房面积100 平方米	25	1	25	
笔记本电脑	办公、业务	1	1	1	
台式 PC 机	办公、业务	1	3	3	
合计				175	

表6-6 省级卫生监督信息网络平台配置支撑软件

设 备 名 称	用 途	参考单价(万元)	数量	小计(万元)	备 注
防病毒软件	用于所有服务器及网内电脑	6	1	6	
企业版操作系统软件	用于数据库服务器,特别是做群集	2.50	10	25	按照服务器数量定制
企业版数据库系统软件	用于存放全省数据并采用双机热备方案	15	4	60	按照数据库服务器数量定制
双机热备软件	双机热备管理系统	7	1	7	
合计				98	

3. 市(地)级卫生监督信息网络平台配置参考标准　市(地)级卫生监督信息网络平台配置所需硬件设备和支撑软件见表6-7和表6-8,总投入约71万元。

表6-7 市(地)级卫生监督信息网络平台配置参考标准

设 备 名 称	用 途	参考单价(万元)	数量	小计(万元)	备 注
数据库服务器	存放上报全国数据	10	1	10	
防病毒服务器	安装防病毒系统	3	1	3	
DNS服务器	提供DNS服务	3	1	3	
Web应用服务器	提供Web应用	5	1	5	
业务应用服务器	业务应用	5	1	5	
交换机	用于信息平台内部交换	0.5	2	1	
路由器	Internet出口	1	1	1	
百兆VPN网关防火墙	保证数据传输安全、提供身份认证、访问控制	10	1	10	支持IPsec/SSL一体化
不间断电源(UPS)	提供在线服务器不间断电源主机、电池	4	1	4	电池根据实际情况增加
光纤接入2M以上	接入Internet	2	1	2	价格各地不同,每年投入
机房建设及系统集成	机房建议面积40平方米	5	1	5	
笔记本电脑	办公、业务	1	1	1	
台式PC机	办公、业务	1	10	10	
合计				60	

表 6-8 市(地)级卫生监督信息网络平台配置支撑软件

设 备 名 称	用 途	参考单价(万元)	数量	小计(万元)	备 注
防病毒软件	用于所有服务器及网内电脑	3	1	3	
标准版操作系统软件	用于所有服务器	1.2	5	6	按照服务器数量定制
标准版数据库系统软件	用于存放全国数据	2	1	2	按照数据库服务器数量定制
合计				11	

4. 市(地)级县(区)级卫生监督信息网络平台配置参考标准 市(地)级县(区)级卫生监督信息网络平台配置所需硬件设备和支撑软件见表 6-9 和表 6-10,总投入约 22 万元。

表 6-9 市(地)级县(区)级卫生监督信息网络平台配置参考标准

设 备 名 称	用 途	参考单价(万元)	数量	小计(万元)	备 注
数据库服务器	存放上报全国数据	4	1	4	
应用服务器	业务应用	2	1	2	
交换机	内部计算机设备连接	0.25	2	0.5	
VPN/防火墙网关	和省级平台对接,并且保护本地局域网	2	1	2	可加载网关杀毒
不间断电源(UPS)	提供在线服务器不间断电源主机、电池	4	1	4	电池根据实际情况增加
宽带接入	接入 Internet	2	1	2	价格各地不同,每年投入
台式 PC 机	办公、业务	0.5	5	2.5	
合计				17	

表 6-10 市(地)级县(区)级卫生监督信息网络平台配置支撑软件

名 称	用 途	参考单价(万元)	数量	小计(万元)	备 注
标准版操作系统软件	用于所有服务器	1.5	2	3	按照服务器数量定制
标准版数据库系统软件	用于存放全国数据	2	1	2	按照数据库服务器数量定制
合计				5	

5. 其他部分 除以上基本配置外,各级卫生监督信息网络平台建设还应配备以下设备,见表 6-11。

表 6-11 各级卫生监督信息网络平台的其他配置标准

名 称	用 途	参考单价(元)	参考配置标准	备 注
便携式电脑	日常监督执法	6 000	1台/工作组	有条件地区可提高配置标准
便携式打印机		4 000	1台/工作组	
掌上电脑(PDA)		3 000	1台/工作组	
系统运行维护费		不低于系统投入的10%		

(三) 卫生监督信息网络的应用

目前已经完成的卫生监督信息网络,主要用于实现卫生监督相关信息发布、投诉举报、咨询、查询等功能,实现其他卫生监督业务应用软件内容和功能在网站上的扩展,例如卫生监督信息报告的传送和发布等。卫生监督专用平台是卫生监督机构所有工作人员日常办公的系统平台,各级卫生监督机构工作人员通过网络,使用浏览器登录到专用平台进行日常电子化办公,监督执法系统是专网平台内的一个重要业务系统。专网平台存储了卫生监督相关的所有数据信息,通过交换机制与其他系统平台实现数据交互共享。

卫生监督信息报告是卫生监督信息工作的重要组成部分,其基本任务是依据《中华人民共和国统计法》和国家有关卫生法律、法规、政策的规定和要求,采集与卫生监督工作密切相关的数据,进行统计汇总分析,发布情况通报,为卫生监督工作提供科学依据,为社会公众服务。卫生监督信息报告的根本目的是为卫生监督管理和执法工作的科学决策提供依据,并不断提高卫生监督工作水平。

经国家统计局批准使用的卫生监督信息卡分为3大类,11个专业,共20张。包括建设项目信息卡1张、被监督单位信息卡9张、监督处罚个案信息卡10张。在20张卫生监督信息卡中,建设项目"卫生审查信息卡"和9张"被监督单位信息卡"用于收集合法单位的"合法信息",10张"监督处罚个案信息卡"则用于收集合法单位和非法单位的"违法信息"。它们的正常使用,将发挥以下4方面的作用:

1. 有利于各级卫生监督机构建立完善统一系统平台、统一信息标准、统一数据结构、统一业务流程的卫生监督信息数据库,实现卫生监督信息数据的科学利用和智能化、网络化动态管理。

2. 有利于及时、全面地掌握本地区在建项目的卫生审查、卫生行政许可、卫生监督检查、卫生行政处罚等卫生监督主要业务领域的实施和进展情况。

3. 有利于通过卫生监督处罚个案信息卡所反映的信息,掌握相关生产经营单位的不良记录,形成严重违反卫生法律法规的生产经营单位"黑名单",为在今后的卫生监督管理过程中审查这些单位的准入资格提供信息支持。

4. 有利于促进各级卫生行政部门和卫生监督机构进一步规范卫生监督业务工作,强化机构内部的卫生监督业务管理,提高卫生监督信息报告的工作质量和效率。

（王 伟）

第四节　妇幼保健信息系统

妇幼保健信息系统（maternal child information system，MCIS），是指按照国家有关法律法规和政策、标准的要求，以计算机技术、网络通讯技术等现代化手段，对妇幼保健机构及相关医疗保健机构开展的妇幼保健服务工作各主要阶段所产生的业务、管理等数据进行采集、处理、存储、分析、传输及交换，从而为卫生行政部门、妇幼保健机构及社会公众提供全面的、自动化的管理及各种服务的信息系统。妇幼保健信息系统是妇幼保健机构对其服务对象进行长期、连续的追踪管理和开展优质服务的基础，是妇幼保健机构现代化建设中不可缺少的基础设施与支撑环境。妇幼保健信息系统一般包含妇女儿童基础档案管理系统、妇女保健信息系统、儿童保健信息系统、妇幼卫生统计报表系统4个基本组成部分。在实际应用中，还可在此基础上进行功能扩展。

一、妇女儿童基础档案管理系统

妇女儿童基础档案管理系统是用于建立和管理妇女及7岁以下儿童保健对象的个人基础信息档案的计算机应用系统。其主要任务是建立妇女儿童基础档案，保证妇女儿童个人基础信息的唯一性，是连接其他各个分系统数据档案的核心。其基本功能包括：

1. 妇女儿童基础档案登记　建立妇女儿童的基础档案，包括唯一性的个人识别码；提供修改基础档案功能，保存修改日志；提供儿童与母亲识别码的关联功能；可以嵌入其他各分系统中调用；其他分系统关联引用后，不允许删除基础档案；按识别变量可判别合并基本信息，修订关联标识。

2. 妇女儿童基础档案查询　采用一览表方式显示按单个或多个条件的组合查询结果；支持个案查询，支持儿童与母亲档案关联查询。

3. 打印和数据导出　支持报表打印和查询结果的打印；可导出全部个案数据和报表数据，也可按查询结果导出。

二、妇女保健信息系统

妇女保健信息系统是以妇女个案为单位，以妇女保健信息为核心，对妇女保健服务过程中所产生的主要业务数据进行计算机管理与处理，实现妇女保健管理的现代化、科学化而建立的应用信息系统。一般可分为8个子系统：

1. 婚前保健服务管理分系统　婚前保健服务管理分系统是在开展婚前保健服务过程中用于完成婚前保健对象个案信息的数据采集、处理、存储、统计分析和交换的计算机应用系统。主要任务是记录和管理男女婚前检查基本信息、检查信息（病史、体格检查、辅助检查）、婚前卫生咨询、婚前卫生指导、检验结果报告等。

2. 计划生育技术服务管理分系统　计划生育技术服务管理分系统是在开展计划生育技术服务过程中用于完成计划生育技术服务对象个案信息的数据采集、处理、存储、统计分析和交换的计算机应用系统。主要任务是记录和管理服务对象的基本情况、既往史和现病史、体格检查情况、接受计划生育技术服务情况、女性服务对象的孕产史、妇科检查等的个案信息。

3. **妇女病普查管理分系统** 妇女病普查管理分系统是对妇女病普查工作中产生的业务、管理等数据进行采集、处理、存储、分析、传输及交换的计算机应用系统。主要任务是记录妇女基本情况、检查情况,实现对妇女病患者的跟踪随访管理。

4. **孕产期保健服务管理分系统** 孕产期保健服务管理分系统是对孕产期保健工作中产生的业务、管理等数据进行采集、处理、存储、分析、传输及交换的计算机应用系统。包括孕产妇基本情况登记、产前检查记录、分娩记录、产后访视等部分。主要任务是记录孕产妇从妊娠到产后42天的各项信息,建立完整的孕产妇系统管理档案,实现对孕产妇的动态连续追踪管理。

5. **孕产妇高危管理分系统** 孕产妇高危管理分系统是协助医疗保健机构开展孕产妇高危管理工作的计算机应用系统。主要任务是建立孕产妇高危专案管理,处理高危因素筛查、登记、追踪和高危结案信息,确保医疗保健机构对其服务对象进行连续追踪管理和开展优质服务。

6. **出生医学证明管理分系统** 出生医学证明管理分系统是各级卫生行政部门、依法许可的医疗保健机构对儿童出生信息进行管理的计算机应用系统。主要任务是记录和管理儿童《出生医学证明》的订购、发放、签发、补发、作废等信息,建立《出生医学证明》完整的流转管理档案。

7. **产前筛查与诊断管理分系统** 产前筛查与诊断管理分系统是对产前筛查与诊断管理工作中产生的业务、管理等数据进行采集、处理、存储、分析、传输及交换的计算机应用系统。主要任务是记录孕妇的基本信息、产前筛查、产前诊断、登记与追踪等信息,实现各产前诊断中心与筛查单位的信息共享。

8. **孕产妇死亡报告管理分系统** 孕产妇死亡报告管理分系统是对孕产妇死亡信息进行采集、处理、存储、分析、传输及交换的计算机应用系统。主要任务是记录孕产妇死亡报告卡、个案调查报告和各级死亡评审等信息,完善孕产妇死亡报告管理机制。

三、儿童保健信息系统

儿童保健信息系统是以儿童个案为单位,以儿童保健信息为核心,对儿童保健服务过程中所产生的主要业务数据进行计算机管理与处理,实现儿童保健管理的现代化、科学化而建立的应用信息系统。一般分5个子系统:

1. **新生儿疾病筛查管理分系统** 新生儿疾病筛查管理分系统是对新生儿疾病筛查、随访、召回、治疗等过程产生的业务和管理数据进行采集、处理、存储、统计分析与传输交换的计算机应用系统。主要任务是记录新生儿基本信息、采血样本、实验室初检与复检等信息,实现各医疗保健机构与新生儿疾病筛查中心的数据共享。

2. **儿童健康体检管理分系统** 儿童健康体检管理分系统是记录和管理7岁以下儿童的健康信息,对儿童各期生长发育进行动态评价的计算机应用系统。主要任务是记录儿童从零到7岁健康体检、营养指导、生长发育监测、眼保健、口腔保健、听力保健、心理保健等信息,建立完整的儿童系统管理档案,实现对7岁以下儿童的动态连续追踪管理。

3. **体弱儿管理分系统** 体弱儿管理分系统是协助保健机构开展体弱儿管理工作的计算机应用系统。主要任务是建立体弱儿专案管理,记录和管理体弱儿筛查、登记、追踪和结案信息,确保保健机构对其服务对象进行连续追踪管理和开展优质服务。

4. 出生缺陷监测管理分系统　出生缺陷监测管理分系统是医疗保健机构对出生缺陷登记管理和出生缺陷人群监测工作的业务、管理等信息进行采集、处理、存储、分析、传输及交换的计算机应用系统。系统的主要任务是记录和管理出生缺陷登记和出生缺陷人群监测信息,完善出生缺陷监测管理机制。

5. 5 岁以下儿童死亡报告管理分系统　5 岁以下儿童死亡报告管理分系统是对 5 岁以下儿童死亡信息进行采集、处理、存储、分析、传输及交换的计算机应用系统。主要任务是记录和管理 5 岁以下儿童死亡报告信息,完善儿童死亡报告管理机制。

四、妇幼卫生统计报表系统

妇幼卫生统计报表系统是以现阶段妇幼卫生统计报表为主要内容,对妇女保健和儿童保健等信息系统所收集、管理的相关业务信息进行分类汇总、统计分析和网络传输上报等处理的计算机应用系统。主要任务是完成对妇幼保健各分系统数据统计,产生国家规定的妇幼卫生统计年报表,提高统计数据的准确性。

妇幼卫生统计报表系统的现阶段基本内容包括:孕产妇保健情况调查表、7 岁以下儿童保健工作情况调查表、流动人口儿童与孕产妇健康状况调查表、妇女病普查情况调查表、计划生育技术服务数量和质量情况调查表、婚前保健情况调查表等统计报表。其基本功能包括:

1. 数据采集　完成全部报表数据的采集,各分系统能够提供的统计数据直接从分系统数据统计转入。未在分系统管理范围内数据提供直接录入功能;审核确认通过的数据不允许修改;被驳回的数据按权限提供修订功能并保存修改日志。

2. 逻辑查错　能设定报表内、报表间以及数据项本身的逻辑关系,具备数据自动检错功能。

3. 报表审核　完成对报表数据的逐级审核,登记审核意见,对审核未通过作驳回处理。

4. 统计分析　能按时间、部门、指标、数据项等统计要求生成和打印国家规定的统计报表及分析报表、图形,并支持数据导出。

5. 查询　能提供单项和多项组合查询统计功能。

6. 动态监测　能从指标的时间分布、空间分布和人群分布上实施动态监测,具备对异常指标和数据预警功能,并以图表形式展现。

7. 报表质量控制　能根据报表补漏调查数据对报表进行修订,具备质量控制前后的数据保存与对比分析功能,计算相关的质量情况。

五、妇幼保健信息管理

1. 数据管理遵循属地化、分级管理原则　按照统一的编码规则编制个人识别代码,以区(县)级妇幼保健机构为基本数据管理单位,建立和管理本辖区的原始个案数据库,搜集本辖区内常住地或户口所在地服务对象的各项信息数据。

2. 系统具备外部接口　系统能够与各级妇幼保健信息系统和社区卫生服务信息系统之间的纵向、横向接口,实现数据的分级管理、传输交换和共享;系统能与医院信息系统接口,实现系统所需的临床医疗数据能直接从医院信息系统中导入,避免数据的重复录入和误差;支持与疾病预防控制信息系统接口,实现与包括儿童计划免疫信息系统、死亡报告系统等在内的疾病预防控制信息系统之间的数据交换和共享。支持与计划生育、公安、民政等社会相关部门信息系统接口。

（董建成）

思 考 题

1. 何谓电子健康档案？EHR 有哪些作用和特点？
2. 电子健康档案的信息来源于何处？
3. 疾病监测信息主要有哪几个类别？各有何特点？
4. 传染病网络报告信息系统有哪些主要功能？
5. 卫生监督信息化的作用是什么？
6. 卫生监督信息系统具有哪些主要功能？
7. 妇幼保健信息系统的基本组成部分有哪些？
8. 妇女保健信息系统包含哪些子系统？
9. 儿童保健信息系统包含哪些子系统？

第七章

远程医学

远程医学(telemedicine)是计算机技术、远程通信技术与医学科学相结合而产生的一个新兴的综合应用领域,已经渗透到医学科学的各个领域。由于远程医学对于计算机和通信技术的依赖性以及应用上的特殊性,它不仅包含医学科学的内涵,且更多地融入了信息工程技术的内容,是现代信息工程技术与医学科学有机结合的典范。

第一节 远程医学概述

远程医学从广义上讲是使用计算机技术和远程通信技术提供的医学信息和医学服务,包括远程诊断、远程会诊、远程护理、远程教育、远程医学信息服务等所有医学活动。从狭义上讲,是指远程医疗,包括远程影像学、远程诊断及会诊、远程护理等医疗活动。

一、几个基本概念

(一)远程医疗

远程医疗起源于 20 世纪 60 年代末。当时美国的 Kenneth Bird 与 Fitzpatrick 等人,利用微波视频技术将波士顿 Logan 国际机场的一个诊所与麻省总医院进行了互联,为机场的工作人员及其乘客提供医疗服务,并首先使用了"telemedicine"一词。国内大多将其译为"远程医疗",也有将之译成"远程医学"的。顾名思义,它是一种远距离的医疗活动,是相对于传统的医疗活动而言的。传统医疗活动中,医生和患者之间的交流是直接的,不需要借助其他介质,强调的是面对面交流;而远程医疗有别于传统的医疗活动,其关键在于远程(distance),需要借助通讯设备和网络,故英文名为"telemedicine"。

一般认为,狭义的远程医学主要指远程医疗。远程医疗是综合应用信息技术在异地之间进行临床医学信息传输和处理的医疗活动,诸如临床咨询、远程会诊、远程检查、远程手术等。

远程医疗并不是一个新鲜的概念。利用电话作为最简单的一种远程医疗工具,提供医疗咨询服务早已存在,从历史上来看,远程医学的基础是 1935 年由意大利罗马的国际放射医疗中心奠定的,1959 年在罗马的国家医疗会议中心现场就展示了远程精神病医疗,远程 X 光诊断和新的外科手术过程。

(二)远程卫生

远程卫生(telehealth)是指利用各种远程通讯技术提供卫生相关服务和信息,是远程医疗概念的延伸或扩展。它不同于远程医疗偏重于临床诊疗活动,远程卫生范围更广泛,包括卫生管理、教育、研究、预防、健康促进和临床诊疗等多方面,更强调技术问题的解决。如医生采用电子邮件的方式与患者取得联系、开处方或者提供其他方式的服务。

(三) 电子健康

随着有线电视、互联网络、移动通讯、遥测和身份验证技术的发展,医学影像存储与传输系统(PACS)、实验室检验信息系统(LIS)、临床信息系统(CIS)、病理信息系统(PIS)、体检信息系统(PEIS)等广泛应用,远程照顾、远程咨询、远程护理、远程患者监测、远程卫生、远程医学教育、网上公共卫生调查、健康信息安全和保密等系统的逐步变为现实,数字化医院、数字化社区医疗的雏形已经形成。以互联网络为大平台的"电子健康(e-Health)"应运而生。

与远程医疗相比较,电子健康是抽象出来的一种健康理念,它以因特网为核心科技手段,通过网络普及实现医疗服务领域的通讯化革新,通过提高卫生体系的效率来减少卫生支出,通过提供更好的信息服务做出健康方案和进行自我护理,通过促进卫生专业实践和交流加强临床护理和卫生服务,通过应用新措施改善服务不到位人群的卫生质量。从根本上改变传统的医疗服务方式,减少卫生服务的不均衡分配,提高服务效率和质量。而远程医疗以克服距离障碍,实现提供医疗服务为核心,侧重于应用新科技克服以往由于距离原因未能实现的传统医疗服务,尤其在边远农村,人烟稀少地区面临就诊困难,无法得到应有的医疗服务,而通过通信手段辅助达到相应目的。电子健康可从根本上改变传统的医疗服务以医生为主的个人服务模式,形成包括医护人员和 IT 技术人员组成的医疗团队服务模式。

电子健康档案(EHR)是电子健康的核心,它覆盖个人从一出生就开始的体检结果、计划免疫记录、既往病史、各种检查和治疗记录、药物过敏史等。通过与电子病历(EMR)有效连接,并融入数字医疗系统,可使医学信息得到最佳利用和共享,实现以人为本的全程、优质、个性化的持续服务。

电子健康体系覆盖诊疗设备数字化、病历记录电子化、医院管理信息化、医疗服务网络化、医学模式现代化、健康决策科学化等内容,融合了与手机、PDA、地理定位系统(GPS)、卫星电视、远程医疗服务、携带式和穿戴式生理参数实时监测系统等。通过标准化软件、制度等,构建全国健康服务和管理机构间跨地域、跨部门、跨所有制的电子信息共享网络,实现远程医疗、远程教学等,使各级各类医疗保健、疾病预防、计划生育、医学科研、健康咨询和药品、医疗器械生产供应销售以及社会保障、保险等形成一体化医疗转诊和健康服务体系,实现最大限度的信息互通和资源共享。

(四) 数字医学

数字医学(digital medicine)是指以医院和患者为研究对象的数字化医学科学体系,是实现电子健康的技术支撑。以医院为对象的研究主要解决在数字化条件下,医院如何解决自身管理和为患者服务,强化服务的效果和效率,并能实现资源共享、远程会诊等新增服务,具有代表性的就是医院信息系统(HIS)。以人为对象的研究主要利用已成熟的计算机技术、网络技术、医学工程技术和其他科技手段,建立可视、可触摸、可感受的虚拟人体体系,供从事医学事业的人们研究人类自身,培训医学人才,并在术前为患者设计治疗方案,在术中进行导航,也为研制新型医药和设备提供研究对象,以及为从航天航空到皮鞋、运动鞋等涉及人体的各个应用领域服务。

数字医学作为信息技术与医学科技的多学科交叉新领域,是由美国学者最先探索和推动发展的。较早提出"数字医学"这个概念的,是美国哈佛大学医学院的华纳.V.斯赖克教授。

数字化技术交叉渗透于医学科技的各个领域,因此,数字化医疗设备的研发与应用、医疗管理信息系统和临床信息系统的开发与实施、数字化医院的建设与管理、临床医疗技术的数字化和应用、区域医疗协同与信息资源共享、远程医疗会诊与远程医学教育、基础医学各个分支学科的数字技术应用、疾病预防控制与公共卫生管理的数字化等,都是数字医学的范围。

二、远程医学的作用和意义

随着计算机科学与信息技术的迅速发展,远程医学正以惊人的速度和影响力带动着现代医疗保健技术向超越"空间"、超越"时间"的更广泛、更深入的领域发展,开拓了医疗服务的新模式和新境界,远程医学可以满足跨医院、跨地域乃至跨国家的医疗求助或医疗协作需求,打破了传统医疗在"环境"、"地点"、"场所"、"资源"等方面的限制,在最大范围内实现全国乃至全世界的医疗卫生资源的共享。远程医学使医疗保健服务更加贴近人民大众,为提高人民生活质量发挥越来越大的作用。

电子健康系统的建立和完善可以最大限度地消除服务者与被服务者之间的信息不对称,最大限度地减少重复检查、重复收费、重复服务,以及由于信息不畅造成的误诊误治。人们可以根据自己的条件和愿望购买安全有效、价格合理的药品和家用医疗保健器械,得到相应医疗保障和保险服务支持。

三、远程医学的类型

现代远程医学涵盖了三方面的医学活动内容:

1. 医疗方面 包括远程会诊、远程诊断、远程治疗、远程持续护理、远程医学咨询、远程健康监护等。

2. 教育方面 远程教育、远程学术交流、远程技能培训等。

3. 数据共享方面 远程医学文献检索、远程医学数据共享、远程卫生信息交流等。

四、远程医学系统的组成

远程医学系统通常由以下几部分组成:

1. 医疗服务的提供者:即医疗服务源所在地,一般位于城市的医疗机构或卫生服务中心,具有丰富的医学资源和诊疗经验。

2. 寻求医疗服务的需求方:可以是当地或外地不具备足够医疗条件的医疗机构,也可以是家庭患者。

3. 联系两者的通信网络、视频会议系统及诊疗装置:其中网络的形式可以多种多样,如普通电话网、国际互联网、无线通信或卫星通信等;所用设备包括多种多样的视频会议系统、计算机软硬件、诊疗仪器等。

五、远程医学的发展趋势

远程医学技术已经从最初的电视监护、电话远程诊断发展到利用高速网络进行数字、图像、语音的综合传输，并且实现了实时的语音和高清晰图像的交流，为现代医学的应用提供了更广阔的发展空间。

（一）萌芽阶段

在中世纪的欧洲，人们通过点燃篝火的方式传递有关瘟疫的信息。这被认为是世界上最早的"公共卫生网络"之一。1884年，有人利用莫尔斯电码为船上患者提供远程医疗咨询。1924年，美国 Radio News 杂志展示了未来通过"交互式视频系统"开展远程医疗服务的前景。20世纪40年代，瑞典和美国利用电话通信技术为外界提供远程医疗咨询，并成功传输了放射影像资料；20世纪50年代中期，美国和加拿大通过双向闭路电视系统成功地传输了医学数据。

（二）模拟技术发展阶段

该阶段的远程医疗服务采用模拟技术实现了医学信息捕捉、传输和重现3项基本功能。20世纪60年代初，为监测宇航员生命体征，美国航空航天局（NASA）建立了远程监测系统，1966年成功发射了用于远程医疗会诊的卫星，为宇航员以及北美印第安人传输了大量的心电图和X线数据资料，证明了卫星通信用于远程医疗的有效性。20世纪70年代，NASA首次将电视会议系统应用于美国阿巴拉契亚山脉和阿拉斯加山区与城市间的远程医疗；20世纪80年代早期，联合国以发射的4颗地球同步通信卫星为核心，建立了多国间远程医疗系统，促进了人们对远程医学的进一步认识。

（三）数字技术发展阶段

20世纪80年代中后期，远程医学引入了数字技术，实现了医学信息和音频、视频信号的数字化压缩，大大提高了医学信息的传输速率，并使得医学信息的捕捉、传输和重现3项技术跃上了一个新的台阶；但因受网络带宽限制，传输的信息仍局限在信息量相对较少（低精度的静态图像）的某些医学专业。当时远程医疗采用的"数字图像"仅限于放射胶片经过扫描和模拟摄像机获取的准数字医学图像，而病史资料等信息则限于手工输入或扫描输入的准数字资料。由于准数字图像的精度有一定损失，故远程医学工作质量仍然没有达到理想的程度。

（四）集成化发展阶段

该阶段医学信息源完全实现数字化，信息传输与信息共享实现了多系统集成和跨平台的传输，宽带通信技术的普遍采用促使医学影像和视频质量得以大幅度提高。从20世纪90年代初开始，远程医学被列入了各国信息基础设施建设的计划，到90年代中后期，随着医院信息化建设的发展、普及和成熟，HIS、CIS、PACS和LIS的成功整合，出现了电子病历，远程医学的应用量快速增长。

（五）发展趋势

远程医学技术是顺应现代信息社会发展和人们对医疗保健的需求而发展起来的。纵观远程医学技术的发展历史，远程通讯技术、现代信息技术的每一个进步，都极大地推动了远程医疗技术的发展。因此，随着通讯、信息技术的不断发展，远程医学技术将逐步进入常规的医疗保健体系并发挥越来越大的作用。

1. 新技术的日益发展促进了远程医疗工作质量不断提高　通讯和信息技术发展迅猛，新技术层出不穷，人们不断地尝试着新的技术和手段，尽快地运用于远程医疗实践，从而力图突破旧技术的发展障碍和瓶颈。据报道，目前一种单为美国军方使用的"超宽带"技术，其传输速度达每秒 60 千兆比特,其功能之大,几乎对全球每一个上网的人都已足够。诸如此类的技术一旦应用于远程医疗,则远程医疗技术的工作质量将得到大幅度的提高。

2. 应用领域和应用范围不断向社区和家庭拓展 远程医疗技术的应用领域,从最初的高科技领域到后来的军用、民用,最终它将会向社区和家庭渗透,普及到每个老百姓身边。而远程医疗技术的应用范围则从小范围到跨医院、跨省、跨国,最终会形成基于 Internet、电子商务、移动通信技术的全球医疗、保健网络,让人们随时随地都能得到所需要的医疗服务,真正解决如今的看病难问题。远程医学的最终目标是"在任何时间和任何地点,可使伤患者和医务人员获得世界上最先进的医疗技术"。

3. 医疗资源得到进一步共享和利用 网络的日益发展,必将使得全球的医疗资源通过网络形成"虚拟医院",通过计算机网络提供求医、电子挂号、预约门诊、预定病房、专家答疑、远程会诊、远程医务会议、新技术交流演示等服务逐步成为现实。"虚拟医院"具有存储量巨大的计算机多媒体系统,可以随时将患者的医学和健康信息传送到医疗卫生机构的任何一个服务器或工作站,医生可以在任何时间、任何地点轻而易举地通过网络迅速得到患者的全部信息,从而迅速确诊病情,提高诊治效果。

正如美国未来学家阿尔文·托夫勒曾预言的:"未来医疗活动中,医生将面对计算机,根据屏幕显示的从远方传来的患者的各种信息对患者进行诊断和治疗"。

第二节 远程医学支撑环境

远程医学活动是基于实时或同步(real time/synchronous)和存储转发或异步(store-and-forward/asynchronous)两个基本通讯技术而实现的。涉及的技术是多方面的,是多种技术的融合渗透和综合应用。实时/同步的远程医学活动与普通视频会议系统十分相似,要求提供服务和接受服务的双方同时在场,实时互动进行。视频会议设备是最常使用的设备,涉及的技术也是远程医学核心支撑技术之一。异步远程医学活动允许先将需要的信息(如医学影像、生物信号、电子病历、实验室检查等)通过远程存储、转发、获取远程医疗数据(如通过 e-mail、FTP 等),尔后对这些资料进行处理(如会诊、评估、学习等),不需要提供服务和接受服务双方同时在线。皮肤科、放射科、病理科的活动比较适合异步远程医疗。无论同步、还是异步远程医学活动,都要涉及医学信息的数字化、医学数据采集与存储、多媒体处理和网络传输等技术。

一、软硬件系统支撑环境

请求和提供服务双方有相同的或相互兼容的远程医疗软件、硬件系统。如符合 ITV-T,H.320、H.323、H.324 标准的视频会议系统,数据存储系统(如数据仓库、数据存储中心等),符合 DICOM、采用统一的数据格式的图像扫描、传送、浏览的 PACS 系统,远程医学管理系统,等等。

二、医学信息数字化环境

由于远程医学的特点是异地传输医学数据,开展远程医学的前提是医学信息的数字化。包括学术信息、临床信息、实验室检测(如血、尿、体液的各种生化含量指标)信息、生物学信号数据(如心电图、肌电图、血压、血氧等生理和电生理参数)、医学成像数据(如 B 超、CT、断层扫描、磁共振等)的数字化。

医学信息数字化需要数字化的医疗环境。建立区域卫生信息交换中心,将跨部门、跨地区的各种卫生保健信息系统(如医疗机构的 HIS、PACS、LIS,疾控中心的疾病监测系统等)予以集成或互操作(interoperability),实现跨地域的患者信息(如病史、X 线、CT、MRI 等)传送、存取、集成与互操作,并在此基础上,以患者记录作为中心元素,借助内容和结构,采用分布式分层存储策略处理和获得区域或医院的所需信息,开展医疗或科研工作。

三、通信网络环境

通信网络环境是远程医疗系统的基础设施,它由广域网、城域网、局域网等网络构成,根据需要提供高速、宽带、实时、多媒体信息的传输。

开展远程医学业务必须要有能满足远程医疗服务的通讯方式和可靠的通讯线路。可采用多种数据传输方式,如有线、无线、电话线、帧中继、ISDN、DDN、卫星通讯等。最低传输速率应大于 14.4kb/s,传输信道的速率达到 64kb/s~2.048Mb/s 及以上。不同的传输速率影响远程医疗业务的效果,如表 7-1 所示。

表 7-1 不同的传输速率影响远程医疗业务的效果

传输速率(kb/s)	效　果				
	远程诊断	专家咨询	远程教学	手术指导	远程急救
14.4~33.6	一般	较好	一般	差	一般
33.6~64	较好	好	较好	一般	较好
64 以上	好	好	好	好	好

四、协同工作环境

无论从医学活动(包括临床、教学、科研)本身,还是对医疗活动的管理都需要协同工作。远程医学中的协同工作是以多种数字传输方式,通过计算机网络、多媒体技术和远程医疗软件系统,建立不同医疗单位之间、医生和患者之间的联系,完成远程咨询、诊治、教学、学术研究和信息交流任务,形成医学专家之间、医生与患者之间、IT 管理人员与医生之间的一种全新的协同配合的工作模式。在远程医学活动中,要使地理位置分布不同的成员协同高效地相互配合,进行疾病诊治、信息交流,最终完成医学任务,取得医疗活动中参与者与系统之间的协同进行是成功的关键。协同工作环境包括人员的协同和信息系统的协同。

(一) 人员协同

人员协同包括提供和接受服务机构的医务人员、网络技术人员、管理人员,接受服务群体或个体,以及第三方机构(如医疗保险、社会保障、健康管理公司等)的协同配合。

1. 医务人员是主角　通过远程医学系统进行远程医疗活动,完成远程会诊、远程手术、远程教育、远程学术交流以及远程咨询、远程文献检索等活动。保证远程医疗服务的质量,代表本单位本专业学科的水平,避免误诊。无论医生,还是护士,都应当熟悉远程医学系统各个模块的功能和使用方法,正确操作音视频和网络设备。熟练使用 HIS、PACS 等系统调用有关信息,处理各项业务请求,做好记录,保存各项活动的电子档案。

2. IT 技术人员是保障 协助医务人员做好远程医学服务工作,是远程医学系统能够正常运转的有力保障。主要负责系统的正常运行,保证不同业务的正常开展,指导医务人员正确使用远程医疗、远程教育和共享数据系统,排除各种技术难题。

3. 管理人员是纽带 管理人员是服务提供方和接受方的中间联络人。主要负责管理、运营远程医疗业务。包括响应会员机构和个人的远程申请,各会员机构和个人的管理,医疗专家的管理,费用的管理以及策划、宣传等相关业务。

(二) 信息系统协同

信息系统协同是指远程医学活动中涉及的各种业务系统和管理系统的协同工作,各系统间信息的相互传送、转移和调用。常常通过标准化的信息系统或数据转换实现。由于参与远程协同活动双方(包括会诊中心、请求会诊医院、会诊医院、医疗保险机构、个人等)的医疗信息存在于许多不同的计算机信息系统之中,其信息的表示、格式、数据标准等都不尽相同,这就要求在进行远程医学活动时必须统一标准,实现信息的转换,通过"协同数据库"或"数据库协同管理系统"实现信息的协同与共享。

五、远程医学标准

凡是在远程医学过程中发生信息交换时,就必须考虑采用标准的问题。标准的关键是编码。由于医学本身具有一个庞大的学科群,加上许多新生的边缘学科,使得统一编码成为一个长期的系统工程。大型影像医疗仪器的图像标准格式 DICOM 已经被厂商和用户接受。WHO 提出的疾病分类标准 ICD-9 和 ICD-10 已被各国广泛采用。但仍很难满足医学信息化的发展需求,特别是电子病历、电子健康档案和远程医疗的发展。

美国国立医学图书馆研制的重大项目"统一医学语言系统(UMLS)"以人工智能方法汇集了各种编码,词汇量高达 30 余万条,是目前世界上最完备的医学编码系统。其中重要的子集是 SNOMED。SNOMED 的测试版包括了拥有各自编码的 180 000 个词条,每个词条都与一个概念相连接,概念的总数达 110 000 条之多,包括了 260 000 个显式的关系。HL7 (Health Level Seven)是一个非盈利性标准化组织,建立了 11 个技术委员会,主要从事卫生保健、环境、临床和管理电子数据交换的标准开发,HL7 也是标准的名称。

第三节 远程医学应用

一、远 程 医 疗

远程医疗是远程医学最主要的内容,包括远程咨询、远程会诊、远程诊断、远程治疗、远程监护等。在放射学、病理学、皮肤病学、精神病学、心脏病学、肿瘤学、外科学、护理学等都有应用。远程医疗的意义在于打破地域界限,让更多的人享受高水平的医疗服务,更合理地配置医疗资源,促进现有医疗资源的利用,有效地提高各级医院的医疗水平,降低患者医疗费用,方便患者就医,同时对有效地培育积累新的医疗资源将产生积极的作用。

(一) 远程医学咨询

远程医学咨询(teleconsultation)是最容易实现的一种远程医学活动,早在 1884 年便有人利用莫尔斯电码为船上患者提供远程医疗咨询。荷兰著名医生、心电图发明者 Wilhelm Linthoven 在 1903 年就开始了通过电话线来进行远程咨询的实验。

远程咨询的目的是实现异地医生与专家之间、医生(专家)与患者之间的交流和咨询。远程医学咨询最初的诊断由患者所在地的医生做出,通过远程咨询获取异地专家提供的"二次意见"以证实本地诊断或帮助本地医生做出正确的结论。远地医生可以将患者的医疗档案资料发送给异地的专家,异地的专家可以通过计算机网络为远地的医生对病情提供诊断和治疗的咨询服务;患者可以通过计算机网络,登录相关网站,找到有关医学专家进行咨询。专家也可以通过网上相关渠道得知患者病情,从而给予指导。

(二) 远程医学诊断

远程医学诊断(telediagnosis)是医生通过对远地患者的图像和其他的信息进行分析做出诊断。利用计算机网络技术、多媒体技术和现代医学新技术,把大的医学中心(医院)和小医院或患者家庭联系起来,由远地医生将患者的资料,包括物理诊断的图像以及检查检验的结果,通过网络传给医学中心专家,由这些专家对患者资料、物理图像和相关数据进行分析研究做出诊断。远程诊断要求在通过远程医疗系统获取、压缩、处理、传输和显示过程中,图像质量不会有大损失。远程诊断是对图像和医学信息的共享,是由远离患者的医生做出主要的诊断。

远程诊断可以是同步的(交互式)或异步的。同步式远程诊断类似于视频会议和需要文档共享的远程咨询,但它要求更高的通讯带宽以支持交互式图像传输及实时高品质的诊断视频。异步式远程诊断基于"保存、转交"结构,图像、视频、音频及文本被聚集在多媒体电子邮件里传递给专家,当他们方便时再行诊断。诊断完成后,将结果传回提交的医生。

远程诊断在外伤严重的紧急情况下可用于决定是否需要转移患者;发生灾难时运用远程医疗技术对受伤者实施紧急救助;战争中依靠远程诊断的结果决定受伤的士兵是否在战场治疗,还是要送后方医院;远程诊断也用于一些特殊的场合,如监狱,能减少押送犯人到医院所需的人力和物力花费;远程诊断是解决边远地区医疗水平的最好方案。应用远程会诊和诊断技术于临床的不同学科,形成了远程医疗的不同应用。

1. 远程放射学 将从放射设备获取的图像(包括 X 线、磁共振、CT、核医学、B 超等)通过远程通讯设备实现异地共享,而异地的专家可以在远程医疗的终端对放射图像进行评价和诊断,并通过音频/视频传输,实时地将诊断意见反馈给另一方,双方可以实现实时交互。远程放射学是目前最为成熟的远程医疗应用研究。

2. 远程病理学 病理学家用显微镜异地检查组织的一种远程医疗形式。借助交互式远程病理学系统,病理学家可以不必进入手术室而通过附加在显微镜上的摄像机远程观察快速冰冻病理组织切片的图像,判断从术中患者的身上切下来的组织是否有癌变,以决定是否继续切除。远程皮肤病学与远程病理学相似,只是其涉及的图像是患者的皮肤而不是显微镜下的样本。

3. 远程心脏病学 利用远程医疗传输心脏图像,以实现异地诊断。在 B 超心脏病学中,专家在患者心脏附近放置一个超声传感器,B 超仪实时处理来自传感器的信号,输出视频序列动态心动图;而在远程心脏病学中,这一视频序列将被传送给远程顾问,他可以实时观察,指导声谱学家如何放置传感器,并做出诊断。

4. 远程内镜学 内镜是一个能显示体内结构图像的设备,在远程内镜中,医生操纵内镜到感兴趣的部位,同远程心脏病学一样,远程专家可以实时观察视频图像,做出诊断或提出意见。医生对内镜视频质量要求较高,其分辨率一般应达到 640×480 以上。

(三)远程医学治疗

远程医学治疗是运用当前迅速发展的虚拟现实技术和远程控制技术,实现由中心医学专家通过遥控远端医疗设备(如医疗机器人等)对异地患者直接进行的治疗活动。主要方式有两种:

1. 远程出席(telepresent) 系统使在中心医院的专家能够从远端医生或护理人员的"肩膀上"看到他对当地患者的检查。远地医护人员要佩戴一个特殊头盔,头盔上有一个微型视频摄像头、麦克风、耳机和一个微型屏幕。视频和音频信号通过头盔传送到中心医院,专家能与远地医护人员交谈并指导远地正在进行的检查。

2. 远程手术(telesurgery) 系统运用遥感和机器人等技术,使专家能够直接看到手术现场,并根据专家的手术动作控制远地的机器人或机器手的动作,对远地患者进行手术操作。

(四)远程监护

远程监护(telemonitoring)是通过通信网络将远端的生理信息和医学信号传送到监护中心进行分析,并给出诊断意见。监护对象可以在家中或在旅行中,监测可以由患者自行完成,也可以由家庭医生在患者家中或在社区诊所完成,监测结果既可以本地存储,也可以通过通信网络传送到医疗诊所,并通过信息网络实现与远程专家会诊讨论,有助于病情恶化的早期预报或在病情突然恶化时向医疗中心报警以获得及时的救助。远程监护包括家庭远程监护和院内重症远程监护。最早应用远程监护技术的是美国航天局在 20 世纪 70 年代对太空中宇航员进行的生理参数监测。

1. 家庭监护 服务的对象包括慢性病患者(如高血压、糖尿病、厌食症、肥胖、慢性疼痛患者)、依靠技术维持生命的年轻人和儿童(如事故、致残、先天性病症患者)、晚期癌症或艾滋病患者、特殊的健康人群(如新生儿及孕妇)以及正常人群的健康管理。适用于家庭监测的生理学数据有:①循环系统的功能信息,如心电图、血压、心律等;②呼吸功能信息,如动态血氧饱和度、呼吸曲线、肺活量等;③内分泌检测信息,如血糖、尿糖、微白蛋白、胆固醇等;④孕产妇信息,如宫缩压力、胎儿心律等;⑤其他生物信息,如体温、脉搏、排汗量、活动度等。

2. 院内远程监护 主要用于重症监护病房(ICU)、冠心病监护病房(CCU)、新生儿监护室(NICU)和手术室(OR)等中央监护。如掌上型蓝牙心电监护仪及远程监护会诊系统,采用掌上计算机平台和蓝牙无线技术的手持式心电监护记录系统,支持通过 GPRS、CDMA、3G 网络实现远程移动心电监护。

二、远程医学教育

远程医学教育是远程教育(tele-education)在医疗卫生领域的应用。现代远程教育主要依托计算机网络技术、现代通信技术,提供直播教学、录播教学、现场转播、远程学术讨论咨询、课程高速下载、网上浏览和光盘邮寄等多种方式的教育培训,具有不受时间地点限制,传播速度快,培训面广的特点,能够为广大在职卫生技术人员提供及时、方便、快捷和相对经济的服务。

远程教学的主要功能是拓展教学的空间和时间，实现对远地的同步或异步教学。远程教学系统在教育技术上包括实时交互式课堂教学系统、课后的非实时网络化自学系统、数字化书刊文献系统、学生支持系统、考试系统、评估系统等。双方的师生虽身处异地却能如同处一室般地进行实时交互式的信息反馈和交流。

（一）形式与内容

1. 远程医学学历教育　在我国指的是毕业后的医学学历教育，教育部近几年批准了近70所高校开展网络教育，其中有10余所（如北京大学、北京中医药大学、中国医科大学、复旦大学、同济大学、东南大学、浙江大学、山东大学、中山大学、华南理工大学和四川大学等）涉及远程医学教育，涵盖了基础医学、中医、药学、护理学、生物医学工程、卫生事业管理和医学信息管理等10余个专业，临床医学因其专业特殊性，目前还不可以通过网络学习取得学位。

2. 远程继续医学教育　是通过远程的方式对在职卫生技术人员及公共卫生管理人员的终身医学教育，特别是针对偏远地区基层在职卫生技术人员开展的各种专业培训。例如：卫星卫生科技教育网（http://www.sww.com.cn，双卫网）、全军远程医学信息网（http://www.tmn.com.cn/ycyx_index.asp，军卫网）等影响较大的专业远程医学教育平台，通过覆盖全国的卫星网（天网）和互联网（地网）提供多种形式的远程医学继续教育。双卫网（如图7-1）以卫星通信技术为主要基础平台，以高清晰音视频课程为教育媒体，以10余家医学高等院校和1 000余名医学专家为教学资源，开展卫生技术人员在职培训工作。全军远程医学信息网（如图7-2）每周都在网上进行国内外医学新技术、新进展系列专题讲座。能同时进行远程会诊、远程教学、视频会议、电子图书资料查询等远程医学综合应用。

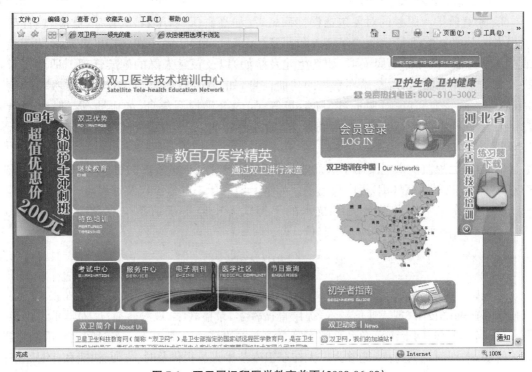

图 7-1　双卫网远程医学教育首页（2009-06-09）

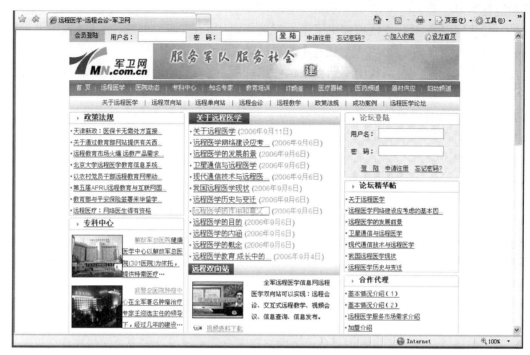

图 7-2 军卫网远程医学教育首页(2009-06-09)

另外,有些省市或公司也建立了一些远程继续医学教育网站,提供远程医学教育服务,如浙江省医学会建立的医联远程医学教育网(http://www.mediuni.com)、华夏远程继续医学教育网(http://www.886120.cn)、医学教育网(http://www.med66.com)、江西远程医学教育网(http://www.jxycyxjy.com)等。

3. 远程健康教育 应用远程的方式对普通人群进行的医学常识普及性教育以及慢性病预防、保健、康复等方面的知识技能教育。我国的医疗卫生资源大多集中在大中城市,边远地区卫生资源相对贫乏,使用远程的方式开展健康宣传教育能够更加有效地组织资源,对提高人类健康的综合素质,加快医学技术的发展有着重要的意义。随着"健康中国 2020"、"中医治未病"等国家卫生战略的提出,各类医学网站将会加大远程健康宣传教育力度。国外的一些非营利性组织及医学院校成为了远程健康宣传教育的先驱者。例如,世界银行协会(World Bank Institute)就致力于通过开展健康宣教帮助会员国家的政府、机构提高当地人口的健康水平,远程教育已成为该协会主要的授课形式。美国的得克萨斯大学(University of Texas)开展了对得克萨斯-墨西哥偏远贫困地区基层医务人员及儿童的远程医学教育及健康宣教,并在当地设立了多个医疗点。远程医学教育及健康宣教内容包括:清洁与疾病的关系、糖尿病、肥胖症、健康生活方式的培养、生育及遗传、皮肤癌的预防、急救基础知识、牙齿健康保健、心脏保健等,由专家录制好课件进行教学,当地的教师在现场进行指导。

(二)学习方式

1. 远程教育站点 通过互联网,连接医学教育站点,点播教学内容(如 VOD 医学视频点播)、下载学习课件、收听实况转播。

2. 网上学习交流 通过医学站点的网上论坛、BBS、网上医学电子杂志、网上医学新闻组、网上医学电子刊物、网上的医学网站、教育网站、咨询网站以及专题讲座等获取有关信息资料进行学习。

3. 远程手术示教　方便地解决了手术视野小,见习不方便的弊端,通过远程手术示教为临床带教医生提供了便利,大大提高了带教的效果。

4. "光盘大学"　将高校中不同专业的主要课程,邀请我国最优秀的教授主讲,并将教学实况或实验过程按课时录制成CAI课件或者是VCD光盘,在全国公开发行,使每一个需要学习的人都能有机会聆听名师的讲授,等于使每一个人都拥有了接受高等教育的机会。这种教育形式被称之为"光盘大学"。

5. 网上虚拟学校　从学生入学注册、学籍管理、课堂教学、实习考试、颁发文凭、毕业典礼等都在网上进行。提供学历教育的医学院校大多采用这种模式。

6. 空中课堂　中国卫星远程教育网,通过卫星转播,解决边远地区学生的学习问题。

我国的远程医学教育大体经历了3个发展阶段:第一代是函授教育,这一方式为我国培养了许多人才。第二代是20世纪80年代兴起的广播电视教育,我国的这一远程教育方式和中央电视大学在世界上享有盛名。第三代起始于90年代,随着信息和网络技术的发展,产生了以信息和网络技术为基础的现代远程教育。

三、远程学术交流

利用网络进行的学术交流主要是通过网络视频会议系统得以实现。网络视频会议是通过网络通信技术来实现的虚拟会议,使在地理上分散的用户可以共聚一处,通过图形、声音等多种方式交流信息,支持人们远距离进行实时信息交流与共享、开展协同工作的应用系统。简单地说,就是让你与视频会议中的与会者像在同一房间、面对面工作一样。

远程学术交流是传统医学学术会议交流的补充形式,为医务工作者创造了更多的学习机会。身处异地照样可以及时参加会议,聆听精彩的学术报告,进行学术研讨。远程医学学术交流一般设有一个主会场和若干个分会场。通过通信网络把两个或多个会场的多媒体终端连接起来,互相传送各种图像、语音和数据信息,使各方参会人员有身临其境一起开会,并进行"面对面"交流的感觉。

四、远程信息资源共享

远程医学文献资源共享是指利用因特网提供远程文献信息服务,如文献检索、全文传递、参考咨询服务等,是远程医学最为成熟的应用领域。主要体现在4个方面:①通过互联网多种多样的信息服务机构共建网络连接,构成了四通八达的信息服务网络。②信息资源上网,变信息独享为信息共享。各信息服务机构致力于开发各种各样的专业数据库,并将其提供上网,从而形成十分丰富的网络信息资源。③变手工信息服务为网络信息服务。网络环境下信息服务机构不可能也没有必要追求独立完善的实物馆藏体系,而是以网络资源为依托,广泛交换文献信息。④集信息服务与培训服务于一体。在网络环境下,不仅信息服务人员进入网络利用丰富的网络信息资源来完成用户咨询报告,而且还提供网上培训服务,让用户参与信息收集与研究,从而使用户教育信息化。

(一) 构建立体化的信息服务网络

任何信息服务机构都不可能订购所有的电子全文文献,然而利用网络优势,通过链接系统软件,为订购单位提供各种链接,使数据库与全文电子文献、馆藏目录、互联网相关站点、文献传递中心、最终用户之间建立直接联系，形成多层次的信息服务体系。同时，在网络环境下信息服务活动不仅作用于信息服务用户的过程，而且还参与社会知识扩大再生产，从而构成了纵横交错的立体性信息服务网络。

（二）提供精品化的咨询产品

信息服务的精品化源于电子信息量的急剧增长。信息用户被笼罩在巨大的信息网络之中，其需求观念发生了变化，他们不再认为信息愈多愈好，而是逐渐从需要大量的一般信息转变到对信息有特定的需求上来，用户的精品意识逐渐加强，信息用户的需求正日益从完备充分向及时精确转变，逐步向精品化方向发展。咨询服务的重点将转向为用户提供深层次的信息服务，即按照用户特定需要搜集信息，并进行重组，有针对性地生产出二次、三次信息产品，如课题查新、专利查新、综述、评论、专题研究报告、动态分析等，通过网络进行高级咨询服务。

（三）建立主动服务新模式

传统的信息服务由于受文献收藏场地所限，信息服务机构向读者提供信息服务的方式一般是口头咨询、定题检索和文献借阅等面对面的服务，是一种被动服务。在网络环境下，借阅手续、咨询服务、定题服务、文献检索服务等都可在网上进行。利用 QQ、MSN、图书馆在线咨询系统，可以不与用户见面，便可完成简单咨询。用户也可在线按要求填写信息需求单，由信息咨询人员按照需求提供不同层次的咨询服务产品。

上述的远程医学文献资源共享，无论在国内国外，都有非常成熟的典范。美国的 OCLC、NLM，我国的 CALIS、NSTL 等都是提供远程文献资源共享服务的代表。OCLC（online computer library center，联机计算机图书馆中心）拥有世界上最大的书目数据库，是世界上最大的图书馆及信息中心网络，它向 63 个国家和地区的 24 000 多所图书馆和信息中心提供各种信息服务。OCLC 提供文献记录和馆藏地点信息，并进行联合编目。用户能够通过 Internet 或其他远程通讯方式与其连接，随时存取这个极为丰富的数据库中的信息，实现资源共享。美国国立医学图书馆（NLM，http://www.ncbi.nlm.nih.gov）的 Entrez 生命科学文献检索系统是最具有代表性的全球远程医学文献资源共享系统，并可免费使用。Entrez 提供了 30 多个与生命科学相关的数据库，如 PubMed、Genome、Protein、PubChem Substance 等。

国内的 NSTL、万方数据、超星数字图书馆、CNKI、VIP 等文献资源体系都是远程文献资源共享的代表。它们既可提供多种形式的文献服务，也可提供深层次的信息产品开发和参考咨询服务。国家科技图书文献中心（NSTL）是以科学院系统为主建立的国家层面虚拟的科技文献信息服务机构，其宗旨是根据国家科技发展需要，按照"统一采购、规范加工、联合上网、资源共享"的原则，采集、收藏和开发理、工、农、医各学科领域的科技文献资源，面向全国开展科技文献信息服务。中国高等教育文献保障系统（China academic library & information system，CALIS）是经国务院批准的高等教育"211 工程"、"九五"、"十五"总体规划中三个公共服务体系之一。CALIS 的宗旨是在教育部的领导下，把国家的投资、现代图书馆理念、先进的技术手段、高校丰富的文献资源和人力资源整合起来，建设以中国高等教育数字图书馆为核心的教育文献联合保障体系，实现信息资源共建、共知、共享，以发挥最大的社会效益和经济效益，为中国的高等教育服务。

（赵文龙）

思 考 题

1. 何谓远程医疗、远程卫生、电子健康、数字医学?
2. 现代远程医学涵盖哪些医学活动内容?
3. 远程医学系统由哪几部分组成?
4. 远程医学的支撑环境包括哪些内容?
5. 远程医学的主要应用有哪些?
6. 远程医学教育可提供哪些内容和方式?

第八章

网络信息检索

21世纪为信息社会,信息资源的开发和利用在很大程度上决定了一个国家的经济水平、竞争实力。Internet作为信息高速公路最重要的基础设施,经过多年的发展,已成为世界上规模最大、用户最多、影响最广、信息资源最丰富的国际互联网络。越来越多的人认识到网络的重要性,通过网络获取各种信息已成为不争的事实。Internet在全球范围内的迅速发展与成熟,促使社会各领域的信息飞速膨胀,为人们查找、获取信息提供了丰富的信息源。越来越多的人开始利用网络发布和查询信息,然而面对数字化、多媒体、非规范、跨时空、跨行业、跨语种的网络信息,用户迫切需要掌握有效的检索知识和技能来快速而准确地查找所需信息。

第一节　网络检索原理

信息检索(information retrieval)是指将信息按一定的方式组织存储起来,并根据信息用户的需要找出相关信息的过程。所以信息检索是由信息的存储和信息的查寻两个密不可分的过程所组成。信息存储就是将具有一定价值的信息,在主题分析的基础上,经过标引处理,形成特征标识,按一定的方法排序形成信息集合,存入检索工具中,为检索提供有径可循的方法和途径。信息检索是根据用户的需求,确定检索提问概念,选用某一检索语言,将此提问概念转换为检索提问标识,按此标识到检索工具中去查找信息线索。所以信息存储过程是检索过程的基础,而信息检索过程则是实现存储的目的和手段。信息检索的基本原理就是检索者将检索提问的标识与存储在检索工具中的信息特征标识进行比较或者"匹配",如果二者一致或信息特征标识包含了检索提问标识,那么具有这些标识的信息就是用户所需要的信息线索。

一、信息检索语言

信息检索时能否检出用户所需要的信息,关键在于能否准确地选择表达检索提问的标识,使检索提问标识和信息特征标识进行匹配时达到一致。这就要求检索人员和标引人员必须遵循同一规则,这个规则就是信息检索语言。

检索语言又称为标引语言或索引语言,是能够描述信息特征并能表达检索需求的、专门为信息存储和信息检索设置的一种人工语言,是表达一系列概括信息内容的概念及其相互关系的概念标识系统。检索语言既是汇集、组织、存储信息的手段和工具,又是沟通信息生

189

产者、信息组织者及信息使用者之间的桥梁。正确地使用检索语言，是提高检索效率的基本保证。

（一）分类检索语言

分类检索语言是建立在科学分类的基础上，按照研究内容的所属学科或专业，运用概念划分和概括的方法，将各种概念层层划分，产生不同级别的类目。每个类目为表达特定知识概念的词语，赋以不同的类号，形成一个层次分明的知识门类等级体系。分类语言揭示学科体系，按其隶属关系排列文献，通过分类号使同一级别文献集中，提供从学科专业角度查找文献信息的途径。

（二）主题检索语言

主题检索语言是使用词语标识的检索语言。以语言文字为基础，以反映特定事物为中心，以词语字顺为序的检索语言。主题检索语言直接表达信息主题内容，包括主题词（叙词）语言、关键词语言、标题词语言等。主题词（叙词）是指能代表文献内容实质的经过严格规范化的专业名词术语或词组，其特点是具有唯一性，多个相同概念、名词术语、同义词等在索引中只能用唯一一个术语表达，使内容相同或相近的文献更加集中、更具有专指性，避免同义词的多次检索。还可组配副主题词，使检索更具有专指性，结果更加准确。

关键词是指从信息的标题、摘要和内容中抽出来的，能表达信息主题内容并具有检索意义的关键性词汇。它是一种未经规范的自然语言，表达事物概念直接、准确，可反映最新概念和事物。

二、信息检索途径

（一）分类检索途径

分类检索途径是按照文献内容在特定分类体系（分类表）中的位置作为查找文献信息的检索途径，以各种特定分类体系中的分类号为检索标识。分类途径以学科概念范围的上下左右关系反映事物隶属、平行的等级关系，较好地体现学科的系统性，能满足族性检索的需求。但在反映最新科研动态以及准确表达检索需求方面有所欠缺。

（二）主题检索途径

主题检索途径是通过反映文献主要内容的词汇查找文献的检索途径。包括主题词（叙词）、关键词以及标题词等。与分类途径相比，主题途径检索方便、灵活、文献集中，较易检索出新颖的科研成果。

1. 主题词（叙词）途径　将主题词按照字顺排列形成主题索引，因此该途径的检索标识就是主题词。主题词是依据文献的内容范畴和学科属性确定的，彼此独立，可将分散在不同学科中的有关文献集中在同一主题之下，便于分析、比较和选择。同时由于主题词经过规范，将某一概念的不同词形集中于同一主题词之下，检索文献信息的全面性也好。同副主题词的组配更增加了其检索的专指性和准确性。

2. 关键词途径　关键词途径是使用按字顺编制而成的关键词索引查找文献信息的检索途径。关键词是能表达文献信息实质内容的词汇，因而关键词途径的检索标识就是关键词。没有经过规范化，因而具有使用方便、查找准确的特点。但关键词途径不易查全，在检索时应注意多选有关的同义词、近义词、同物异名词汇，以提高查全率。

3. **标题词途径** 标题词途径是使用由文献标题内的词汇编制而成的标题词索引查找文献的途径。文献的标题往往表述了该文献的主要内容,而标题内的词汇更能反映文献主要内容,因此使用标题词途径查找文献能获得较高的查准率。

(三) 序号检索途径

序号途径是利用文献信息的各种代号编制而成的检索途径。利用表达文献特征的各种号码索引来查找文献信息,以由小到大排序的号码作为检索标识。很多文献,例如科技报告、专利文献、标准文献等都有自己的编号,图书、期刊也有自己的号码,都可作为序号途径检索文献的标识。

(四) 著者检索途径

著者途径是通过把文献的作者、编者、译者的姓名按特定顺序编制的索引(著者索引)来检索文献信息的途径,检索标识是各种著者的姓名。以著者的姓名作检索标识,检索直接,查准率高,是一条重要而简便的查找途径。由于世界各地的风俗习惯不同,对姓名的书写、用法各异,在检索中统一按照姓在前,用全称;名在后,用缩写的规则。

(五) 引文检索途径

引文即参考文献或被引用文献。引文检索是以被引用文献为起点来查找引用文献的检索途径。引文检索可使用引文著者、引文来源、引文著者机构等作为检索标识。通过引文检索,不仅可以了解被引用文献和引用文献之间的联系,还可获得一系列内容相关并有所继承和发展的新信息。

(六) 其他途径

根据不同学科的性质和特点的需要,有些检索工具还具备特有的检索途径,如美国《化学文摘》(chemical abstracts,CA)设有分子式途径、美国《生物学文摘》(biological abstracts,BA)设有生物体途径等。有些网络数据库还提供了更多检索途径,如机构及地址、刊名、文献类型、出版年、出版地等。

三、网络数据库的类型

数据库(database)是指能满足某一特定目的或某一特定数据处理系统需要的一种数据集合。网络数据库存储有大量文献信息,由至少一个文档或若干个文档构成。信息检索往往是从某一个角度着手,即从相应的著者、主题词、关键词、题名等查找相关内容。根据数据库内容的不同,网络数据库一般可分为:

(一) 书目型数据库(bibliographic database)

书目型数据库主要是文摘、索引等文献检索工具的网络版。其中的每一条记录都是一篇文献,如期刊论文、会议论文,或者是一项专利、一本专著等的题录或文摘,如《中国生物医学文献数据库》、Medline、Embase 等。它们提供了可满足用户多种情报检索需求的有关文献的各种特征,如文献的篇名、著者、出处、摘要等,因此是信息检索中最常用的一类数据库。

(二) 数值型数据库(numeric database)

数值型数据库主要包含的是数字数据以及少量必须的说明文字。如 WHOSIS(世界卫生组织统计信息系统)和 RTECS(化学物质毒性数据库)等,前者收集了世界各国健康与疾病的各类统计数据,后者为 10 万余种化学物质的急慢性毒理实验数据。

(三) 事实型数据库(fact database)

事实型数据库是能直接提供科学事实的数据库,它存储的是用来描述人物、事物等信息的情况、过程、现象的数据或事实,如医生咨询数据库(physician data query,PDQ)、MedlinePlus 等数据库。前者为美国国立癌症研究所(national cancer institute,NCI)提供不同癌症治疗、诊断最新研究进展的数据库;后者则是一个面向公众、提供健康帮助的医学咨询数据库。

(四) 全文型数据库(full text database)

全文型数据库是可提供原始文献如期刊论文、学位论文、教科书等全文信息的数据库。不仅能帮助用户迅速准确地获取所需文献的题录线索,还能够立即得到原始文献。目前医药卫生方面的全文数据库越来越多,使用较多的有 CNKI(中国知网)中国学术期刊网络出版总库、维普资讯(VIP)中文科技期刊全文数据库以及万方数据的期刊、学位论文等全文数据库。国外医学全文数据库主要有 ScienceDirect、SpringerLink、ProQuest Medical Library 等。

(五) 多媒体型数据库(multimedia database)

多媒体数据库是数据库技术和多媒体技术相结合的产物,是文本、图像、视频、音频、动画等多媒体信息的结合体。除文本信息外,用户还可以获取各类图像、视频等信息。如解剖学、病理学等各种医学图谱数据库,CT、核磁等影像学数据库。

四、网络数据库的选择

在网上提供检索的数据库种类繁多。在开始检索前,可根据各自的不同需求,从以下 4 个方面考虑选择数据库。

(一) 收录情况

首先考虑数据库的学科内容和收录年限是否合适,所查专业信息和收集资料的时间段是否包括在内;其次要考虑数据库的收录性质,是文摘型、题录型、全文型,还是多媒体型,根据实际需要进行选择。

(二) 标引质量及深度

标引质量是各种数据库质量的直接反映。标引的准确度与深度更是提高检索查准率的关键。如 Medline、PubMed 数据库的标引质量高,不仅标引准确,数据项多,而且标引深度也在其他数据库之上。尤其是叙词(MeSH Terms)标引项,每一记录的标引量都超过 10 个,并且有主要叙词与次要叙词之分,为用户检索提供了方便。

(三) 检索途径

检索途径也是用户选择数据库必须要考虑的因素。检索途径越多,用户越方便,越易使用。目前各种检索数据库均提供了关键词、篇名词、摘要词、著者、机构、刊名等常用检索途径。

(四) 更新速度

更新速度在一定程度上表现了信息的新颖程度。数据库的更新速度普遍要比手工检索工具快。如光盘文献数据库多按月更新,网络数据库(PubMed)按周更新,而网络全文数据库(CNKI 中国学术期刊出版总库)则按日更新。

(王秀平)

第二节　网络检索工具

网络检索工具是指将 Internet 上大量分散无序的信息经过搜集、加工和整理,按照一定的规则和方法进行组织和系统排列,用以提供信息检索服务的计算机系统。当前,除了基于文件名和目录名检索的 Archie、基于关键词检索的 WAIS、基于菜单检索的 Gopher 外,最主要且最常用的网络信息检索工具是基于超文本的搜索引擎(Searching Engines)。搜索引擎可以是一个独立的网站,也可以是附属在其他类型网站或主页上的一个搜索工具。它具有信息检索服务的开放性、超文本的多链接性和操作简易性的特点。近年来,由于以超文本技术建立起来的 Web 已成为网络信息资源的主流形式,而且 Web 检索工具既以 Web 形式提供服务,又以 Web 资源为主要检索对象,检索范围还涉及其他网络资源形式,如 Usenet、Gopher、FTP 等。因此,基于超文本的搜索引擎已显得格外重要,并成为人们获取网络信息资源的主要检索工具,也几乎成了网络检索工具的代名词。

一、搜索引擎的构成

(一) 自动索引程序

早期的网络用户查找信息时,大多是从一个 WWW 服务器中的某一个 URL 开始,沿着其中的超链(Hyperlink)连接到其他 URL 进行网上信息检索。但由于 Internet 是一个无限、无序、浩瀚无边的信息空间,全世界的 WWW 服务站点数量不计其数,由人工进行的这种网络信息检索既费时费力,又效率低下。到 1994 年,便出现了机器人(Robot)、蜘蛛(Spider)、爬虫(Crawlers)等网络自动跟踪索引程序。它可自动在 Web 上按照某种策略穿行于网络信息空间,访问网络中公共区域的各个站点,记录其网址,标引其内容,进行远程数据的搜索与获取,生成本地索引,并组织建立索引文档,形成供检索的数据库。Robot 等自动索引程序还定期巡视各个网站,不断采集各服务器上新出现的信息并进行标引,及时更新数据库的内容。值得注意的是,不同的自动索引软件所采用的标引和搜索策略不同,其搜寻和标引网页的方式对信息检索的质量亦有直接的影响。

(二) 数据库

自动索引程序将采集到的信息进行标引、整序和组织,建立索引数据库,作为该搜索引擎提供检索服务的基础。不同的索引软件处理数据有明显差异,主要表现为:①数据库的收录范围不同:有的收录 Web 及 Usenet 新闻组资源,有的则不收 Usenet,而只收集 Web、FTP 和 Gopher 等资源类型;②数据标引方式不同:有的索引软件只标引网页的地址、篇名、特定关键词等内容,有的索引软件则对网页全文进行标引和处理,包括组织 HTML 标题,以及对整个网站内容处理后的摘要;③索引数据库的规模不同:数据库规模的大小决定了查询到的信息是否全面,如 Yahoo 收录有 200 亿个网页,而 AltaVista 则号称收录了 11 亿个网页。所以,应注意的是,许多搜索引擎均号称自己的收录量是最大的、最全的,用户切不可轻信,要注意到其中的广告成分和各搜索引擎在统计方法上存在的差异。同时还要注意数据库的内容是否不断补充更新,以满足网络信息的不断变化。

（三）检索代理软件

当用户提出查询要求时，检索代理软件将其转换为计算机执行命令，在索引数据库中检索符合查询条件的网页记录，并将检索结果按其相关度进行排序后返回给用户；或者通过层层浏览主题指南系统，获取所需信息。相关度排序（relevance ranking）是检索代理软件综合运用某些检索模型（如模糊逻辑、向量空间或概率模型等）对检索结果进行处理，按检索结果与检索要求的相关程度进行计算和评估比较，根据计算结果对文档进行排序，将最相关、最重要的信息排在较前面的位置，优先向用户提供。不同的搜索引擎所采用的检索机制、算法有所不同，布尔逻辑检索是较普遍采用的一种机制，即按照检索项间的逻辑关系使用布尔逻辑符（如 AND、OR、NOT 等）来组合检索项，形成检索式后提交查询。除了布尔检索外，许多搜索引擎还提供了一些其他的检索机制，如自然语言检索，即允许用户以短语、句子等自然语言的形式输入检索提问式，而检索软件可根据其中的语义关系进行分析、判断后形成检索策略检索。

有关各搜索引擎的收录范围、标引方式、数据库的规模及所采用的算法、检索式的组织和处理等信息，可以在提供该搜索引擎的主页上点击"About us"、"FAQ"（Frequently Asked Question）等项获得。

搜索引擎的工作原理：通过自动索引程序或人工广泛搜集网络信息资源，经过一系列的判断、选择、标引、加工、分类、组织等处理后形成供检索用的数据库，创建目录索引，并以 Web 页面的形式向用户提供有关的信息资源导航、目录索引及检索界面；用户可以根据自己的信息检索需求，按照该搜索引擎的句法要求，通过检索界面输入想要查找的检索项、提问式；系统检索软件接受用户提交的检索提问后，按照本系统的句法规定对用户输入的字符串、运算符、标识符、空格等进行识别和判断后，代理检索者在数据库中查找，并对检索结果进行评估比较，按与检索结果的相关程度排序后提供给检索者。

二、搜索引擎的检索功能

（一）布尔检索

布尔检索在网络信息检索中使用得相当广泛，几乎所有的搜索引擎都具备布尔检索功能，但不同的搜索引擎在进行布尔检索时亦存在差异，主要表现为以下几点：①以符号代替布尔算子，形象地表达布尔检索的功能。如在 Altavista 的简单检索中，"＋"表示"AND"，"－"表示"NOT"，缺省值为"OR"。而有些搜索引擎则完全省略了任何符号和算子，直接把布尔算子隐含在菜单之中。如 Lycos 以"match all terms"表示"AND"，以"match any term"表示"OR"。②部分支持布尔检索。如 Yahoo 尚不支持"NOT"。③嵌套布尔检索。如 AltaVista 等搜索引擎可以进行嵌套布尔检索，允许用户按照自己的意愿组配检索指令。

（二）截词检索

由于截词检索可以提高网络信息检索的查全率，所以绝大多数的网络检索工具都支持截词检索。有的搜索引擎（如 Lycos）是自动截词，而有的搜索引擎（如 AltaVista）则是在一定条件下才能截词。在允许截词的检索工具中，一般是指右截词，部分支持中间截词，左截词十分罕见。

（三）词语检索

在网络信息量相当庞大的今天,单纯依赖关键词检索和布尔检索难以满足多种检索需要,同时由于 Internet 上的网络信息不分字段,所以,AltaVista 等搜索引擎引进了词语检索功能,即邻近(NEAR)算子的具体体现。其在查找人名、专有名词等情况下具有特别的功能。

（四）字段检索

虽然 Internet 上的网络信息不分字段,但是以检索 Web 和用户网信息为主的检索工具设计了类似于字段检索的功能。依据这类功能,用户在检索 Web 信息时,可以把检索范围限制在标题、统一资源定位地址(URL)或超文本链接点等部分;在检索用户网信息时可把检索范围限制在"来自"、主题或网络讨论小组类别等部分。显然,这种字段检索不能与书目文献数据库中的著者、篇名或主题等检索同日而语。

（五）区分大小写检索(case-sensitivity)

区分大小写这一检索特性有助于提高查准率,为此,许多网络检索工具可让用户选择是否要求分辨检索词的大小写。例如,"Web"专指万维网,而"web"表示蜘蛛网。

（六）概念检索

网络检索工具目前所支持的概念检索主要是同义词和近义词检索。例如,在查找"public transportation"这一概念时,使用"bus"或"subway"也能达到检索目的。在此意义上,概念检索实现了受控语言的一部分功能,即控制同义词、广义词或狭义词。

三、搜索引擎的类型

（一）根据检索内容分类

1. 综合性搜索引擎　综合性搜索引擎主要以 Web 网页和新闻组为搜索对象,不受主题和信息类型的限制,信息覆盖范围大,适用用户广。列举一些常用的综合性搜索引擎如下:

Google(http://www.google.com)

雅虎(http://www.yahoo.com)

AltaVista(http://www.altavista.digital.com)

搜狐(http://www.sohu.com)

百度(http://www.baidu.com)

新浪网(http://www.sina.com.cn)

网易(http://www.163.com)

近年来,综合性搜索引擎有超大规模发展趋势,如 Google 就是一个杰出的代表,其具体的使用方法详见本章第二节。

2. 专业性搜索引擎　专业搜索引擎是根据学科专业特点,针对某一专门领域或主题将 Internet 上信息资源进行搜集、整理而成的搜索引擎,一般经过人工筛选和评价,针对性较强,适用于专业人员查找专业信息。由于综合性搜索引擎没有针对医学专业进行优化,因此,检索得来的信息不能充分满足医学用户的查询需求。在 90 年代中期,人们把数据库技术、Web 技术、传统医学信息组织的有关理论和方法有机地结合起来,以致专门用于搜索网上医学信息资源的医学专业引擎应运而生。列举一些常用的医学专业搜索引擎如下：

Medical Matrix(http：//www. medmatrix. org)

Medscape(http：//www. medscape. com)

HealthAtoZ(http：//www. healthatoz. com)

MedExplorer(http：//www. medexplorer. com)

Health on the Net，HON(http：//www. hon. ch/)

中国医学生物信息网(http：//cmbi. bjmu. edu. cn)

具体使用方法详见本章第三节。

（二）根据检索功能分类

1. **目录式搜索引擎**　亦称为 Web 目录或 Web 指南(Web Directory 或 Web Guides)，是利用传统的信息分类方式，采用人工干预，将各个网络站点按其内容特征逐级划分为不同主题的类目，最终组成一个树状结构的系统目录；用户检索时，只要点击其树状结构的顶层，即可逐层展开，直到查到所需信息。Yahoo 是其最早的、也是最具代表性的目录式搜索引擎。这种搜索引擎在信息采集、编排、HTML 编码等方面大多由人工编制和维护，以致其数据库收集的网站有限，查全率偏低，但查准率较高。因此有人称之为"专题查询"或"分类查询"，特别适合于那些希望了解某一方面或范围内信息但又没有明确搜索目的的用户使用。

2. **全文式搜索引擎（网页级）**　全文式搜索引擎(Full-Text Search Engine)是指能够对网站的每个网页或网页中的每个单词进行查询的搜索引擎。最典型的全文式搜索引擎是 AltaVista。它是利用自动索引程序定期对网络信息资源进行搜索，然后自动排序并建立索引数据库，而且不断更新。用户使用全文式搜索引擎时，在输入检索词后，数据库将与检索词相关网页地址的超链接信息迅速反馈给用户。这种方式构成的数据库不需要人工干预，数据库庞大，搜索范围广泛，提供的信息多且全，查全率较高，但查准率偏低，缺乏清晰的层次结构，查询结果中的重复链接也较多。

上述两种搜索引擎的检索功能各具特色，为了综合二者的特点，互相取长补短，现在大多数较好的搜索引擎都设计了在目录分类的基础上再进一步进行全文检索。用户只需在其检索界面输入所需信息的检索词，即可获得检索结果。

3. **智能搜索引擎**　智能搜索引擎不但要具备符合用户实际需要的知识库，而且还要具备一定的推理能力。它能够根据知识库的知识，运用人工智能方法进行推理，以大幅度提高网络信息的查全率和查准率。用户检索时，搜索引擎根据已有的知识库来理解检索词的意义并以此产生联想，从而找出相关的网站或网页。目前比较成功的智能搜索引擎有 FSA、Eloise 和 FAQFinder。FSA 和 Eloise 专门用于搜索美国证券交易委员会的商业数据库。这两个系统中均内嵌了特定领域中的商业知识，并使用推理—证明式的自然语言识别技术。芝加哥大学人工智能实验室开发的 FAQFinder，则是一个具有回答式界面的智能搜索引擎。它在获知用户问题后，查询 FAQ 文件，然后给出适当的结果。

（三）根据检索范围分类

1. **独立搜索引擎**　独立搜索引擎也称常规搜索引擎或单一搜索引擎，它仅限在单个搜索引擎建立的数据库中进行信息查询，根据该数据库的内容反馈出相应的检索信息或链接站点,其查询的语言及规则必须符合该数据库的特定要求。如目前常见的 Yahoo、AltaVista、Infoseek、Lycos 等均属于独立搜索引擎。

2. 元搜索引擎 元搜索引擎也称集成搜索引擎,它是建立在异地搜索引擎基础上的虚拟智能整体,本身不一定建立网络信息索引数据库。检索时,用户通过统一的检索界面,可同时链接多个或多种独立搜索引擎进行查询,将检索结果做出相关度排序后显示给用户。元搜索引擎对用户输入的检索词有两种处理方式,一种是并行处理,即同时将检索词传送给多个独立搜索引擎进行搜索,另一种是串行处理,即依次将检索词传送给多个独立搜索引擎进行搜索。二者的共同缺点是查询时间长。但近年来,元搜索引擎试图在改进用户界面、扩大搜索范围、消除重复信息等方面的努力越来越受到人们的关注。典型的元搜索引擎有 Metasearch、Metacrawler、Digisearch 等。

四、搜索引擎常用的检索符号和规则

(一) 布尔逻辑算符

1. AND 表示逻辑"与",在两个或两个以上检索词的情况下使用,检索结果中必须同时包括这些检索词,其作用是限制检索范围,提高查准率。

2. OR 表示逻辑"或",同样用于检索两个或两个以上检索词的情况,但检索结果中只要有其中至少一个检索词即可,其作用是扩大检索范围,提高查全率。

3. NOT 和 ANDNOT 二者均表示逻辑"非",即从 A 检索词中去除 B 检索词的内容,检索结果中只要 A 词不要 B 词,其作用也是缩小检索范围。

以上 3 种逻辑算符在使用时一般不区分大小写,但其使用具有优先级,其顺序是:( )> ANDNOT > AND > OR。

4. ADJ 表示两个检索词之间紧邻,后一个检索词紧接着上一个检索词。

(二) 空格

不少搜索引擎在输入的检索词之间使用空格,其检索结果相当于使用布尔逻辑算符的 AND;用户在输入检索词时要注意对一个意思完整的词不要随意添加空格,否则系统将按多个词检索。

(三) 双引号

双引号一般用于对短语或专有名词的检索,可对内容进行精确检索。

(四) 逗号

在多个词之间,一般用逗号隔开,表示检出结果同时包括这些词。

(五) 加号和减号

1. 加号(＋) 表示检出结果必须包括的检索词,其作用相当于布尔逻辑算符的 AND。

2. 减号(－) 表示要去除的检索词,其作用相当于布尔逻辑算符的 NOT。

(六) 通配符

在词干的后面加上通配符(用"＊"表示),可将词干相同的词均作为检索词一同检出,如输入 physi＊,检出结果将包括 physiatrics、physician、physics、physiology、physiotherapy 等以 physi 开头的检索词。通配符多在简单检索时使用。

(七) 检索词位置限定符

常用的有"u:"和"t:"。在检索词前面加"u:",表示其后的检索词被限定在网址 URL

中进行;在检索词前面加"t:",表示其后的检索词被限定在网页的题目中进行。

第三节　综合性搜索引擎

综合性搜索引擎主要以 Web 网页和新闻组为搜索对象,不受主题和信息类型的限制,信息覆盖范围大,适用用户广。

一、Google

Google 是由英文单词 googol 变化而来。"googol"是美国数学家 Edward Kasner 的侄儿 Milton Sirotta 创造的一个词,表示 1 后边带有 100 个零的巨大数字,隐喻了 Google 公司试图征服 Internet 上无穷无尽信息资料的雄心壮志。Google(http://www.google.com)由美国 Stanford 大学计算机科学系的 Larry Page 和 Sergey Brine 博士于 1998 年 5 月创建,当年 9 月发布测试版,一年后正式开始商业运营,以其强大的功能、丰富的资源赢得了越来越多的用户。Google 现已拥有 56 种语言的 80 多亿网页,支持 30 多种语言检索,每天为世界各地的用户提供 2 亿次的检索服务,而且搜索速度较快。

Google 富于创新的搜索技术和典雅的用户界面设计使其从当今的第一代搜索引擎中脱颖而出。Google 主页简洁明晰(图 8-1),页面左上角设有网站(Web)、图像(Images)、地图(Maps)、新闻(News)、购物(Shopping)、邮箱(Gmail)以及更多选项,便于用户直接按其所需进行检索。

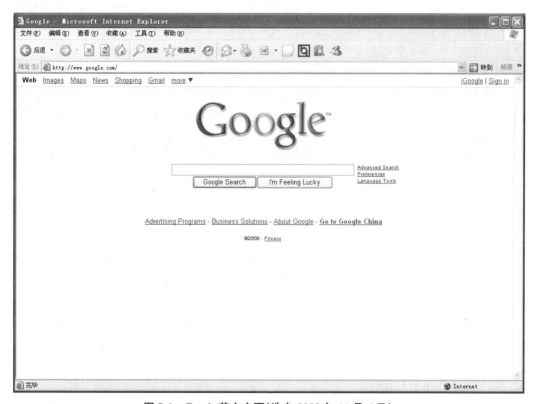

图 8-1　Google 英文主页(选自 2008 年 11 月 6 日)

（一）关键词检索

1. 基本检索（Google Search）　在主页检索框内直接输入检索词后，按回车键（Enter）或单击"Google Search"按钮，即可检出所需相关网站，且每个搜索结果都包含从该网页抽出的一段摘要，提供了搜索关键词在网页中的上下文。Google 检索不仅简洁方便，而且严谨细致，可帮助用户找到最重要、最相关的信息。例如，当 Google 对网页进行分析时，它还会考虑到与该网页链接的其他网页上的相关内容，并优先列出与检索关键词相距较近的网页。

值得一提的还有 Google 的"手气不错"设置。单击"I'm Feeling Lucky"按钮后，系统将检出 Google 推荐的最佳相关网站，用户完全看不到其他的搜索结果。使用"手气不错"检索时，系统用于搜索网页的时间较少，而用于检查网页的时间较多。例如，要查找 Stanford 大学的主页，只需在搜索字段中输入"Stanford"后，Google 将直接带您进入 Stanford 大学的主页：www. stanford. edu。

Google Search 的检索规则主要有：

（1）自动使用"and"进行查询，即关键词之间默认逻辑关系为"and"，不需要在关键词之间加"and"或"＋"号；如果想缩小检索范围，只需输入更多的关键词，只要在关键词中间注意留空格就行了。例如，检索"SARS 的预防"，只需输入"SARS prevention"或"非典型肺炎预防"即可。

（2）Google 会自动忽略"http"、". com"和"的"等最常用的字符以及数字和单字，因为这类字词（Google 称之为忽略词）不仅无助于缩小查询范围，而且会大大降低检索速度。但使用双引号可将这些忽略词强加于检索项，以达到精确检索或短语检索的目的。例如：输入"柳堡的故事"时，加上双引号会使"的"强加于检索项中；再如：输入"hepatitis B virus"时，可以准确查询乙肝病毒方面的信息。此法在查找专用名词时也格外有用。

（3）为了提供最准确的信息，Google 不使用"词干法"，也不支持通配符"＊"搜索。也就是说，Google 只搜索与输入的关键词完全一样的字词。例如：搜索"googl"或"googl＊"，不会得到类似"googler"或"googlin"的结果。因此，在检索时需经常试用不同写法的关键词。

（4）Google 检索不区分英文字母大小写。所有的字母均当做小写处理。例如：输入"MEDLINE"、"Medline"或"medline"，得到结果都是一样的。

（5）有一些词后面加上冒号对 Google 具有特殊的含义。

"site："表示要在某个特定的域或站点中进行搜索。例如在 Google 检索框中输入"新闻 site：www. google. com"，将找出 Google 站点上的所有新闻。

"link："表示将显示所有指向其网址的网页。例如在 Google 检索框中输入"link：www. google. com"将找出所有指向 Google 主页的网页，但要注意"link："搜索不能与普通关键词结合使用。

2. 高级检索（Advanced Search）　Google 高级检索界面（图 8-2）设置了十多个选项，读者只需按其显示的菜单提示即可完成检索。其内容包括：

（1）Find web pages that have：查找词语限定。包括 with all these words（全部字词，相当于 and 关系）、with this exact wording or phrase（精确短语，相当于使用引号）、with one

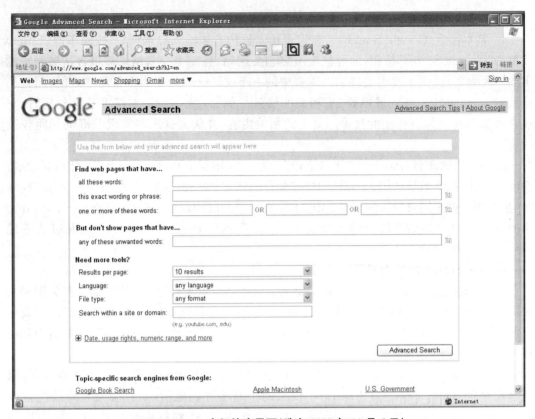

图 8-2　Google 高级检索界面(选自 2008 年 11 月 6 日)

or more of these words(至少包括一个词,相当于逻辑 or),But don't show pages that have:any of these unwanted words(排除的字词,相当于使用逻辑 not)。

(2) Need more tools:其中 Results per page:"10 Results"表示每页显示 10 个检索结果;Language:搜索网页语言,其下拉菜单提供 43 种语言选择,包括简体中文和繁体中文;File type:文件类型。有 any format、pdf、ps、doc、xls、ppt、rtf 等多种输出格式可供选择。

(3) Search within a site or domain:搜索网站或域名。

(4) Date:限定要显示的网页更新日期。

(5) Usage rights:使用权限。

(6) Where your keywords show up:限定检索字词出现的位置。有任何位置(anywhere in the page)、网页标题(in the title of the page)、全文(in the text of the page)、网址(in the URL of the page)、网页链接(in the links to the page)等选项。

(7) Region:限定国家或地区范围。

(8) Safe Search:安全检索。

(9) Page-Specific tools:特定网页检索工具。可对类似网页(similar)或链接网站(links)进行选择。类似网页可提供与该网页同一级别、性质类似的网页,以扩大检索范围。在链接网站 links 后的检索框中输入一个网站名,可以查询所有与该网站存在链接的网页。

（10）Topic-Specific Search engines from Google：专题检索。提供 Google Book Search、Apple Macintosh、BSD Unix、Linux、Microsoft 检索系统、美国政府网站（U. S. Government）、大学（Universities）和 Google Scholar（学术搜索）等。

在 Google 搜索关键词的结果页面上，不仅显示查询结果的数量、搜索时间等，还将检索结果按其相关程度顺序显示，包括网站分类目录、网页标题、网络地址、网页摘要及其网页文本的大小，其中被检字串还用红色或醒目的高亮字符显示，以方便阅读。

此外，Google 的一些特殊功能也在其结果页面上予以体现：

（1）网页快照（Cached）：Google 在访问网站时，会将看过的网页复制一份网页快照，以备在找不到原来的网页或网页服务器暂时中断时使用。单击"网页快照"时，您将看到 Google 将该网页编入索引时的页面。Google 依据这些快照来分析网页是否符合您的需求。在显示网页快照时，其顶部有一个标题，用来提醒您这不是实际的网页。符合搜索条件的词语在网页快照上突出显示，便于您快速查找所需的相关资料。尚未编入索引的网站没有网页快照。如果网站的所有者要求 Google 删除其快照，这些网站也没有网页快照。

（2）类似网页（Similar Pages）：单击结果页面上的"类似网页"时，Google 侦察兵便开始寻找与这一网页相关的网页。Google 侦察兵可以"一兵多用"。如果您对某一网站的内容很感兴趣，但又嫌资料不够，Google 侦察兵会帮您找到其他有类似资料的网站；如果您在寻找产品信息，Google 侦察兵会为您提供相关信息，供您比较，使您尽可货比三家；如果您在某一领域做研究，Google 侦察兵会成为您的助手，帮您快速找到大量资料。Google 侦察兵已成功地为成千上万的网页找到了类似的网页，但网页越有个性，所能找到的类似的网页就越少。

（3）查找 PDF 文件：除一般网页外，Google 还可以查找 Adobe 的可移植文档格式（PDF）文件。虽然 PDF 文件不像 HTML 文件那样多，但这些文件通常会包含一些别处没有的重要资料。如果某个搜索结果是 PDF 文件而不是网页，它的标题前面会出现以蓝色字体标明的[PDF]字样。这样，用户就知道需要启动 Acrobat Reader 程序才能浏览该文件。单击[PDF]右侧的标题链接就可以访问这个 PDF 文件。如果您的计算机上没有 Adobe Acrobat，Google 将带您进入一个可以免费下载该程序的网页。对于 PDF 文件，常见的"网页快照"将被"文本文件"所替代。文本文件是 PDF 文档中的纯文本内容，不带任何格式。如果只想查找 PDF 文件，只需在搜索关键词后面加上"filetype：pdf"就可以了。

（二）分类检索

Google 并非只使用关键词或代理搜索技术，其采用的网页级别（Page Rank）新技术独树一帜，它以 Open Directory Project 为类目基础，打破传统网络分类的概念，根据 Internet 自身的链接结构对相关网站进行自动分类，使任何网页都可迅速直接地链接到另一网页，并对网页链接数量和相连网页的重要性进行客观的分析，据称其用于计算网页级别的公式包括 5 亿个变量和 20 多亿个项。系统根据网页级别的综合指标对检索结果进行排位，以使一些重要的、高质量的网页获得较高的网页级别，可以确保始终将最重要的搜索结果首先呈现给用户，大大提高了网页目录查询的准确性。这对那些大众化的检索要求尤其有助，在西方国家已被广泛应用,并获得高相关性的好评,最近连续两次被 Search Engine Watch 的用户评为最受欢迎的搜索引擎。

Google 网页目录(Google directory),即分类目录的检索界面(图 8-3)。用户在网页目录中通过逐层点击即可查询所需内容。

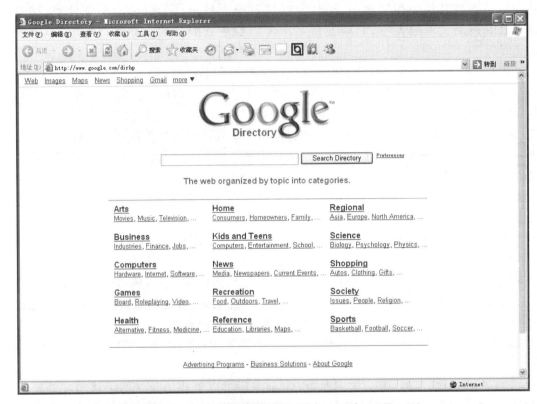

图 8-3　Google 分类目录检索界面(选自 2008 年 11 月 6 日)

Google 的网页目录目前收录了 150 多万个网站的网页。这些网页目录以先进的网络搜索技术为基础,由"网页级别"进行技术分析,将查询到的网页依照其重要性程度的不同顺序排列出来。同时,在网页目录内也能享受"Google 搜索"的功能,即可以选择通过 Google 的搜索引擎进行语词检索。

网页目录共分 15 个大类,其中"Health"大类下分为 46 个二级类目,每个类名后标有该类目的网页数量,其中重要的二级类目用粗体字标出,以便于进一步查询。

通过网页目录进行分类检索的结果有两种查看方式:①Viewing in Google PageRank order 按照 Google 网页级别的顺序查看。Google 应用网页级别技术让网页依照其重要性先后排列,并通过网页介绍左侧的横线长度来表示某网页的重要程度。②Viewing in alphabetical order 按字母顺序查看。

（三）网上论坛（groups）

Google 网上论坛,其有快速检索和高级网上论坛检索两种查询方式。Google 网上论坛将其讨论的主题分为 11 个类目(图 8-4),在此可检索和浏览自 1981 年以来的留言信息。

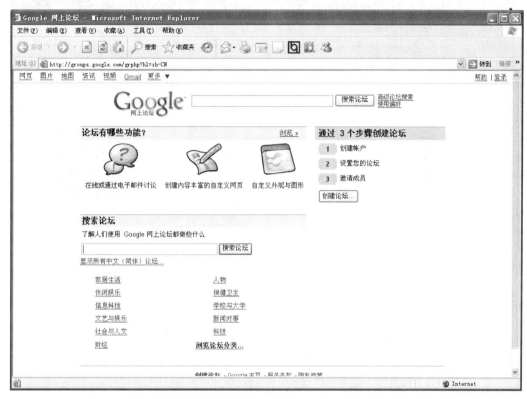

图 8-4　Google 网上论坛检索界面(选自 2008 年 11 月 6 日)

(四) 图像检索

要使用图像检索,只需在主页上点击"图像(Images)"按钮,即进入图像检索界面。使用 Google 图像检索可以搜索超过几十亿个图像、照片信息。用户在检索框内输入检索词后回车或点击"Google 搜索"按钮,即可看到以缩略图形式排列的检索结果(图 8-5)。单击要查看图片的缩略图,就会看到放大的图像,还可以看到原始图像所在的页面(图 8-6)。图像检索还提供高级检索界面(图 8-7),可对查询页面、图像大小、图像类型、图像颜色及网域等内容进行限定检索。检索结果可采用 gif、jpg、pdf 等格式下载,并有相关网页的链接。

另外,在主页右侧的"语言工具"中,可帮助用户选择搜索特定语言或国家的网页。它支持包括简体中文和繁体中文在内的多达 88 种的界面语言,尤其是它将英文与其他语种的检索界面合二为一,如中英文检索界面合为一体,既可要求检索所有网站,也可只搜索其他语种的网站。值得一提的是,在"使用偏好"内,可将所有网页的内容转换成用户熟悉的语言,并可提供中文简体和繁体文本之间的自动"翻译"转换。即 Google 运用智能型汉字简繁自动转换系统,为用户找到更多的相关信息。该系统不是简单的字符变换,而是中文简体和繁体文本之间的"翻译"转换。例如简体的"计算机"会对应于繁体的"電腦"。当您搜索所有中文网页时,Google 会对搜索项进行简繁转换后,同时检索简体和繁体的网页,并将搜索结果的标题和摘要转换成与搜索项相同的文本,以便用户阅读。

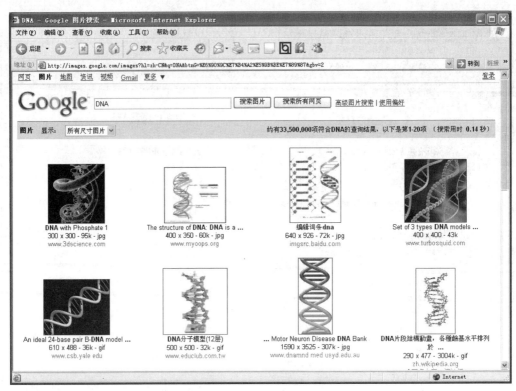

图 8-5　Google 图像检索结果页面(选自 2008 年 11 月 6 日)

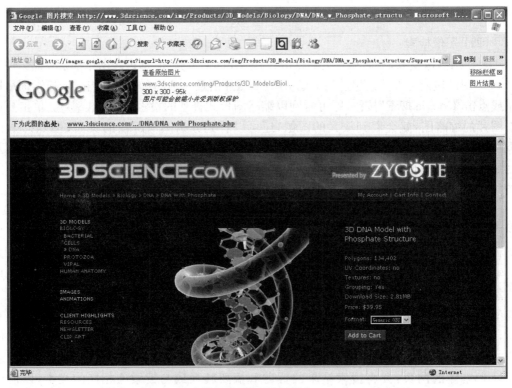

图 8-6　Google 检索的原始图像页面(选自 2008 年 11 月 6 日)

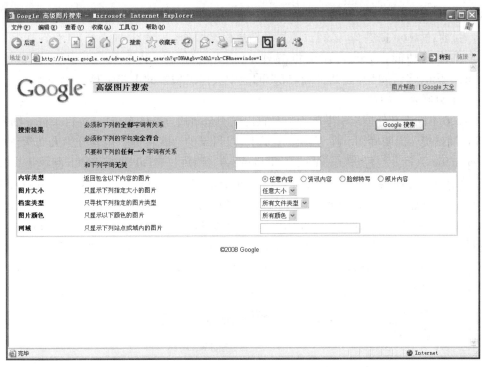

图 8-7 Google 高级图像检索界面(选自 2008 年 11 月 6 日)

二、Yahoo

Yahoo(http://www.yahoo.com)是互联网上最早的一个分类搜索引擎(图 8-8),由美

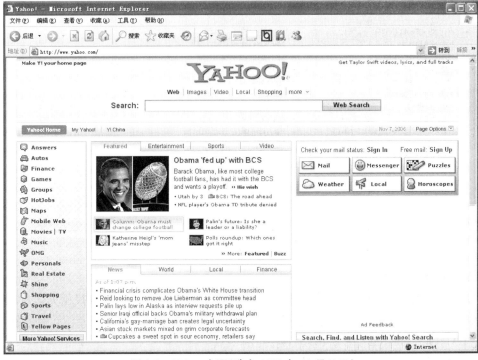

图 8-8 Yahoo 主页(选自 2008 年 11 月 7 日)

国 Stanford 大学电机工程系的费罗(David Filo)和杨致远(Jerry Yang)博士于 1994 年 4 月创建。目前,Yahoo 提供 20 亿网页的目录信息检索服务,支持 38 种语言,具有各种类目、网站和全文检索功能。Yahoo 在全世界建立了 24 个网站,其中雅虎中国网站(http://cn. yahoo. com)于 1998 年正式开通,成为网上中文信息检索的重要工具。

(一) 分类目录浏览

Yahoo 不同于其他搜索引擎的地方是它提供了全面的分类体系,其分类目录科学细密,归类准确,网站提要简明确切。在 Yahoo 主页上,以目录的形式将标引内容分为人文学科(Arts & Humanities)、商业与经济(Business & Economy)、计算机与互联网(Computers & Internet)、区域(Regional)、社会与文化(Society & Culture)、新闻与媒体(News & Media)、教育(Education)、娱乐(Entertainment)、艺术与人文(Arts & Humanities)、休闲与运动(Recreation & Sports)、科学(Science)、健康(Health)、社会科学(Social Science)、政府(Government)和参考资料(Reference)14 个大类。检索时,以逐级阶梯浏览的方式,在有兴趣的类目上漫游。每一类目下列出①类别(Categories):详细列出该类目的下位类目;②站点列表(Site Listings):按站点的重要程度排列;③字顺表(Alphabetical):按站点字顺排列(图 8-9)。

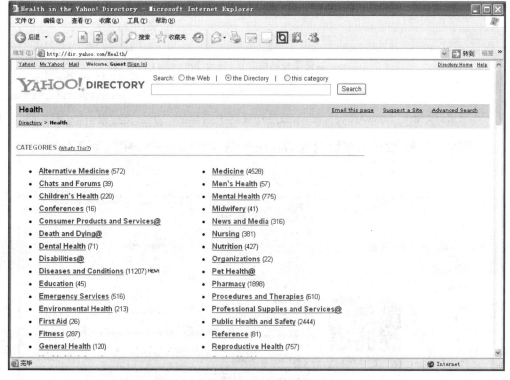

图 8-9　Yahoo 分类检索界面(选自 2008 年 11 月 7 日)

(二) 关键词检索

1. 基本检索　在主页的检索框中输入关键词,是大多数搜索引擎查找相关信息最基本的检索方法。但 Yahoo 为了更快捷、准确地帮助用户获取所需信息,还专门设计了位置独立的"YAHOO! search"(图 8-10)。其特点有四点:

(1) 页面设计简洁:无需向下滚屏,没有首页广告和无关内容的干扰。

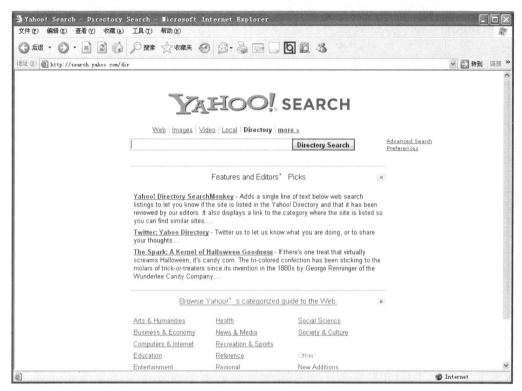

图 8-10　"YAHOO! search"的检索界面(选自 2008 年 11 月 7 日)

（2）相关检索功能：可将输入的关键字段扩展，给出更多与之有关的检索关键词。

（3）更多同类网站：每个网站下方均有所属分类目录的链接，点击后可进入同类网站的完整列表。

（4）检索提示：提示用户如何进行更有效的搜索。"YAHOO! search"的检索界面给出了多个搜索选择，在检索时，只需点击想要查找的搜索结果类别，即可获得有关的信息。例如：其中的 Web 选项，列出由机器人程序找到的网页搜索结果，适合搜索大量资料或特定词汇时使用；Directory 选项，将分类检索融合其中，带给检索者的是经过 Yahoo 专业网站编辑人员审核分类后的网站搜索结果，为用户提供有质量保证的网站；在 News 选项中输入关键词后，可点选 News Stories、News Photos、Audio/Video 和 Full Coverage 4 种不同的搜索结果类别，以便更准确地获取所需类型的新闻；Images 选项与 Google 的图像检索十分类似。

基本检索不支持布尔查询，但可以使用"＋"、"－"号检索包含或不包含某个关键词的信息，也可以使用双引号的短语检索或带有通配符"＊"的词干检索。

2. 高级检索　Yahoo 的高级检索窗口设置了 Show Results、Updated、Category、SafeSearch Filter、Display 等选项(图 8-11)。对搜索方法、搜索范围、更新日期、显示数量等检索选择提供了十分直观的选项框，使用较为方便。

Yahoo 检索只列出相关网站或目录，并附网页链接，如果没有相关网站，则自动转向全文检索。同时提供新闻、酷站链接等其他服务。Yahoo 的搜索结果按给定范围内文献的相关度排序，得分高者相关度大，排列在先。其排序方式是：

（1）多关键词匹配：含关键词多的文献比含关键词少的文献得分高。

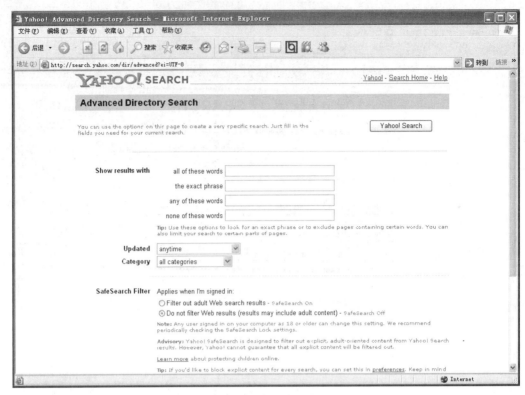

图 8-11　Yahoo 高级检索界面(选自 2008 年 11 月 7 日)

(2) 文献部分加权：标题中含有关键词的文献比在其他地方或 URL 含有关键词的文献得分高。

(3) 分类普遍性：Yahoo 大类比小类得分高。

三、其他综合性搜索引擎

(一) Excite(http://www.excite.com)

由 6 位美国 Stanford 大学的毕业生创建的 Excite 公司建立(图 8-12)，在全球有 9 个国际站点，提供普通搜索、搜索智囊(Search Wizard)和高级搜索 3 种检索方法，可获得相关主题的题名、URL、网页摘要及其相关度的百分比。

(二) Lycos(http://www.lycos.com)

由美国卡内基·梅隆大学的 Michael Mauldin 于 1994 年开发，是最早的网络搜索引擎之一(图 8-13)。Lycos 的数据库容量大，检索对象包括 WWW、FTP、Gopher 以及图像、音频、视频等，在搜索图像和声音文件上的能力尤强，可给出综合性的检索结果和简要说明。其检索结果按搜索频率排序，处在索引前列的最为可靠。

(三) Alltheweb(http://www.alltheweb.com)

由美国 Fast Search & Transfer 公司于 1999 年推出(图 8-14)，可用于检索网站网页、新闻、图片、录像片、MP3 文件和 FTP 文件等，并支持 49 种语言的检索。Alltheweb 是当今成长最快的搜索引擎，目前支持 225 种文件格式搜索，其数据库已存有 21 亿个 Web 文件，而且以其覆盖范围广、更新速度快、搜索精度高而受到广泛关注，被认为是 Google 强有力的竞争对手。

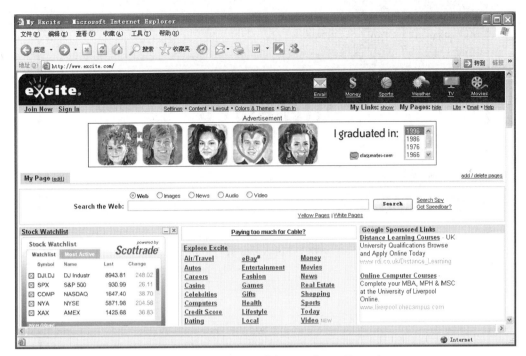

图 8-12　Excite 主页(选自 2008 年 11 月 8 日)

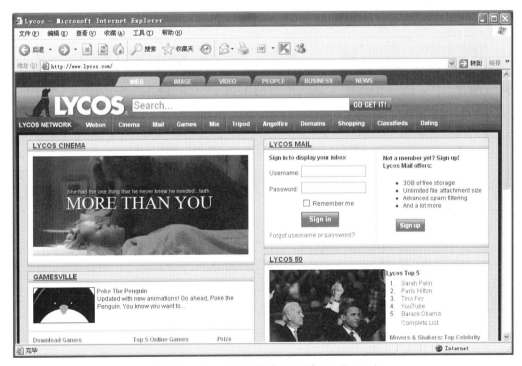

图 8-13　Lycos 主页(选自 2008 年 11 月 8 日)

(四) Webcrawler(http://www.webcrawler.com/info.wbcrwl/)

Webcrawler 是第一个在 Internet 上提供全文检索的搜索引擎(图 8-15),其结果亦可按 Title 方式或 Summary 方式显示,并根据命中页面的相关度进行排序。

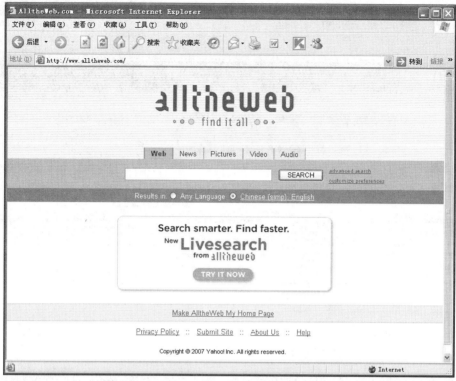

图 8-14　Alltheweb 主页(选自 2008 年 11 月 8 日)

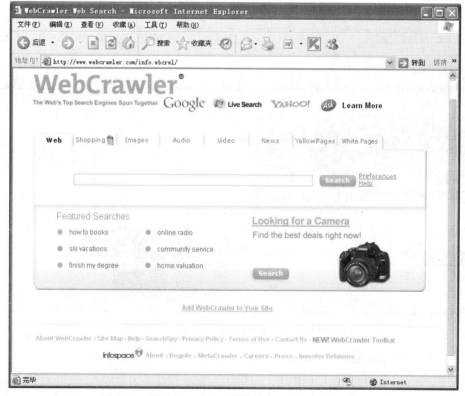

图 8-15　Webcrawler 主页(选自 2008 年 11 月 8 日)

（五）新浪（http://cha.iask.com/）

新浪网是全球范围内最大的华语门户网站之一。其自建的分类目录索引将所有的网上资源分为医疗健康、体育健身、科学技术、社会文化、新闻媒体、参考资料等 18 个大类，10 000多个小类，并提供网站、中文网页、外文网页、新闻、软件、游戏等查询项目，支持中文域名（图 8-16）。

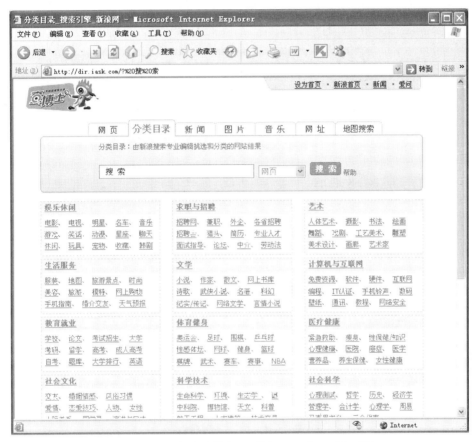

图 8-16　新浪搜索引擎主页（选自 2008 年 11 月 8 日）

（六）搜狐（http://www.sogou.com/dir/ 搜狗搜索）

搜狐是爱特信公司开发研制的搜索引擎，于 1998 年 2 月推出。根据相应的网页内容，搜狐将所有的网页分为娱乐与休闲、国家与地区、工商与经济、体育与健身、新闻与媒体、公司与企业、旅游与交通、政治/法律/军事、电脑与网络、生活与服务、社会与文化、教育与培训、文学、社会科学、卫生与健康、艺术、个人主页、科学与技术 18 大类（图 8-17）。

（七）网易（http://www.sowang.com/163search.htm）

网易由广州网易计算机系统公司于 1997 年推出，是目前网上检索功能最全、信息含量最大、最成熟的中文检索工具之一（图 8-18）。

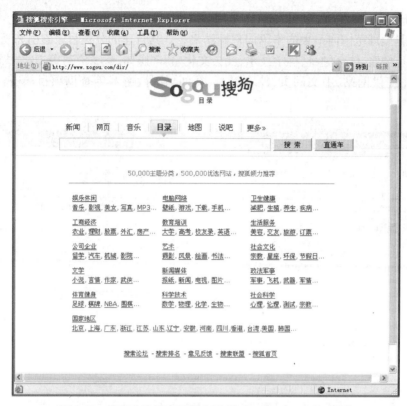

图 8-17 搜狐分类搜索引擎主页(选自 2008 年 11 月 8 日)

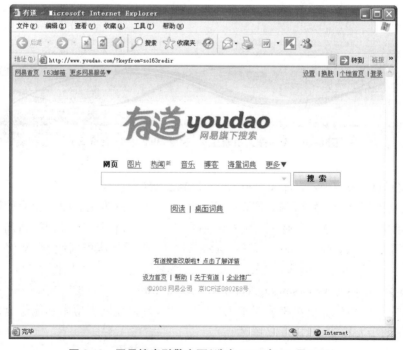

图 8-18 网易搜索引擎主页(选自 2008 年 11 月 8 日)

(董建成)

第四节 专业性搜索引擎

专业搜索引擎是根据学科专业特点,针对某一专门领域或主题将 Internet 上信息资源进行搜集、整理而成的搜索引擎,一般经过人工筛选和评价,针对性较强,适用于专业人员查找专业信息。

一、Medical Matrix

Medical Matrix(http://www.medmatrix.org/index.asp)是由美国医学信息学会(American Medical Information Association,AMIA)于 1994 年创建并负责维护的世界著名医学搜索引擎,它以搜集 Internet 上的临床医学信息为主,收录了 6 000 多个医学网站,1 500 多万个链接。它所收录的网站全部经过 AMIA 资深专家的认真筛选和审定,以保证质量,其目标是建成"21 世纪的多媒体临床医学数据库"。Medical Matrix 的主页如图 8-19 所示。

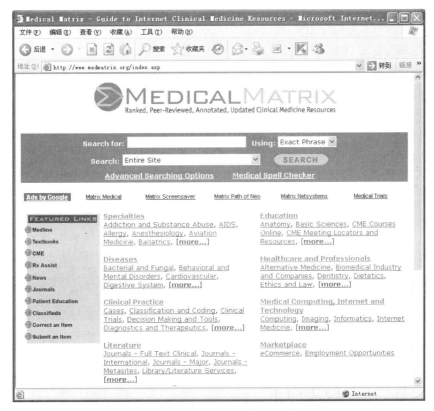

图 8-19　Medical Matrix 主页(选自 2008 年 11 月 8 日)

(一) Medical Matrix 质量分级标准

Medical Matrix 采用 5 个星号对所收录的网络资源进行质量分级。其标准如下:

★ 表示该网站的内容是经过精心编辑的,有一定的实用价值,但内容不够丰富(评分:1~10)。

★★ 表示该网站的内容通常是可靠的,更新维护及时,站点设计比较合理,但作为常规临床信息资源的可参考价值不大(评分:11~20)。

★★★ 表示该网站的内容参考价值较大,站点设计好,更新维护及时,具备多种功能,使用方便(评分:21~30)。

★★★★ 表示该网站是该领域的杰出网站,内容丰富,参考价值大(评分:31~40)。

★★★★★ 表示该网站是在 Internet 医学领域获得成功的最优秀网站之一(评分:41~50)。

(二) Medical Matrix 主题分类

Medical Matrix 按内容分为 8 个大类:

1. 专业(Specialties) 按学科、专业领域进行的分类。

2. 疾病(Diseases) 按疾病进行的分类。

3. 临床实践(Clinical Practice) 主要包括病例、临床试验、医学伦理、患者教育、临床讨论等分类。

4. 文献(Literature) 主要包括医学期刊的全文、文摘、医学文献检索、教科书等文献资源网站。

5. 教育(Education) 主要收录了与医学教育有关的内容,如解剖学、基础科学、医学继续教育在线课程、医学院校等网站。

6. 卫生保健与职业(Healthcare and Professionals) 主要包括替代医学、生物医学工业与公司、伦理与法律、护理、物理治疗等医疗职业分类。

7. 医用计算机、互联网和技术(Medical Computing and Internet and Technology) 主要包括远程医学、医学影像、信息学、医学软件等分类。

8. 市场(Marketplace) 收录了电子商务、工作机会等网站。

每个大类下又分二级类目,如"专业"下分 66 个二级类目,使用时逐层点击即可。每个二级类目名称后面括弧里的数字表明该类目所收录的站点数(图 8-20)。

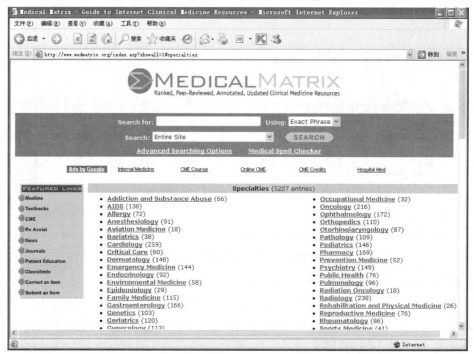

图 8-20 Medical Matrix 二级类目(选自 2008 年 11 月 8 日)

在分类页面的左侧,还有一个"featured links"分类栏目,包括 Medline、Textbooks(教科书)、CME(继续医学教育)、News(新闻)、Journals(期刊)、Patient Education(患者教育)等。点击此分类目录,可直接进入检索,了解该类目下收录的所有网站情况,如在教科书链接中可直接检索著名的药物手册、医学百科全书(The Gale Encyclopedia of Medicine)等。同时,这些类目也是上述主题分类的亚类目,如在疾病分类中的每一疾病类目中,都包含有 News、Journals、Textbooks、Patient Education 等亚类。系统对每一收录内容均有简明扼要的描述,并按上述 1～5 个星进行相关性质量分级。

(三) 检索方式

用户首次进入 Medical Matrix 时,系统会提示在主页 Registration 栏中注册。在注册页中按表格提示逐项填写后,点击"Submit"即完成注册。Medical Matrix 提供的免费邮件列表,要求用户在第一次使用时注册用户名和地址,此后即可定期收到网上新增医学站点及最新动态的消息。

Medical Matrix 提供分类检索和关键词检索两种查询方式。

1. 分类检索　分类检索非常详细,层次结构严密,在大类下点击所需的下位类,检索结果则按信息的不同类型提供与该类目有关的新闻(News)、杂志(Journals)、教科书(Textbooks)、主要站点/主页(Major Sites/Home Pages)、临床指南/常见问题解答(Practice Guidelines/FAQs)、影像,病理/临床(Images, path. /clinical)、继续医学教育(CME)、教材(Educational Materials)、全文/多媒体(Full Text/Multimedia)、热点问题(Forums)等。

2. 关键词检索　关键词检索又分简单检索和高级检索。简单检索只需在检索框(Search for)中直接输入检索词,可利用检索框右侧的下拉菜单选择精确短语(Exact Phrase)、所有词(All words)或任何词(Any words),亦可在检索框下方的下拉菜单中用资源类型进行限定检索,如只要新闻消息、病理/临床影像资源、X-ray 信息、医学继续教育等。选择后点击绿色的"Search"按钮即可执行检索,获得相关信息。其高级检索(Advanced Searching Options)除提供检索词选项外,还有文摘、杂志、多媒体、病例、新闻等,可对检索结果进行多项选择,以达到精确检索之目的(图 8-21)。

值得注意的是,Medical Matrix 的主题分类浏览方式是查全某类信息的较好工具,而采用关键词检索往往要注意选词适当,以免影响检索质量。另外,其特有的单词拼写检查"Medical Spell Checker"功能,可帮助用户判断输入的检索词是否准确(图 8-22)。

二、Medscape

Medscape(http://www. medscape. com)由美国 Medscape 公司于 1994 年研制开发(图 8-23),设有一般主页和专业主页。在专业主页(Specialty Home Page)中设有内科、儿科、妇科、肿瘤科、护理等 27 个学科的信息链接。在 Search 检索中,可对 Medline、Drug Info、Patient Info 等多个数据库进行检索。其特色资源是免费的医学继续教育(CME)项目,提供关键词检索、学科专业查询、进入药师继续教育中心、护理继续教育中心等多种检索途径,且可获得详细的全文信息。

三、HealthAtoZ

HealthAtoZ(http://www. healthatoz. com)是美国 Medical Network 公司于 1996 年创建的为从事医学科研和临床工作者以及健康消费者提供医学信息的搜索引擎(图 8-24)。

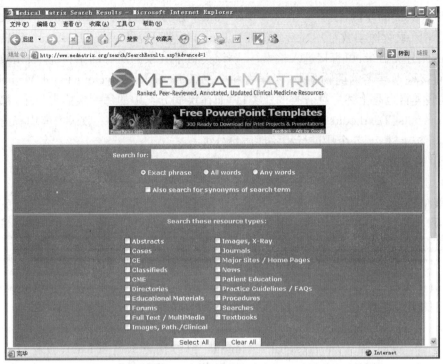

图 8-21　Medical Matrix 高级检索界面(选自 2008 年 11 月 8 日)

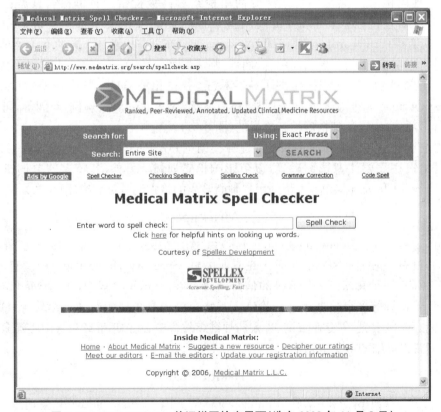

图 8-22　Medical Matrix 单词拼写检查界面(选自 2008 年 11 月 8 日)

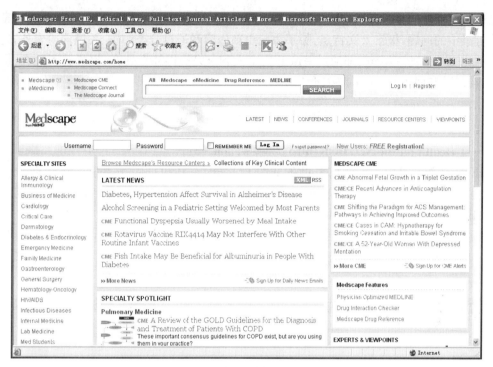

图 8-23　Medscape 主页(选自 2008 年 11 月 8 日)

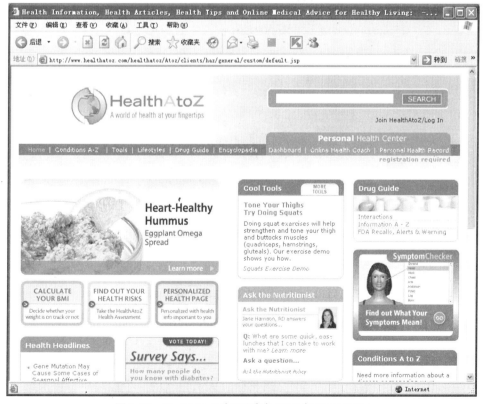

图 8-24　HealthAtoZ 主页(选自 2008 年 11 月 8 日)

网站的全部资源均经过医学专业人员进行人工分类和标注评价,其目标是帮助个人和家庭解决健康中的问题,极富人文特点,除了每周更新内容和通过分类浏览、关键词检索外,还提供个性化交互性的 e-Mate(即通过 e-mail 为个人和家庭提供补充处方、提醒健康检查、推荐治疗方案等)和联机专家咨询等特色服务。

四、其他专业搜索引擎

(一) Health on the Net,HON(http://www. hon. ch/)

HON 是瑞士日内瓦市政府资助的非盈利基金会,并和日内瓦大学医院和瑞士生物信息学研究所密切合作,1996 年创建(图 8-25)。它广受世界各地生物医学机构欢迎。所推荐的网站兼顾欧美。HONselect 需要使用医学主题词(MeSH)检索。在其首页,用户既可从疾病 Diseases、病毒与药物 Viruses and Drugs、解剖 Anatomy、精神病与心理学 Psychiatry and Psychology4 个类中通过浏览选取医学主题词,也可从检索框输入主题词进行检索。

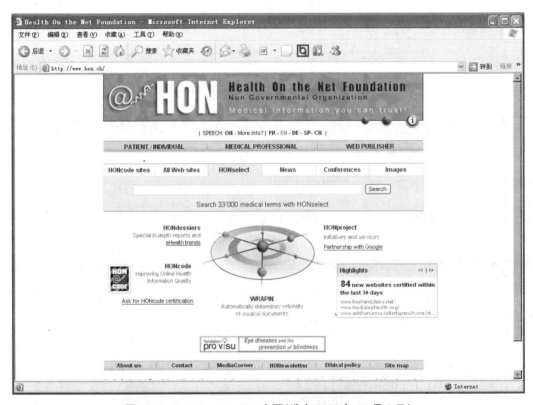

图 8-25　Health on the Net 主页(选自 2008 年 11 月 8 日)

(二) INTUTE(http://www. intute. ac. uk/healthandlifesciences/)

INTUTE 包括科学技术、人文与艺术、社会科学、医学与生命科学四部分内容(图 8-26)。其医学部分原名 OMNI。OMNI(Organising Medical Networked Information)是英国诺丁汉大学 Greenfield 医学图书馆为医学生、医学研究人员建立的一个经过质量评价的网络医学资源目录,提供英国和世界范围内 Internet 上的生物医学信息。

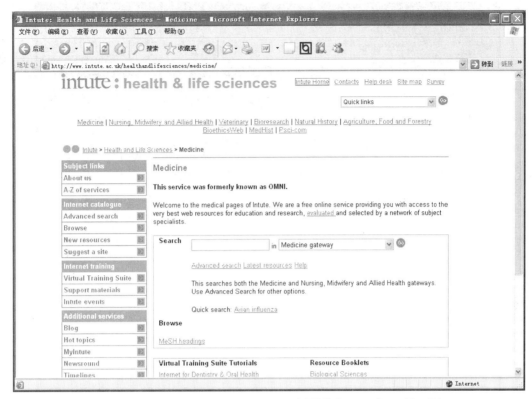

图 8-26 INTUTE：health & life science 主页(选自 2008 年 11 月 8 日)

该网站在欧洲尤其在英国与大英联邦系统影响很大。它对北美重要网站并不忽视，但它推介英国与欧洲各国网站比较深入，因此对 MedWeb，HON 等大型生物医学搜索引擎互补性很强。从 Medicine 部分可检得学科网站，偏重于临床医学、预防医学，以及与临床医学交叉渗透很多的基础医学站点。从 Bioresearch 部分检得的网站偏重在理论研究各基础学科或研究特色突出的临床与预防医学站点。

(三) MedExplorer(http://www.medexplorer.com)

由美国 MedExplorer 公司 1996 年创建的免费全文型搜索引擎，提供关键词检索和分类检索，近 30 个类目按字顺排列，通过下拉式菜单提供亚类。除检索医学信息外，还可检索 250 多个医学新闻组信息和世界各地召开的会议信息、新闻、书店等。其检索结果仅为分类类目和网站列表的标题，需点击超链接方可进一步获取详细信息(图 8-27)。

(四) 医生指南(Doctor's Guide http://www.docguide.com/)

医生指南为临床各学科或专题提供最近期刊论文或其他医学新闻信息，它所提供的病例讨论常引导医生深入学习。此外，它提供各学科国际会议消息，比较全面，综合医学、综述论文比较多(图 8-28)。

(五) 中国医学生物信息网(http://cmbi.bjmu.edu.cn)

中国医学生物信息网是由北京大学医学部的网络和医学专家于 2000 年 3 月创建开通的搜索引擎，在以提供基础医学最新进展和学术研究动态信息检索为主要特色的基础上，已成为一个提供多方位信息资源服务的医学虚拟社区，也是目前国内优秀医学资源导航网站

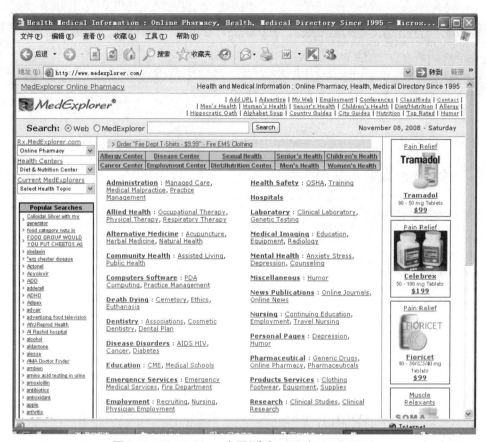

图 8-27　MedExplorer 主页(选自 2008 年 11 月 8 日)

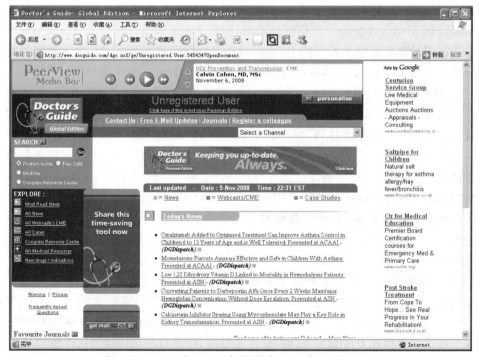

图 8-28　Doctor's Guide 主页(选自 2008 年 11 月 8 日)

之一(图 8-29)。

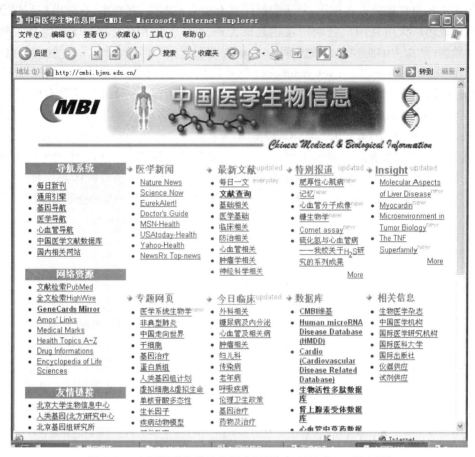

图 8-29 中国医学生物信息网主页(选自 2008 年 11 月 8 日)

生物医学信息资源多而且广,既有不断丰富发展的精华,又有大量为商业利润而沉浮的糟粕,必须有动态与网络观念,在信息海洋此消彼长的波涛下淘取精华信息。本章推介的搜索引擎较多,需用户亲身应用体会,还有许多政府与学术机构,如 WHO、NIH、CDC、FDA,各著名医学院或学协会综合或专题网页常有的 related Links,它们都是各具特色的导航员。用户根据专业特需,利用好导航工具,在上网实践中勤于对比思索,定能形成一套更为有效的学习与研究思路。

(程艾军 马 路)

第五节 网络数据库应用

随着计算机技术、网络技术和多媒体技术的发展,网络电子期刊和全文数据库因具有存储信息量大、检索方便简捷、传播速度快、可读性强等优点,越来越受到人们的普遍关注。生物医学领域的信息资源十分丰富,大量的在线数据库作为一种重要的信息资源,其应用领域也越来越广泛。这些数据库主要包括图书数据库、期刊数据库、学位论文数据库、标准数据库、科技报告和专利数据库、报纸数据库等。

与手工和单机检索方式相比,网络数据库具有检索速度快,查准率、查全率高等优点,理所当然地成为广大信息用户获取所需信息资源的首选。常用的生物医学数据库主要有:①全文数据库:如中国期刊全文数据库、中文科技期刊全文数据库、ProQuest 健康与医学大全、OVID 全文期刊库、Elsevier Science(SDOS)、Springer LINK 等;②文摘数据库:如 Medline、中国生物医学文献数据库(CBM)、馆藏西文生物医学期刊文献数据库(English medical current contents,EMCC)等;③引文数据库:如中国生物医学期刊引文数据库(Chinese medical citation index,CMCI)、美国科学引文索引(science citation index,SCI)、Web of Science 等;④数值型或事实型数据库:主要包括基因库、核酸序列、蛋白质结构等分子生物学数据库,以及毒理学、药物方面的事实型数据库等;⑤多媒体数据库,包括各种医学图谱库、医学影像库(CT、MRI、X-ray 等)、病理切片库以及化学物质或药物结构数据库等。

一、中国生物医学文献数据库

《中国生物医学文献数据库》(简称 CBM)是中国医学科学院医学信息研究所开发研制的综合性医学文献数据库,是国内第一个综合性中文生物医学文献数据库,也是目前国内最大的医药卫生专业文献数据库。该数据库收录了 1978 年以来 1 600 多种中国生物医学期刊,以及汇编、会议论文的文献题录,年增长量约 40 万条,数据总量达 350 余万篇,学科覆盖范围涉及基础医学、临床医学、预防医学、药学、中医学及中药学等生物医学的各个领域。数据库的更新周期为季度更新。中国生物医学文献数据库注重数据的规范化处理和知识管理,全部题录均根据美国国立医学图书馆的《医学主题词表》(medical subject headings,MeSH)、中国中医研究院图书情报研究所出版的《中医药主题词表》进行主题标引,并根据《中国图书馆分类法·医学专业分类表》进行分类标引。

中国生物医学文献数据库有 30 多个可检索数据项,包括中文题目、英文题目、著者、第一著者、著者单位、期刊、核心期刊、出版年卷期、参考文献、资助类别、关键词、主题词、特征词、分类号等。中国生物医学文献数据库具有主题、分类、期刊、作者等多种词表辅助查询功能,检索入口多、检索方式灵活,可满足简单检索和复杂检索的需求,与 PubMed 具有良好的兼容性,可获得较高的查全率和查准率。目前,常用的 CBM 有两个网络版本,即基于局域网的 CBMWin 和基于互联网的 CBMWeb,其网址为 http://cbmwww.imicams.ac.cn/,如图 8-30。

(一) CBM 检索

在"中国生物医学文献数据库"登录主界面输入用户名和密码,登录后系统默认为基本检索界面,在数据库标题下方分别可以切换为主题检索、分类检索、期刊检索、作者检索、索引检索(图 8-31)。

1. 基本检索

(1) 选择检索入口:有如下 3 种选择。

缺省:表示输入的检索词同时在中文题目、文摘、主题词、特征词、关键词、期刊这些主要入口检索。

全部:表示输入的检索词同时在所有可检索的字符型字段中查找。

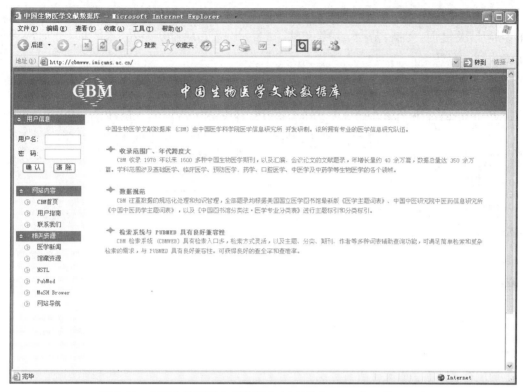

图 8-30　中国生物医学文献数据库主页(选自 2009 年 6 月 18 日)

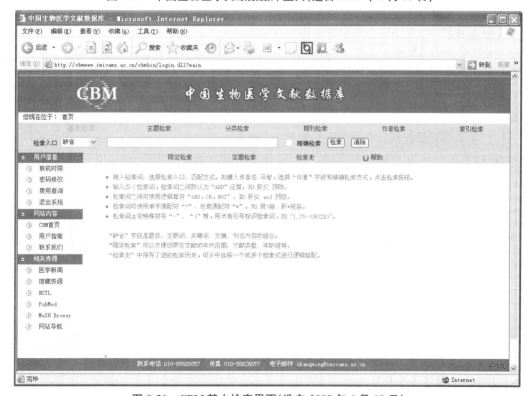

图 8-31　CBM 基本检索界面(选自 2009 年 6 月 18 日)

指定入口：表示输入的检索词仅在某一指定入口内检索，包括题目、英文题目、作者、作者地址、关键词、文摘、基金、参考文献、刊名、出版年、期、分类号、主题词、特征词等。如图 8-32。

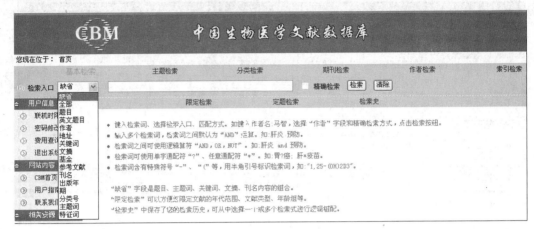

图 8-32 CBM 基本检索入口（选自 2009 年 6 月 18 日）

（2）在检索式输入框中键入检索词或检索式，检索词本身可使用通配符，检索词之间还可使用逻辑运算符。

通配符：① 单字通配符（?）：替代一个字符。如检索式"血？动力"，可检索出血液动力、血流动力等字符串的文献。② 任意通配符（＊）：替代任意字符。如检索式"肝炎＊疫苗"，可检索出肝炎疫苗、肝炎病毒基因疫苗、肝炎减毒活疫苗、肝炎灭活疫苗等字符串的文献。

逻辑运算符：① AND：检出记录中同时含有检索词 A 和检索词 B 的文献，如心脏瓣膜疾病 AND 手术后并发症。② OR：检出记录中含有检索词 A 或检索词 B 的文献，如心脏瓣膜疾病 OR 心力衰竭。③ NOT：在含检索词 A 的记录中，去掉含检索词 B 的记录。如心脏瓣膜疾病 NOT 心律失常。其优先级的顺序依次为：（ ）＞ NOT ＞ AND ＞ OR。例如：（心脏瓣膜疾病 OR 心力衰竭）AND 手术后并发症。

（3）选择是否进行精确检索：① 精确检索：检索词与检索字符串完全相等，如检索作者王军，仅检索出作者为王军的文献，而不会将作者名中含有王军的文献检出。② 所有入口均可进行包含检索：精确检索仅限于作者、关键词、刊名、出版年、期、分类号、主题词、特征词等字段。

（4）在已有检索结果的范围内进行二次检索：键入新的检索词，选中"二次检索"前面的复选框，点击"检索"按钮即可。二次检索是在已有检索结果基础上再检索，逐步缩小检索范围，与上一个检索词之间的关系为"AND"。

2. 主题检索 点击页面上方的"主题检索"按钮，即进入主题检索页面。

（1）选择"中文主题词"或"英文主题词"检索入口，键入检索词，点击"查找"按钮。

主题检索可用中文主题词、英文主题词及同义词进行查找，可浏览主题词注释信息和树形结构，帮助确定恰当的主题词。还可通过设置是否加权、是否扩展、选择合适的副主题词，使检索结果更符合检索要求。检索课题时应尽可能采用规范化的主题词进行检索，以提高查全率和查准率。

（2）在主题词轮排表中，浏览选择主题词。

中文主题词轮排表：在输入框键入检索词后，点"查找"按钮，系统显示含有该检索词的中文主题词轮排表。同一行中，左边一列为主题词的款目词（同义词），中间一列为正式主题词，右边一列为该主题词命中的文献数（图 8-33）。

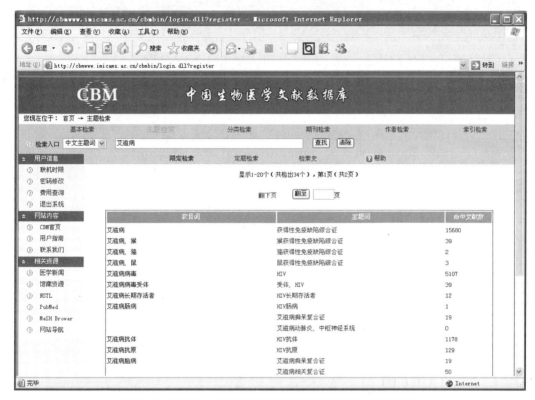

图 8-33　CBM 中文主题词轮排表（选自 2009 年 6 月 18 日）

系统还支持用英文主题词检索：选择"英文主题词"检索入口，在输入框键入英文检索词，点击"查找"按钮，系统显示含有该检索词的英文主题词轮排表。英文主题词轮排表包括英文主题词、款目词（同义词）及主题词的中文译名（图 8-34）。

（3）在主题词注释表中，浏览主题词注释信息和树形表，选择是否扩展检索、加权检索，以及副主题词和副主题词扩展检索选项，点击"主题检索"按钮，检索结果如图 8-35 所示。

1）主题词注释：包括该主题词的中文名称、英文名称、款目词、树状结构号、相关词、可组配的副主题词、药理作用主题词、检索回溯注释、标引注释、历史注释、范畴注释等内容。认真阅读主题词的注释信息，确认是否和检索主题一致。

2）主题词扩展检索和非扩展检索：扩展检索指对当前主题词及其所有下位主题词进行检索，非扩展检索则仅限于当前主题词的检索。默认状态为扩展检索，若不进行扩展检索则选择"不扩展"选项。如主题词"HIV 感染"，扩展检索指对该主题词和 10 个下位主题词检索，不扩展检索则仅对"HIV 感染"进行查找。

3）主题词加权检索和非加权检索：主题词"加权"表示主题词的重要程度，反映文章论述的主要内容。加权主题词用"＊"表示，如"＊肝肿瘤"。加权检索表示仅对加星号（＊）主题词（主要概念主题词）检索，非加权检索表示对加星号主题词和非加星号主题词（非主要概念主题词）均进行检索。默认状态为非加权检索，若进行加权检索则在"加权"选框进行标记。

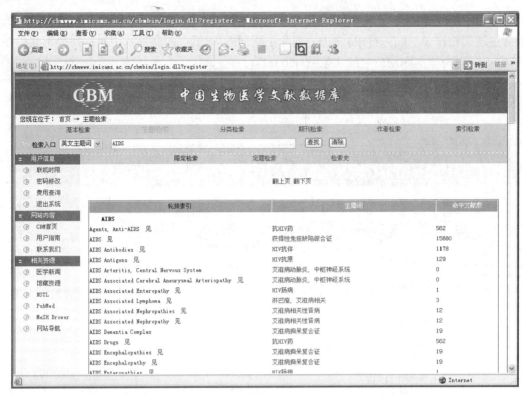

图 8-34　CBM 英文主题词轮排表(选自 2009 年 6 月 18 日)

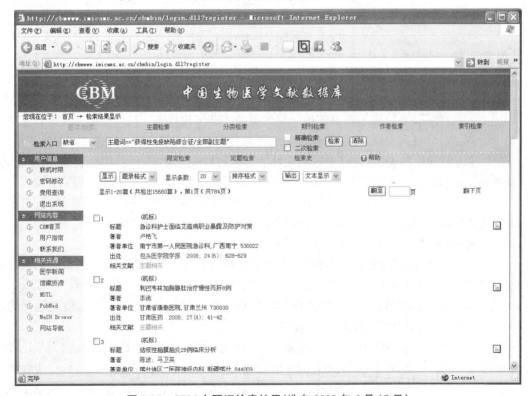

图 8-35　CBM 主题词检索结果(选自 2009 年 6 月 18 日)

4) 主题词/副主题词组配检索：副主题词用于对主题词的某一特定方面加以限制，强调主题词概念的某些专指方面。如"肝/药物作用"，表明文章并非讨论肝脏的所有方面，而是讨论肝脏的药物作用。副主题词一共有 94 个，表明同一主题的不同方面。主题词与副主题词的组配规则十分严格，不是所有的副主题词均能与每个主题词进行组配的。"可组配副主题词："列出了当前主题词可以组配的所有副主题词，每个副主题词前面都有一个复选框，可以同时选择多个副主题词。点击某个副主题词可弹出该副主题词的注释窗口，有助于正确使用副主题词。

5) 副主题词扩展检索：一些副主题词之间也存在上下位关系，如副主题词"副作用"的下位词包括"中毒"和"毒性"，选择"扩展副主题词"，指对该副主题词及其下位副主题词进行检索，非扩展检索则仅限于当前副主题词"副作用"。

3. 限定检索 在基本检索界面进行限定设置，点击"限定检索"按钮，根据"限定检索对话框"的提示进行选择(图 8-36)。"限定检索"是把年代、文献类型、研究对象等常用的限定条件整合到一个对话框中，以方便检索。限定检索的内容如下：

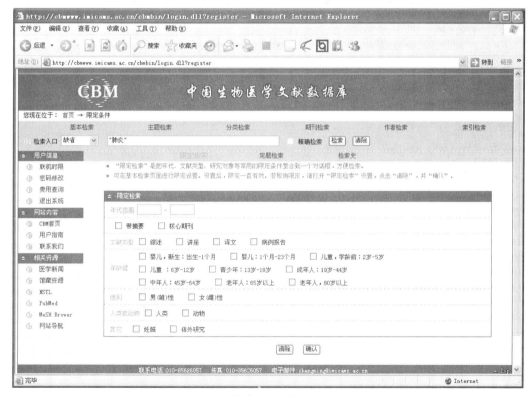

图 8-36　CBM 限定检索界面(选自 2009 年 6 月 18 日)

(1) 年代范围：默认为所有年代。
(2) 带摘要：选中"带摘要"，表示题录中带有中文摘要。
(3) 核心期刊：默认为全部期刊，选定则限定在核心期刊。
(4) 文献类型：包括综述、讲座、译文、病例报告，默认为不限定文献类型。
(5) 年龄组：包括婴儿、新生儿、学龄前儿童、青少年、成年人、中年人、老年人、80 岁以上。
(6) 性别：包括男(雄)性、女(雌)性。

（7）人类或动物：包括人类、动物。

（8）其他：包括妊娠、体外研究。

每组内的关系为"OR"，组间关系为"AND"。

限定检索可以在检索前限定（"先限定"），或者对已有检索式做限定（"后限定"）。在基本检索页面进行限定设置后，限定一直有效。若取消限定，需打开"限定检索"设置，点击"清除"，并予以"确认"。

4. 定题检索　定题检索可以定制和跟踪某一课题的最新文献。初次使用时需先行注册，然后制定检索策略并予以保存，供定期调用检索策略，获取最新信息。图 8-37 为 CBM 定题检索的登录界面。

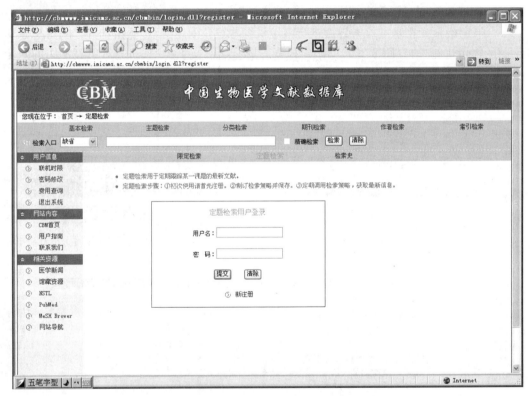

图 8-37　CBM 定题检索登录界面（选自 2009 年 6 月 18 日）

（1）制定检索策略：为了长期跟踪课题，需要保存检索策略，供以后再检索时调用。完成一个恰当的检索往往需要多个检索式，在检索历史里，记录了当前的检索式，可根据需要整理、组织一个满意的检索策略。

（2）保存检索策略：给当前检索史中检索式的集合命名一个"名字"。比如"艾滋病的预防和治疗"，点击"存储检索策略"即把这个检索策略的名字以及对应的一个或多个检索式的集合存储起来，系统后台会同时记录下该次检索的时间，如图 8-38 所示。

（3）最新文献检索：登录定题检索后，先前保存的检索策略名称会显示在页面下方，可以点击亮显的检索策略名称浏览其对应的检索式集合（图 8-39）。可选择一个或多个检索策略文件进行"最新文献检索"、"重新检索"或"删除检索策略"等操作。

此外，还有分类检索、期刊检索、作者检索、索引检索等。

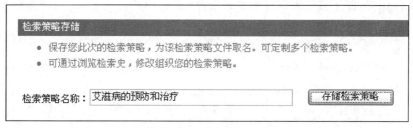

图 8-38 CBM 检索策略存储界面(选自 2009 年 6 月 18 日)

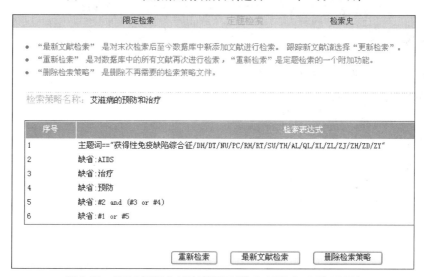

图 8-39 CBM 最新文献检索界面(选自 2009 年 6 月 18 日)

(二) 检索结果显示与输出

1. 检索结果显示

(1) 设置显示格式:包括:①题录格式:显示标题、著者、著者单位、出处等;②文摘格式:显示标题、著者、著者单位、文摘、出处、关键词、主题词、特征词等;③详细格式:显示流水号、分类号、标题、英文标题、文献类型、著者、著者单位、国家和省市名称、文摘、出处、关键词、主题词、特征词、参考文献及其数量、基金名称、ISSN 等;④显示条数:显示条数表示每页显示的记录数,下拉菜单中共有 5、10、20、50、100 五种选择,默认为每页 20 条;⑤排序方式:排序方式包括作者、年代、期刊,不指定排序格式时,记录按数据入库时间显示,显示排序限定在10 000 条以内。

(2) 对题录进行标注:显示或保存被标注的题录。①标注题录:用鼠标点击题录前的复选框;②显示标注记录:标注题录后,点击"显示"按钮,显示被标记的题录内容;③去除标注:用鼠标点击被标记题录前的复选框。

(3) 索取全文:中国医学科学院医学信息研究所与维普公司合作,实现了 CBM 数据与维普全文数据库的链接,索取全文需获得维普公司的授权,全文显示需要预先安装 Acrobat Reader 阅读器。

2. 检索结果输出

(1) 文本显示:即输出本页题录到屏幕。显示格式、标注、排序设置对输出同样有效,保存题录不超过 500 条。

（2）文件保存：即下载记录保存到本地磁盘（图 8-40）。

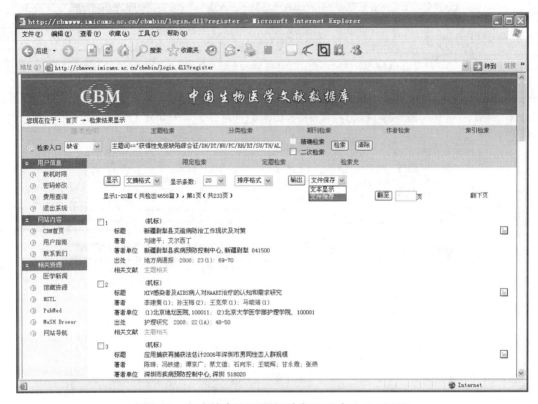

图 8-40　CBM 检索结果界面（选自 2009 年 6 月 18 日）

二、中国知识基础设施工程

国家知识基础设施（national knowledge infrastructure，NKI）的概念源于世界银行《1998 年度世界发展报告》，该报告指出，发展中国家应该着重建设国家知识基础设施，以尽快缩小与发达国家的差距，提高国家知识和技术的创新能力，增强国际竞争力。中国知识基础设施（Chinese national knowledge infrastructure，CNKI）工程是以实现全社会知识资源传播共享与增值利用为目标的信息化建设项目，由清华大学、清华同方发起，始建于 1999 年6 月，CNKI 工程集团经过多年努力，采用自主开发并具有国际领先水平的数字图书馆技术，建成了世界上全文信息量规模最大的"CNKI 数字图书馆"，并正式启动建设《中国知识资源总库》及 CNKI 网络资源共享平台，通过产业化运作，为全社会知识资源高效共享提供丰富的知识信息资源和有效的知识传播与数字化学习平台。

CNKI 系列数据库主要包括中国期刊全文数据库（Chinese journal full-text database，CJFD）、中国优秀博硕士学位论文全文数据库（CDMD）、中国重要会议论文全文数据库（CPCD）、中国重要报纸全文数据库（CCND）、中国年鉴全文数据库（CYFD）、中国图书全文数据库（CBFD）、中国引文数据库（CCD）等。各数据库通过 KNS5.0 平台的整合功能，将期刊库、学位论文库以及其他的一些 CNKI 源数据库整合在一起，实现知识资源的有效检索和增值利用。

CNKI 的服务模式有光盘库、镜像站和网络远程访问,目前许多高等院校都采用镜像站服务模式。CNKI 数据库为镜像用户提供两种登录方式:IP 登录和账户登录。登录后,点击页面上的数据库名称可进入相应数据库检索页面进行检索;还可以点击页面右上方的"跨库检索首页"进入跨库检索系统,在选择数据库后实施跨库检索。如果需要查找更多的资源,可登录 CNKI 中心网站。其访问网址是 http://www.cnki.net,提供的基本检索方式有初级检索、高级检索和专业检索,分别体现在单库检索和跨库检索两种模式中,其初级检索又包含了跨库快速检索。

(一)单库检索

单库检索是指用户只选择某一数据库所进行的检索及其后续的相关操作。平台首页提供了各类文献数据库列表,如《中国期刊全文数据库》、《中国优秀博硕士学位论文全文数据库》、《中国重要会议论文集全文数据库》、《中国重要报纸全文数据库》等,用户可根据自己的检索需求,选择并点击页面上的数据库名称进入相应数据库检索页进行检索。在单库检索中,系统提供了初级检索、高级检索和专业检索 3 种基本检索方式(图 8-41)。各种检索方式的检索功能有所差异,基本上遵循向下兼容原则,即高级检索中包含初级检索的全部功能,专业检索中包括高级检索的全部功能。各种检索方式所支持的检索操作均需通过以下几部分实现:检索项、检索词、检索控制。在同一种检索方式下,因数据库所收录文献的特征不同而所设置的检索项及检索控制项会有所不同。

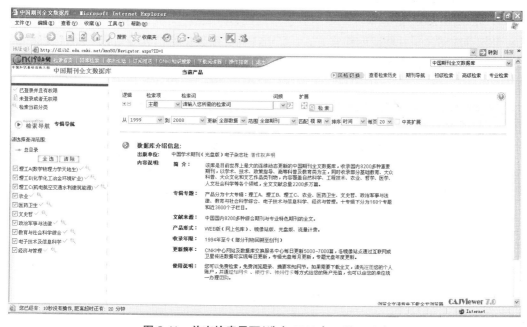

图 8-41 单库检索界面(选自 2009 年 6 月 20 日)

1. 单库检索功能 登录系统后,单库检索页中提供初级检索及其相应的检索控制功能。在此页面上,可利用检索导航、检索框、检索控制项等完成简单检索和一般的逻辑组合检索。如要进行复杂的检索,可点击页面右上方的"高级检索"和"专业检索"链接,进入高级检索和专业检索界面。

2. 单库检索项 CNKI 各数据库都设有不同数量的检索项,其中主要数据库的检索项列表如下：

数据库名称	检索项数	检索项名
中国期刊全文数据库	16个	主题、篇名、关键词、摘要、作者、第一责任人、单位、刊名、参考文献、全文、年、期、基金、中图分类号、ISSN、统一刊号
中国优秀博硕士学位论文全文数据库	21个	主题、题名、关键词、摘要、作者、作者单位、导师、第一导师、导师单位、网络出版投稿人、论文级别、学科专业名称、学位授予单位、学位授予单位代码、目录、参考文献、全文、中图分类号、学位年度、论文提交日期、网络出版投稿时间
中国重要会议论文全文数据库	25个	主题、题名、关键词、摘要、论文作者、第一责任人、作者机构、会议名称、会议录名称、参考文献、全文、年、基金、中图分类号、主办单位、学会、主编、编者、出版单位、会议地点、ISSN、统一书刊号、ISBN、网络出版投稿时间、网络出版投稿人
中国重要报纸全文数据库	11个	主题、标题、作者、第一责任人、关键词、全文、报纸名称、日期、版号、栏目、统一刊号

3. 单库检索控制　单库检索提供检索导航和检索控制项两类控制。

(1) 控制检索范围：检索导航可控制检索范围、导出相应文献、查看导出文献，是为不熟悉检索技术的用户提供便捷的检索方式。CNKI各文献数据库检索导航以CNKI文献专辑系统的9个专辑类目为导航类目。

(2) 单库检索控制项：单库检索所提供的检索控制项有逻辑行、检索项选择、词频、最近词、词扩展、词间关系、数据更新、期刊范围、匹配、排序、每页显示结果条数等。

(二) 跨库检索

跨库检索是指以同一检索条件同时检索多个数据库，这些数据库结构可能相同（同构），也可能不相同（异构）。在数据库列表中选择要检索的数据库后，再进行跨库检索。一次选择跨库检索的数据库不超过8个。系统默认选择检索4个数据库，即中国期刊全文数据库、中国优秀博硕士学位论文全文数据库、中国重要会议论文全文数据库和中国重要报纸全文数据库。点击"跨库检索"进入跨库检索页面(图8-42)。

1. 跨库检索的主要功能

(1) 跨库初级检索：在CNKI跨库检索页面上，提供有初级检索及其相应的检索控制项、初级检索说明等，同时设有《中国图书馆图书分类法》(简称中图法)导航和高级检索、专业检索链接，如图8-43所示。

(2) 跨库高级检索：在CNKI跨库检索页面上，点击"跨库高级检索"进入跨库高级检索页面。页面上提供有高级检索及其相应的检索控制项、高级检索说明，同时设有中图法导航和初级检索、专业检索链接，如图8-44所示。

(3) 跨库专业检索：在CNKI跨库检索页面上，点击"跨库专业检索"进入跨库专业检索页面。页面上提供专业检索框、专业检索说明，同时设有中图法导航和跨库初级检索、跨库高级检索链接，如图8-45所示。

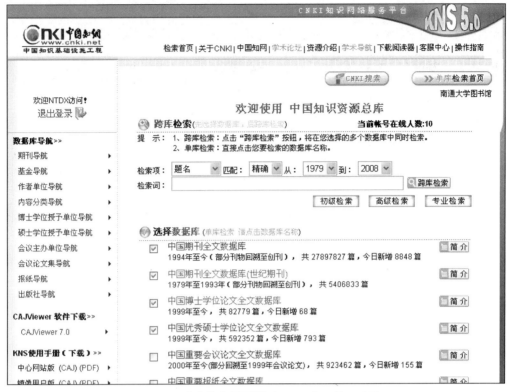

图 8-42　跨库检索界面(选自 2009 年 6 月 20 日)

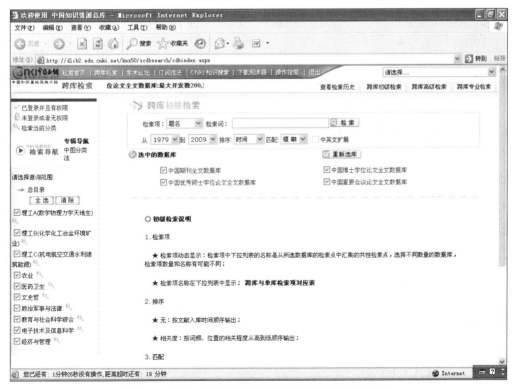

图 8-43　跨库初级检索界面(选自 2009 年 6 月 20 日)

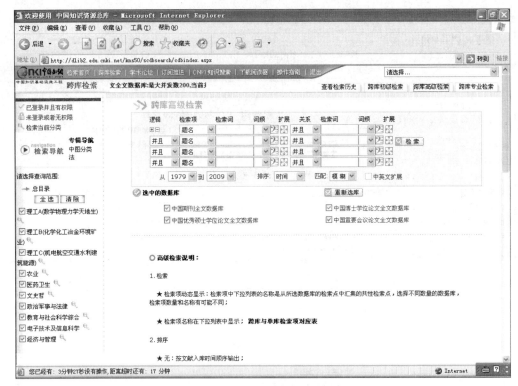

图 8-44　跨库高级检索界面(选自 2009 年 6 月 20 日)

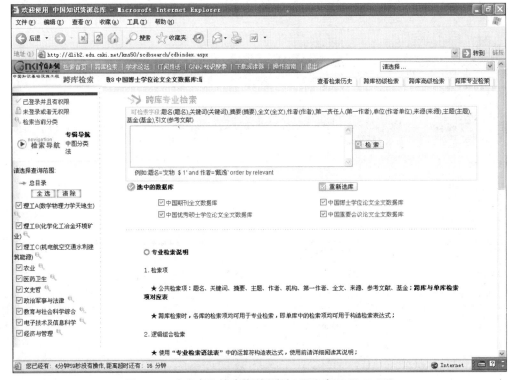

图 8-45　跨库专业检索界面(选自 2009 年 6 月 20 日)

2. 跨库检索项　跨库检索项又称公共检索项,是与平台上各数据库检索项统一对应的结果。由于各数据库的内容不同,建立的检索项对应关系也可能存在差异,所以有完全对应,也有部分对应的。跨库检索项将随所选数据库的检索项情况而增减,检索项下拉列表的名称是从所选数据库的检索点中汇集的共性检索项,选择不同数量的数据库,下拉列表中所显示的检索项名称有可能不同;跨库检索项与各库检索项可能存在一对多或多对一的情况。需要注意的是:跨库检索有可能会遗漏掉一些数据库的个性检索项。跨库基本检索项有:题名、关键词、摘要、全文、作者、第一责任人、单位、来源、主题、基金、参考文献。检索项名称在下拉列表中显示。

3. 跨库检索控制　跨库检索控制提供检索导航、检索控制项两类控制,与单库检索控制基本相同。跨库检索导航可为不熟悉检索技术的用户提供便捷的检索方式,可控制检索范围、导出相应文献、查看导出文献。跨库检索控制项用于缩小检索范围。本系统提供的检索控制项有:排序、匹配、逻辑、词频、最近词、扩展、关系等。用户可点击相应的图标选择所需的控制信息。

(三) CNKI 知识搜索(http://search. cnki. net/)

CNKI 知识搜索是一个功能强大的专业知识搜索引擎,是以 CNKI 总库的所有文献为依据,提供全方位多功能的专业检索,是学术科研的好助手。CNKI 建设的“中国知识资源总库”及各种文献资源,包含近 8 000 余种期刊杂志,300 多所大学、研究院所的博士、硕士论文,1 000 余种学术会议论文集,超过 1 000 种的报纸文章。数据涵盖自然科学、工程技术、医学、农业、生物、文学、历史、哲学、政治、经济、法律、教育等领域的最新科技文献资料。在资源数量上和种类上为实现知识搜索提供了保障。

作为《中国学术期刊网络出版总库》的出版传播应用平台,CNKI 知识搜索平台是我国拥有自主知识产权的文献检索系统、文献评价研究系统及数字化学习与研究平台。CNKI 知识搜索平台基于对文献内容的详细标引,实现了对学术图形、表格内容的检索,可以满足用户对文献内容准确检索的需求,弥补了现有搜索引擎及资源检索平台存在的不足,体现了信息资源整合传播、增值利用和知识服务的理念。

CNKI 搜索是一种简单易操作的检索工具,可以方便地搜索 CNKI 的系列资源,获取相应文献的有关信息,还可当即以 CAJ 和 PDF 两种格式下载全文。

CNKI 搜索提供简单搜索和高级搜索两种方式。

1. 简单搜索　可进行文献、数字、学术定义、专业主题、翻译助手、图形、学术趋势、表格、大众热点、学术统计分析等字段搜索,在此可以从任意位置搜索 CNKI 文献,包括标题、作者、摘要、全文等位置。它提供智能化的搜索,只要输入任意一个语词,系统将会智能地利用联想、比较、判断、推理、学习等手段,在综合考查文献的内容和外部属性特征与检索词的相关性之后,对内容进行相关度排序后输出检索结果。

2. 高级搜索　即专指性、确定性搜索,当输入确定内容和条件后,系统将严格执行,显示符合条件的结果。高级搜索可限定搜索条件,在标题、关键字、摘要等字段搜索,同时也可限定作者和文章的出处。系统通过知识聚类协助完成搜索,包括词聚类与文章聚类,从引文、时间、作者、文献类型等角度显示搜索结果。而且可通过文献链接,包括引证文献、相似文献等链接,层层深入搜索,将用户带入知识网络。

CNKI 知识搜索平台功能模块包括:文献搜索、数字搜索、图形搜索、表格搜索、翻译助手、新概念搜索、学术定义搜索等。

三、万方数据知识服务平台

万方数据知识服务平台(ChinaInfo)是建立在互联网上的大型科技、商务信息平台,内容涉及自然科学和社会科学各个专业领域,收录范围包括期刊、会议、文献、书目、题录、报告、论文、标准、专利、连续出版物和工具书等。用户既可以单库、跨库检索,也可以在所有数据库中检索,同时还可实现按行业需求的检索功能。其网址是 http://www.wanfangdata.com.cn。该系统的主要资源如下:

1. 学术期刊 期刊论文是万方数据知识服务平台的重要组成部分,集纳了多种科技、人文和社会科学期刊的全文内容,其中绝大部分是进入科技部科技论文统计源的核心期刊。内容包括论文标题、论文作者、来源刊名、论文的年、卷、期,中图法分类号、关键字、所属基金项目、数据库名、摘要等信息,并提供全文下载。总计约 1 300 余万篇。

2. 学位论文 学位论文收录了国家法定学位论文收藏机构——中国科技信息研究所提供的自 1980 年以来我国自然科学领域各高等院校、研究生院及研究所的硕士、博士及博士后论文,内容包括论文题名、作者、专业、授予学位、导师姓名、授予学位单位、馆藏号、分类号、论文页数、出版时间、主题词、文摘、全文等信息,总计 110 余万篇。

3. 会议论文 会议论文收录由中国科技信息研究所提供的国家级学会、协会、研究会组织召开的各种学术会议论文,每年涉及 1 000 余个重要的学术会议,范围涵盖自然科学、工程技术、农林、医学等多个领域,内容包括数据库名、文献题名、文献类型、馆藏信息、馆藏号、分类号、作者、出版地、出版单位、出版日期、会议信息、会议名称、主办单位、会议地点、会议时间、会议届次、母体文献、卷期、主题词、文摘、馆藏单位等,总计约 90 余万篇,为用户提供全面、详尽的会议信息,是了解国内学术会议动态、科学技术水平、进行科学研究不可多得的工具。

4. 专利技术文献 收录了国内外的发明、实用新型及外观设计等专利 290 多万项,内容涉及自然科学各个学科领域,是科技机构、大中型企业、科研院所、大专院校和个人在专利信息咨询、专利申请、科学研究、技术开发、以及科技教育培训中不可多得的信息资源。

5. 科技成果 科技成果是科技部指定的新技术、新成果查新数据库。其收录范围包括新技术、新产品、新工艺、新材料、新设计,内容由《中国科技成果数据库》等十几个数据库组成,收录的科技成果总记录约 50 多万项,涉及自然科学各个学科领域。该库已成为我国权威的技术成果宝库。

6. 中外标准 综合了由国家技术监督局、建设部情报所、建材研究院等单位提供的相关行业的各类标准题录。包括中国标准、国际标准以及各国标准等 25 万多条记录。其更新速度快,保证了资源的实用性和实效性。目前已成为广大企业及科技工作者从事生产经营、科研工作不可或缺的重要信息资源。

四、PubMed 检索系统

PubMed 是美国国立医学图书馆(National Library of Medicine,NLM)附属国立生物技术信息中心(National Center for Biotechnology Information,NCBI)开发建立的生物医学文献检索系统,于 1997 年开始在网上向用户提供免费检索服务。PubMed 是 NCBI 开发的

Entrez 检索系统的重要组成部分之一,Entrez 是一个用以整合 NCBI 系列数据库中信息的搜寻和检索工具,这些数据库包括核酸序列、蛋白序列、大分子结构、基因组序列以及 MEDLINE 等。PubMed 主要用于检索包括 MEDLINE 数据在内的期刊文献,其页面也提供了对 Nucleotide(核酸序列)、Protein(蛋白序列)、Genome(基因组序列)、Structure(分子结构)、OMIM(孟德尔遗传在线)等数据库的链接。PubMed 系统可通过 NCBI 主页上的 PubMed 链接点击进入,也可直接键入网址 http://www.ncbi.nlm.nih.gov/pubmed 进入。

(一) PubMed 收录范围

1. MEDLINE　MEDLINE 数据库是由美国国立医学图书馆编辑建立、世界公认最权威的大型生物医学文献数据库,收录了 1966 年以来全世界 70 多个国家和地区、40 多个语种的文献数据。2008 年 Medline 收录期刊 5 185 种,其中中国期刊 100 多种。MEDLINE 涵盖了美国《医学索引》(index medicus,IM)、《牙科文献索引》(index to dental literature)和《国际护理索引》(international nursing index)印刷本的全部数据,内容涉及临床医学、基础医学、护理学、口腔医学、药理和药剂学、环境医学、职业病学、兽医学、卫生管理、食品营养、卫生保健、信息科学等领域。截至 2008 底,MEDLINE 共收录数据 1 700 多万条,其中约 80% 的文献原文为英文,近几年的数据年增量四五十万条记录,网络版的数据每天更新。

2. OLDMEDLINE　OLDMEDLINE 是由美国国立医学图书馆开发的医学题录数据库,收录 1966 年之前世界上重要的生物医学期刊文献记录,目前主要为 1948～1965 年的数据,少量数据已经回溯到 1948 年以前,内容主要为医学、药学、卫生保健等领域的期刊文献,已有记录 150 多万条。在 PubMed 检索系统中,可免费检索 OLDMEDLINE 数据。

3. PreMedline　是一个临时性数据库,收录即将进行标引的新文献信息。因为每天都在接受新数据,进行标引和加工,每天把标引好的数据加入到 MEDLINE 中,同时从 PreMedline 中删除。该临时数据库中的记录没有主题词等深度标引信息,记录带有[PubMed-in process]的标记,一旦转入 MEDLINE 数据库,其标记也变为 MEDLINE 的标记。

4. Publisher Supplied Citations　是出版商直接提供的文献数据,带有[PubMed -as supplied by publisher]的标记。若记录被 PreMedline 收录,则所带标记也发生相应改变,加工标引完成后则进入 MEDLINE 中,其标记变为 MEDLINE 数据标记。有些数据因为其内容超出了 MEDLINE 数据库的收录范围,则不会被 PreMedline 或 MEDLINE 收录,这些数据将一直保留[PubMed -as supplied by publisher]的标记。

(二) PubMed 检索机制

1. 词汇自动转换(automatic term mapping)　在 PubMed 主页的检索提问框中输入检索词进行检索时,系统会按顺序自动使用如下 6 个表,对检索词进行转换后再执行检索,一旦找到匹配的检索词则停止继续到下一个表中寻找。通过点击特征栏的"Details"按钮,可查看系统进行词汇转换后的详细检索策略。

(1) MeSH translation table(医学主题词转换表):该表包含七个部分:MeSH 词、MeSH 参见词、副主题词、出版类型、药理作用词、来源于统一医学语言系统(Unified Medical Language System,UMLS)的英文同义词和异体词、补充概念(物质)名称及其异体词。系统在该表找到了与输入的检索词相匹配的词后,就会自动转换为相应的 MeSH 词、同时保留原输入词执行检索。例如,输入检索词 ache,系统将其转换为"pain"[MeSH Terms] OR "pain"[All Fields] OR "ache"[All Fields]进行检索。如果输入词组,系统除了进行主题词转换外,还会自动将词组拆分为单词进行检索,并以"AND"逻辑关系连接,例如输入 liver cancer,系统则转换为"liver neoplasms"[MeSH Terms] OR ("liver"[All Fields] AND "neoplasms"[All Fields]) OR "liver neoplasms"[All Fields] OR ("liver"[All Fields] AND"cancer"[All Fields]) OR"liver cancer"[All Fields]进行检索。

（2）journals translation table(刊名转换表)：该表包含刊名全称、缩写、ISSN。输入期刊全称时,系统将其转换为刊名缩写形式进行检索,同时将输入的词组在所有字段中检索,并将词组拆分为单词用"AND"连接进行检索,例如输入 Journal of medical systems,系统转换为"J Med Syst"[Journal] OR ("journal"[All Fields] AND"of"[All Fields] AND"medical"[All Fields] AND"systems"[All Fields]) OR "journal of medical systems"[All Fields]。如果输入刊名缩写形式或 ISSN,系统则不会在所有字段中检索,只检索此期刊中发表的文献记录,例如输入 J Med Syst 或 0148-5598,系统执行的检索均为"J Med Syst"[Journal]。

（3）full author translation table(著者全名转换表)：该表包含了已标引的著者完整名,输入时词序不限,可使用逗号隔开,也可不用逗号。一旦使用逗号则表示逗号前一定为姓氏,例如输入 zhang yang 与输入 zhang,yang 得到的结果并不相同。输入 zhang yang 时,系统执行的检索为 Zhang,Yang[Full Author Name] OR Yang,Zhang[Full Author Name],输入 zhang,yang 时系统执行的检索为 Zhang,Yang[Full Author Name]。

（4）author index(著者索引)：如果输入的检索词在以上的转换表中未找到匹配的词(full author translation table 除外),且输入的并非单个单词,PubMed 就会在著者索引进行查找。也就是说,系统即使在 full author translation table 找到了匹配的词,仍会在 author index 中查找。例如,输入 john smith,系统执行的检索为 Smith,John[Full Author Name] OR john smith[Author]。

（5）full investigator(collaborator) translation table(调研者或合作者全名转换表)：该表包含了已标引可用的全名,输入时不限姓与名的词序。

（6）investigator(collaborator) index(调研者或合作者索引)：如果输入的检索词在上述的转换表中未找到匹配的词(full author translation table 除外),且输入的并非单个单词,PubMed 会在此索引进行查找。

如果输入的检索词在上述各个表或索引中仍未找到匹配的词,PubMed 会把检索词或短语进行拆分后再重复以上检索过程,直至找到匹配的词为止。若输入的词为 PubMed 中的禁用词(stopwords),系统会在检索时忽略。

2. 截词检索　PubMed 允许使用"*"号作为通配符进行截词检索。例如输入 compute*,系统会找到前一部分是 compute 的单词,如 compute、computes、computed、computer、computers、computerize、computerized,等等,并对其分别进行检索。如果这类词少于 600 个,PubMed 会全部进行检索;如若超过 600 个,如输入 com* 时,PubMed 将显示提示信息,只对前 600 个词进行检索,并要求增加词根部分的字母数量。截词功能只限于单词,对词组无效。使用截词检索功能时,PubMed 会关闭词汇转换功能。

3. 强制检索　在介绍词汇自动转换功能时已经提到,输入检索词后,系统会自动进行转换,并将短语拆分成单词以 AND 连接进行检索。如果用户想要将输入的检索词以不被分割的短语形式进行检索,则可使用强制检索功能,即采用双引号("")将检索词引起来,系统就会将其作为不可拆分的短语形式在所有字段中执行检索。例如,输入带有双引号的检索词"single cell"，系统执行的检索为"single cell"[All Fields]，短语不被拆分。使用双引号强制检索时，PubMed 关闭词汇转换功能。

4. 布尔逻辑检索　在 PubMed 检索输入框中，可直接使用布尔逻辑运算符 AND、OR、NOT 进行组合检索，字母需使用英文大写，其运算顺序为 NOT＞AND＞OR，可使用小括号改变运算顺序。例如可直接输入检索式 allergen AND (asthma OR rhinitis)进行检索。

(三) PubMed 检索字段

PubMed 数据字段较多，据 PubMed 网站介绍共有 69 个字段，每条记录的字段数会因实际情况有所不同。在这些字段中，有些是不能进行检索的，只能显示浏览。可以检索的字段称为检索字段(search field)，常用的检索字段见表 8-1。可在特征栏"Limits"状态下的限定选项及"Tag Terms"复选框中对常用检索字段选择后进行限定检索(如图 8-46)；也可在检索输入框中输入检索词后用方括号添加字段标识或字段全称进行检索。例如直接输入 medical informatics[TI]或者 medical informatics[Title]进行检索。

表 8-1　PubMed 常用检索字段

字段名与标识	中 文 说 明
Affiliation [AD]	第一著者单位地址
Author [AU]	著者
Corporate Author [CN]	集体著者
EC/RN Number [RN]	酶号或化学登记号
Entrez Date [EDAT]	数据加入 PubMed 日期
Filter [FILTER]	用于外部链接过滤的技术标识
First Author Name [1AU]	第一著者
Full Author Name [FAU]	著者全名
Full Investigator Name [FIR]	研究者或合著者全名
Grant Number [GR]	基金号
Investigator [IR]	提供资助的主要调研者或合作者
Issue [IP]	期刊的期号
Journal [TA]	期刊名称
Language [LA]	文献语种
Last Author [LASTAU]	末位著者
Location ID [LID]	在线论文定位标识
MeSH Date [MHDA]	主题词标引日期
MeSH Major Topic [MAJR]	主要主题词
MeSH Subheadings [SH]	副主题词
MeSH Terms [MH]	主题词
Pagination [PG]	文献首页码
Pharmacological Action [PA]	药理作用术语

字段名与标识	中 文 说 明
Publication Date [DP]	出版日期
Publication Type [PT]	文献出版类型
Secondary Source ID [SI]	第二来源标识
Substance Name [NM]	化学物质名称
Text Words [TW]	文本词
Title [TI]	篇名
Title/Abstract [TIAB]	篇名或摘要
Transliterated Title [TT]	非英文的原始篇名
Volume [VI]	期刊卷号
All Fields [ALL]	所有字段
Subset[SB]	子集

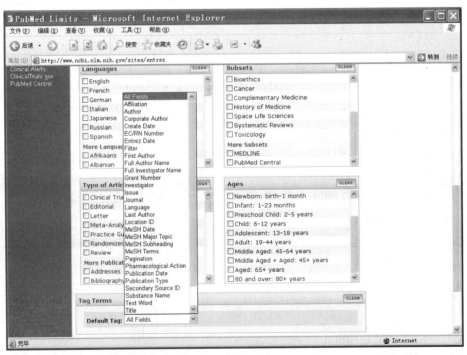

图 8-46　Limits 状态下可限定的检索字段与选项(选自 2009 年 7 月 18 日)

(四) PubMed 检索方法

1. 基本检索　在 PubMed 主页检索框中可输入自由词、主题词、著者、刊名等各种检索词进行检索,也可输入逻辑运算符连接的检索式进行检索,还可输入检索字段标识符进行检索。

(1) 自由词(关键词)检索:在 PubMed 主页检索框中输入单词或短语,大小写均可,然后点击"Go"或回车,系统即自动使用词汇自动转换功能执行检索。用户还可根据需要使

用 * 或""进行截词检索或强制检索,此时系统会关闭词汇自动转换功能。

(2)著者检索:输入著者姓名的全称或者姓氏全称加名字缩写均可进行检索。例如输入 gu xiao song(顾晓松)或者 gu xs 均可检索,但检索结果不尽相同,因为某些记录中尚未对 gu xiao song 编入著者全名索引。

(3)刊名检索:输入刊名全称、刊名缩写或者 ISSN 均可。例如输入 Journal of medical systems 或 J Med Syst 或 0148-5598,均可进行检索。

(4)组配式检索:使用字母大写的逻辑算符 AND、OR、NOT 可将多个检索词进行组配检索,并可使用小括号改变运算顺序,例如输入 allergen AND(asthma OR rhinitis)进行检索。

(5)字段标识检索:在 PubMed 主页检索框中,可以直接在检索词后用方括号添加检索字段标识进行限定检索,字段标识参见表 8-1。例如,输入 hypertension[TI] AND 2008[DP],表示检索 2008 年出版的篇名中含有 hypertension 的文献。

2. 特征栏功能　特征栏位于 PubMed 检索输入框的下方,包括 limits(限定检索)、Preview/Index(预览/索引)、History(检索史)、Clipboard(粘贴板)和 Details(检索细节)5 个功能。

(1)Limits:点击"Limits"键进入限定检索选项界面,系统提供的选项有:是否含有摘要或全文链接、出版日期、数据加入 PubMed 日期、人类或动物、性别、年龄、语种、子集、文献类型、检索字段等,用户可对所需项目进行勾选,然后点击"Go"在所选范围内执行限定检索。

(2)Preview/Index:点击此按钮进入预览或索引功能界面,在此状态下,用户可以预览检索结果的数目、查看索引词、将词语添加至检索框等。①Preview(预览):在检索框中输入检索词后,点击 Preview,系统显示结果数而非具体的结果条目,此功能让用户在看到具体的题录条目之前,先预览结果的数目。②Index(索引):在"Index"前面的输入框中键入单词或短语,并在复选框中选择想要查看的字段,然后点击 Index 按钮,显示特定字段中的索引词列表,可选择需要的索引词,点击列表上方的逻辑添加按钮,将索引词以适当的逻辑关系添加进检索输入框,建立检索式,如图 8-47 所示。

(3)History:用于查看检索历史,并可将检索史序号直接输入检索框执行检索,还可用逻辑运算符将多个检索史序号进行组配,或将检索史序号与检索词组配执行检索。若要删除某个检索史,可用鼠标点击此检索史序号,在弹出的"Options"复选框中选择点击"Delete";若要删除全部检索史,只需在检索史页面下方点击"Clear History"即可。系统最多能保留 100 个检索史,超过 100 个以后,会自动删除最早的检索史;停止操作 8 小时后,检索史将丢失。

(4)Clipboard:用于存放所需检索结果条目的地方,主要是为了集中阅读、存盘、打印或订购原文。使用时将所需结果条目进行勾选,然后在"Send to"下拉菜单中选择"Clipboard"即可;也可不进行勾选,将所有条目送入粘贴板,但粘贴板中最多只能存放 500 条记录,被送入粘贴板的条目前面的序号变成绿色,同时会发现特征栏的 Clipboard 按钮旁边多了一个星号" * ",提示用户粘贴板中已非空白,只要点击特征栏的"Clipboard * "按钮就可对所选记录进行集中浏览或存盘、打印、E-mail、定购等相关操作。若超过 8 小时无任何操作,粘贴板中的记录会自动清除。

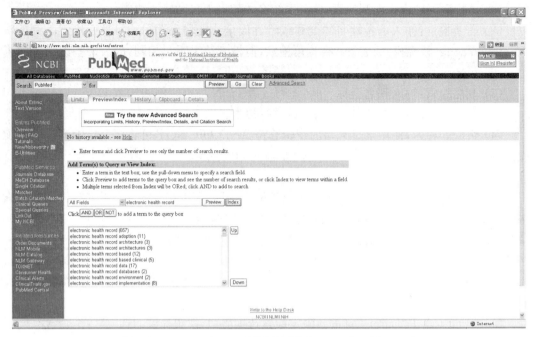

图 8-47　Preview/Index 功能界面(选自 2009 年 7 月 19 日)

（5）Details：此功能用于查看 PubMed 详细检索策略。点击"Details"按钮后，系统在"Query Translation"框内显示 PubMed 实际执行的详细检索式，用户可了解所输入的检索词被 PubMed 自动转换成哪些词、使用了什么样的检索规则和语法。用户还可根据需要对 Query Translation 框中的检索式进行编辑修改，建立新的检索策略，然后点击下方的"Search"按钮执行新的检索。在 Query Translation 框的下面有四个显示区：①"Result"区显示检索结果数，点击数字可进入结果条目显示界面；②"Translations"区显示检索词转换的详细策略；③"Database"区显示检索的数据库；④"User query"区显示用户输入的检索词或检索式，如图 8-48 所示。

3. 高级检索（Advanced Search）　在 PubMed 主界面检索提问区的后面点击"Advanced Search"链接可进入 PubMed 高级检索界面(图 8-49)，该界面由 5 个部分组成：

（1）检索提问区：可在输入框中输入检索词，然后点击 Search 进行检索，或点击 Preview 先预览结果数目。

（2）检索史显示区：高级检索界面将检索史直接显示在提问区下方。

（3）组合检索提问区：用户可在多个输入框中同时输入多个检索词，并选择每个词所对应的检索字段，然后执行检索。

（4）限定区：高级检索界面将常用的限定选项列出，供用户选择。可限定的选项有：是否含有摘要或全文链接、人类或动物、性别、年龄、文献类型、语种、子集等。

（5）索引区：可对词语在指定字段中进行索引、预览，并可将索引词添加到检索提问区组成检索策略后执行检索。

4. PubMed 提供的特色检索服务功能　在 PubMed 主页面左侧的辅助功能区的"PubMed Services"栏中，提供了多种有特色的检索方式。常用的特色检索服务功能如下：

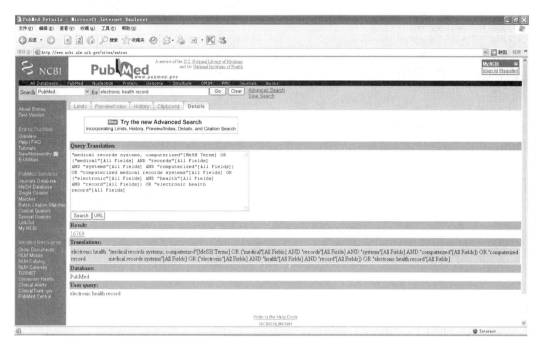

图 8-48　Details 状态界面(选自 2009 年 7 月 19 日)

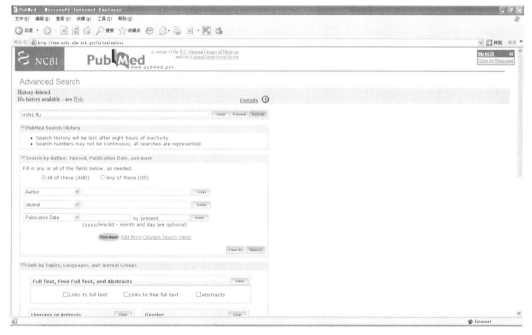

图 8-49　PubMed 高级检索界面(选自 2009 年 7 月 19 日)

(1) Journals Database(期刊数据库):点击 PubMed 主页面左侧"PubMed Services"栏的"Journals Database"链接,进入期刊检索界面。可输入刊名全称、缩写、ISSN 进行检索,也可输入关键词检索相关的期刊,如图 8-50 所示。

出现检索结果后,可点击列出的期刊条目,浏览更详细的期刊信息,包括期刊的印刷版

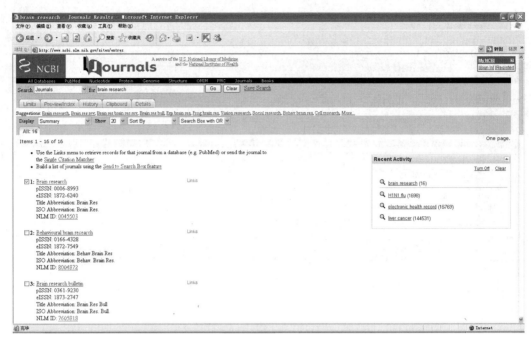

图 8-50　Journals Database 检索界面(选自 2009 年 7 月 19 日)

ISSN、电子版 ISSN、刊名缩写、ISO 缩写、创刊时间、出版者、语种、出版国、涉及主题、NLM 标识号等。若想进一步检索期刊中发表的文献，可对期刊条目进行勾选，然后在"Send to"下拉菜单中选择"Search Box with OR"送入检索框，再点击检索框下面的"Search PubMed"执行检索，就会显示期刊中发表的文献条目。

（2）MeSH Database（主题词数据库）：主题词数据库可帮助用户选择规范化的主题词、组配相关副主题词、查看词义注释、浏览主题词树状结构等。此功能相当于 MEDLINE 中的 Thesaurus（控制词汇表）。

点击 PubMed 主页面左侧"PubMed Services"栏内的"MeSH Database"链接，进入主题词数据库检索界面，在输入框中输入检索词后点击"Go"，系统自动匹配与之对应或相关的主题词，如图 8-51。用户可在系统提示的主题词中进行选择，如果不需要组配副主题词，可直接把选中的主题词通过"Send to"下拉菜单中的"Search Box with AND、Search Box with OR、Search Box with NOT"选项送入检索框，可以一次性将多个主题词选中后送入检索框；如果需要组配副主题词，可在"Display"下拉菜单中选择"Full"，系统详细列出可供选择的副主题词，并显示出主题词参见词及主题词树状结构。用户选择组配所需副主题词后，再用"Send to"下拉菜单中的选项将词语送入检索框，然后点击检索框下方的"Search PubMed"，检索 MeSH 字段中含有所需主题词与副主题词的文献记录。

（3）Single Citation Matcher（单篇引文匹配检索）：有些情况下，用户想通过引文格式的信息查找文献。例如，已知某文献的作者、篇名或篇名中的短语、刊名、卷、期、首页页码等信息，可通过此检索途径进行检索。PubMed 除了单篇引文匹配检索外，还提供批量引文匹配检索（batch citation matcher）的功能，用户可同时输入多条（批量）检索式进行检索。

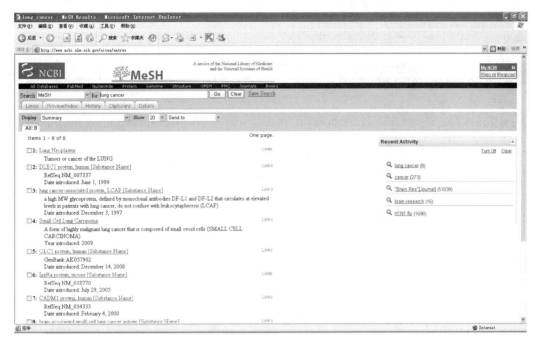

图 8-51 "MeSH Database"检索界面(选自 2009 年 7 月 19 日)

（4）Clinical Queries(临床咨询)：临床咨询是为临床医生查找医学资源而设计的搜索功能,可用于搜索临床研究(包括病因、诊断、治疗、预后等)、系统评价、医学遗传学方面的信息。

（5）My NCBI：这是系统为用户提供的个性化服务功能,首次使用时需要进行简单注册,以后只需输入用户名、密码登录即可使用。登录后的用户可进行检索史保存、检索记录收藏、设置定期 E-mail 接收特定检索史的最新检索记录、过滤设置、个性化显示设置等。

5. PMC(PubMed 全文中心) PMC(PubMed central)是 PubMed 免费全文中心,目前提供了 400 多种生物医学和生命科学期刊的部分免费全文。这些免费全文已链接在对应的检索结果条目中,在 PubMed 检索界面执行检索后,部分带有免费全文的条目只需点击全文链接就可直接浏览原文。用户也可以直接进入 PMC 进行检索,在 PubMed 主页数据库选择栏直接点击"PMC"即可进入 PubMed Central 检索界面(如图 8-52),直接在 PMC 进行检索时,得到的检索结果全部有免费全文。

6. PubMed 检索结果管理

（1）PubMed 检索结果的显示：PubMed 检索结果的显示格式可在"Display"下拉菜单中进行选择,有 Summary、Brief、Abstract、Citation、MEDLINE、XML 等多种格式可选,默认为 Summary 格式,每页 20 条记录,可在"Show"下拉菜单选择每页显示记录的条数。

（2）PubMed 检索结果的排序：检索结果的排序分类可在"Sort By"下拉菜单中进行选择,有 Pub Date(出版日期)、First Author(第一著者)、Last Author(末位著者)、Journal(期刊)、Title(篇名)可供选择,默认按照出版日期(由近及远)进行排序,用户可根据浏览需要选择其他的排序方式。

（3）PubMed 检索结果的输出：可在"Send to"下拉菜单中进行选择,可输出为文本形式、输出保存为文件、输出打印、输出到粘贴板、输出为收藏记录、输出发送到电子邮箱等。

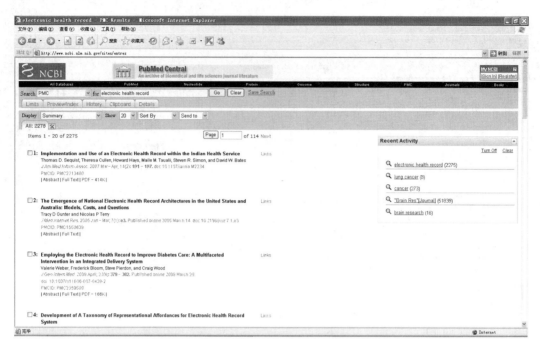

图 8-52　PMC 检索界面(选自 2009 年 7 月 19 日)

五、OVID 数据库系统

Ovid Technologics 公司是著名的数据库提供商,1984 年创建于美国,2001 年收购美国银盘公司,成为全球最大的电子数据提供商之一。Ovid 数据库系统拥有上百个数据库,其中大多与生物医学有关。该系统不仅汇集了重要的数据库资源,而且将资源集中在单一平台上,并透过资源间的链接为用户提供了一个强大功能的平台。在这个平台上,综合信息方案、数据库、期刊电子参考书及其他资源均可检索及浏览,可由文献中的参考索引链接到该文献的全文(Full Text),用户可在单一环境下方便地获得所需资料。其中生物医学数据库主要有:

(一) Ovid 全文期刊库

Ovid 全文期刊库提供了 60 多个出版商出版的科学、技术及医学期刊 1 000 多种,最早的可回溯至 1993 年。其中包括 Lippincott Williams & Wilkins(LWW)出版社的 279 种医学期刊,牛津大学出版社(Oxford University Press)的 50 多种医学期刊,以及 BMJ Publishing Group Ltd. 等公司出版的期刊。

(二) Ovid BP

Ovid BP(BIOSIS Previews)数据库由美国"生物学文摘生物科学信息服务社"(biosciences information service of biological abstracts,BIOSIS)编辑出版,是美国生物学文摘(biological abstracts,BA)和生物学文摘/报告、述评、会议资料(biological abstracts/report、reviews、meetings,BA/RRM)的网络版,是世界上有关生命科学领域最大的综合性文摘数据库,内容涉及生命科学的所有领域,主要包括传统的生物学、生物医学、农业、药理学、生态学、医学、生物化学、生物物理学、生物工程学和生物工艺学等学科,其中的期刊论文来源于 100 多个国家的 5 000 多种期刊,及时提供了生物学及医学上的新发现和临床及实验研究资料。数据库中 95% 的记录有摘要。

(三) Ovid EBM Reviews

Ovid EBM Reviews(循证医学数据库集合)由 Ovid 技术公司提供,包含有 7 个数据库。除 ACP Journal Club 外,其余 6 个都是 cochrane library 中的数据库。ACP Journal Club 由 ACP Journal Club 和 Evidence-Based Medicine 两种期刊组成,这两种期刊由相关领域的专家按照严格的研究设计标准,定期从世界顶级的临床期刊中筛选出最新的系统评价和原始研究论文,并对其主要内容进行评述。

Ovid 平台下另有临床各科专著及教科书、Medline、EMBASE 等数据库资源可供检索利用。

(张志美)

六、EMBASE

EMBASE(excerpta medica database)是由荷兰 Elsevier Science 出版公司建立的 EM 的书目型数据库。EMBASE 有光盘、国际联机数据库、网络数据库等多种形式,本节以 EMBASE.com 为例介绍其使用方法。

EMBASE.com 是 Elsevier 公司开发的用于同时检索 EMBASE 和 MEDLINE 的网络平台,它收录 70 余个国家的 7 000 余种生物医学期刊,1966 年至今的超过 1 800 万条记录,每年增加 60 万余条记录。它还与多个全文数据库建立了全文链接,如 ScienceDirect、SpringerLink、Cell Press、KARGER Online Journals 等,以及 Open URL 期刊,还能链接到基因与蛋白质序列数据库、出版商及刊物的主页等,方便了读者使用。此外 EMBASE.com 还提供电子邮件定题服务。

(一) 数据库结构与检索规则

1. 常用字段 EMBASE.com 可检索的字段有 40 个,常用的见表 8-2。

表 8-2 EMBASE.com 可检索字段

字段标识符	字 段 名 称	字段中文名称
ta	Abbreviated journal title	刊名缩写
ab	Abstract	文摘
an	Accession number	文献编号
ti	Article title	题名
au	Author name	著者
ad	Author name and address	著者姓名与地址
rn	CAS registry number	CAS 登记号
ct	Citation	引文
cn	Clinical trial number	临床试验号
cd	CODEN	代码

续表

字段标识符	字 段 名 称	字段中文名称
ca	Country of author	著者所在国
cy	Country of journal	期刊出版国
df	Device manufacturer	设备厂商
dn	Device trade name	设备商标名称
de	Index term	药物索引
mn	Drug manufacturer	药物厂商
tn	Drug trade name	药物商标名称
cl	EMBASE classification	EM 分类号
is	ISSN	国际标准刊号
jt	Journal title	刊名
la	Language of article	语种
ms	Molecular sequence number	分子序列号
it	Publication type	出版类型

2. EMTREE 词表　EMTREE 是 EMBASE.com 使用的对生物医学文献进行主题分析、标引和检索时使用的权威性词表。它收录了 5.4 万条以上的主题词,其中包括 MeSH 中的所有主题词,另有 21 万余个同义词。EMTREE 在药物和药剂学主题词及同义词方面具有优势,共有 2.4 万个药物相关主题词。在 EMBASE 和 MEDLINE 之间检索时,系统可借助 EMTREE 自动进行主题词对照检索。EMTREE 每年更新一次。

3. 检索规则　在 EMBASE.com 中可以使用布尔逻辑符进行组配检索,逻辑组配符为 AND、OR、NOT,例如:(asthma and pollution) not theophylline。检索词组时需加单引号,如果输入词组后没有用引号,系统默认为每个单词之间是 AND 关系,顺序可以颠倒。

截词符有两种,"＊"表示 0-N 个字母,"?"表示一个字母。使用截词符时前面至少要有两个字母。位置运算符为"＊n",使用时要用单引号将检索式引起来,如'acetylation ＊5 histones',检出的文献中两词之间最多可以有 5 个词,且词序与输入顺序相同。

(二) 检索途径和方法

EMBASE.com 系统的特点为:检索界面简单友好,可以同步检索 EMBASE 和 MEDLINE 记录,还可以从主页直接进入各种检索或浏览选项。该系统的检索途径和方法有:

1. Search 界面　在 EMBASE.com 的主页点击"Search"按钮,进入检索界面(见图 8-53),包括以下几种检索方法:

(1) 快速检索(quick search):快速检索为自然语言检索,可以使用布尔逻辑运算符、位置运算符和截词符。在检索词后输入冒号加字段缩写,可以限定检索字段,例如要检索在题名、文摘、药物索引字段里含有 heart attack 的文献,检索表达式为'heart attack':ti,ab,de。精确检索可以在检索词后用/加字段名缩写,例如'hiv infection'/de。

在检索输入框的下方有扩展检索(extensive search)多选项,可以进行 EMTREE 主题词对照检索(mapping)、扩展下位类主题词检索(explosion)和作为关键词检索(as

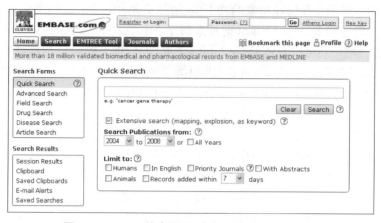

图 8-53 Search 检索界面(选自 2008 年 2 月 14 日)

keyword),选择了此选项后,系统同时检索该词的关键词和主题词及其下位词。例如在检索框里输入 aids 后,选择了扩展检索,则检索表达式为'aids'/exp OR'aids'。

在检索输入框下方可以对出版时间进行限定,列出的限定选项还有:Humans、In English、Priority Journals、With Abstracts、Animals、Records added within days,其中最后一项是限定检索特定日期新增的记录。这些选项均为多选项。

(2) 高级检索(advanced search):高级检索中输入检索表达式的检索方法同快速检索(见图 8-54),在其下方有 5 个多选项:Map to preferred terminology(with spell check)(自动转换到优选术语,且查拼写)、Also search as free text(同时做为自由词检索)、Include sub-terms/derivatives (explosion search)(包括下位类的词,扩展检索)、Search terms must be of major focus in articles found(加权检索)、Search also for synonyms, explosion on preferred terminology(同时检索同义词,扩展检索)。

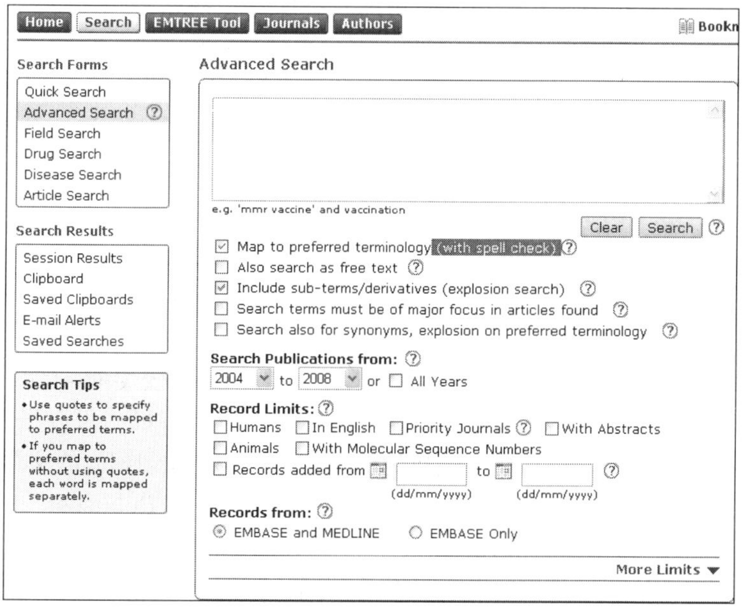

图 8-54 高级检索(选自 2008 年 2 月 14 日)

高级检索的限定选项和快速检索的差不多,增加了 With Molecular Sequence Numbers(有分子序列号)限定和 Records from(记录来源于 MEDLINE 与 EMBASE 或者只来源于 EMBASE)选择。用户还可以点击 more limits 链接,进行更多的限定选择:Evidence Based Medicine(循证医学)、Publication Types(出版类型)、Areas of Focus(研究领域)、Article Languages(文献语种)、Human Limits(包括性别与年龄限定)、Animal Limits(动物研究类型)等。

(3) 字段检索(field search):字段检索可在特定的字段中任选一种或多种进行检索,包括刊名缩写、刊名、文摘、著者、题名、出版类型等 23 种字段。部分字段提供了可检索索引,帮助用户查出特定著者、药品名称或制造商名称等。

(4) 药物检索(drug search):通过这个检索界面可用药物名称进行检索,下面的多选项、检索限定和高级检索相似,但增加了药物副主题词(drug subheadings)和用药方式(routes of drug administration)的选择,如药物副作用反应、临床试验、药物分析,口服、肌肉注射、静脉注射等,增强了索引的深度。

(5) 疾病检索(disease search):该途径可用疾病名称进行检索,下面的多选项、检索限定和高级检索相似,但增加了疾病副主题词(disease subheadings),帮助用户更精确地检索疾病的某一类或几类分支的相关文献,提高相关性。如:并发症、诊断、(疾病)恢复、(疾病)副作用、外科手术、(疾病)治疗等。

(6) 文章检索(article search):文章检索的检索字段有著者(姓在前,名的缩写在后)、刊名、刊名缩写、ISSN、CODEN 号、卷、期及文章首页数等,可限定出版时间范围。在期刊刊名和刊名缩写字段可以进行精确匹配(勾选 Exact 即可)。

2. EMTREE 主题词检索　在主页点击"EMTREE Tool"按钮,进入主题词检索界面,下方有三个链接,可以查找主题词(Find Term)、按类浏览(Browse by facet)、按字顺浏览(Browse A-Z)。

(1) 查找主题词:在检索输入框输入检索词或者词组后,显示有关的款目词和主题词。款目词后通过"use:"符号指向主题词。主题词都带有链接,点击主题词,显示该主题词在树状结构表中的位置,并直接给出标引有该词的文献篇数(该链接可直接浏览这些文献)。"Add to Search Form"将选中词添加到检索框,以上步骤可多次重复,选中多个主题词进行检索。

(2) 按类浏览:显示出 EM 主题词表的 15 个大类,点击任意所需浏览的类名,出现该类的下位类主题词,可层层点击,最终显示最小的不再分的主题词。点击主题词链接,出现的界面同查找主题词界面,并列出该主题词的同义词、Dorland 字典里和该词有关的注释等。

(3) 按字顺浏览:在检索输入框输入检索词后出现的结果和按类浏览的界面相似。

3. 期刊检索　在主页点击"Journals"按钮,进入期刊检索界面。可以根据期刊的名称浏览期刊(Browse Journals),然后按字顺找到期刊的卷、期,再找到相应的文章,也可以根据学科主题浏览期刊(Journals by Topic)、查看期刊的出版商信息(Publisher Info)。

4. 著者检索　在主页点击"Authors"按钮,进入著者检索界面。在著者检索时,可根据著者的名字找到相应的记录,检索时著者姓在前,名的缩写在后,例如:El-badry K。当著者名称较长或不确定时,可检索前半部分主要词根,以获得更多的检索结果。

（三）检索结果的处理

当系统进行检索以后，进入检索结果界面（见图 8-55）。在网页的上方会列出检索策略，即详细的检索表达式，以后检索的时候可以用♯加上序号再进行组配检索，例如♯1 AND ♯2 NOT ♯3。Results 显示检出文献篇数，其后的图标分别表示分析检索结果、显示检索结果和编辑检索表达式。在检索表达式的下方有 Save、Delete、E-mail Alert、Print、E-mail、Export 按钮，可以对检索策略进行各种处理。其中，E-mail Alert 是从检索历史中选择任意的检索策略作为每周电子邮件提示以跟踪获得新的相关文献；Export 是把检索策略导出到 HTML、Text、CSV 3 种格式的文件里。

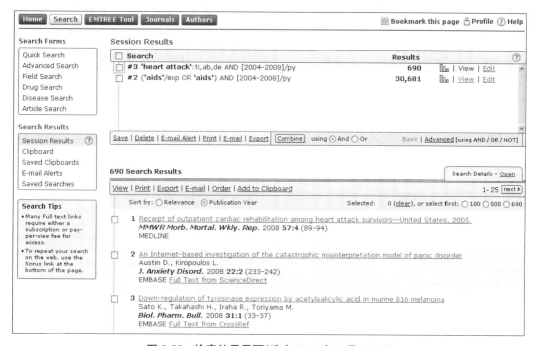

图 8-55　检索结果界面（选自 2008 年 2 月 14 日）

当检索结果中有两条或两条以上检索式时，可以在勾选检索式前的复选框后，利用"Combine"按钮对选中的检索式进行 AND 或者 OR 逻辑组配检索。

用户还可以点击"Sort by"后面的单选框根据文献的相关性和出版年对检索结果进行排序。

点击检索式后的"View"即可显示检索结果。系统默认的格式为简单记录，包括文献题名、著者、期刊刊名缩写、出版年、卷期和页码，来源于 MEDLINE 还是 EMBASE，全文链接等。点击简单格式的文献题名可以浏览该文献的详细信息，如文摘、相关链接、EMTREE 主题词表、著者地址、期刊信息等。

检索结果可以显示，也可以 e-mail、打印和定购全文。在检索界面的网页右上方有 Profile 链接，免费注册后，可以登录进入，将检索策略存储在个人文档中，以后再打开，可以对存储的检索策略进行回顾、修改、实施检索等，还可以订制电子邮件定题服务（e-mail alert）。

（马　路）

七、循证医学信息检索

循证医学(evidence-based medicine,EBM)起源于 20 世纪 90 年代初,是当今世界医学领域最活跃的新兴交叉学科之一。它的形成和发展对医学研究、临床实践、医学教育、卫生事业决策管理等产生了巨大的影响,被誉为 21 世纪的临床医学。

(一) 循证医学概述

循证医学即遵循证据的医学,是遵循最佳科学依据的医学实践过程。其核心思想是临床医生对患者的诊断和治疗应基于当前可得的最佳研究证据,结合自己的临床实践经验和专业知识技能,并尊重患者的选择和意愿做出临床诊治决策,从而保证患者获得当前最好的治疗效果。循证医学作为一种崭新的临床医学模式,当前可得最佳临床研究证据是其核心,医师的专业技能和经验为技术保证,患者的利益和需求为最高目标,这是循证医学必须遵循的 3 个原则。

循证医学的产生与随机对照试验(randomized controlled trial,RCT)的问世、统计学方法的发展和临床流行病学的产生与应用密切相关。

世界上第一个临床随机对照试验是 1948 年在英国医学研究会领导下开展的链霉素对肺结核治疗效果的研究。该研究不仅在世界上首次令人信服地证实了链霉素治疗肺结核的卓越疗效,也是人类医学史上首次进行的规范化 RCT 研究。随着 RCT 的兴起,流行病学的理论和原理在临床医学中的应用,改进了临床研究的质量,随机分组的方法控制了混杂因素,减少了偏倚,对治疗性研究的正确开展有着不可估量的作用。RCT 的出现被认为可与显微镜的发明相媲美,是临床医学发展的里程碑,开创了临床医学研究新纪元,也是循证医学证据的主要来源。

将多个研究资料进行统计学再分析的思想起源于 19 世纪初。1976 年,美国心理学家 Glass GV 首次提出 Meta 分析。1982 年 Iain Chalmers 提出了累积 Meta 分析的概念。1991 年,Fleiss JL 提出了 Meta 分析较严谨准确的定义。Meta 分析的产生、发展、丰富和完善为针对某一干预措施所有高质量 RCT 的系统评价提供了方法学支持。

临床流行病学是一门在临床医学的基础上发展起来的研究临床问题的方法学,强调研究结论的科学性和研究结果的真实性,通过严格的科研设计、正确的收集和分析数据,排除各种偏倚和混杂因素的影响,从而使研究结果获得可靠的结论,并关注抽样研究结论是否与总体一致,强调研究结果在临床实践中的检验。因此临床流行病学既是循证医学的理论基础,又是实践循证医学的基本方法学。

1971 年,英国著名流行病学家和内科医生 Archie Cochrane(1909～1988)在其著作《疗效与效益:健康服务中的随机反映》中明确提出:"由于资源终将有限,因此应该使用已被恰当证明有明显效果的医疗保健措施",并指出"应用随机对照试验证据之所以重要,是因为它比其他任何证据更为可靠"。1979 年,Cochrane 又提出"应根据特定病种/疗法,将所有相关的 RCT 联合起来进行综合分析,并随着新的临床试验的出现不断更新,以便得出更为可靠的结论",主张对医学干预研究的结论必须建立在经过严格汇总的随机对照试验基础上,为系统评价奠定了理论基础,并将这一崭新理论付诸实践。1987 年 Iain Chalmers 作为第二作者发表了第一篇系统评价《糖皮质激素对早产儿疗效的系统评价》,该系统评价的结果被产科医生广泛采纳,从而使早产儿死亡率下降 30%～50%。这项划时代的研究产生了巨大的社会和经济效益,从而成为 RCT 系统评价方面的里程碑。

1990 年,Gordon Henry Guyatt 作为 McMaster 大学医学院内科住院医师培训计划的指导者,提出参照系统评价的结果使临床决策规范化,呼吁进行"科学的医疗",并于 1991 年首次提出循证医学。1992 年 10 月,英国著名的临床医生、循证医学专家 Iain Chalmers 博士创建了英国 Cochrane 中心。1993 年 10 月,第一届 Cochrane 年会在英国牛津召开,宣布 Cochrane 协作网(the cochrane collaboration,CC)正式成立。协作网以 Archie Cochrane 的姓氏命名,以纪念这位伟大的循证医学先驱。Cochrane 协作网是生产、保存、传播和更新系统评价,为临床实践和医疗卫生决策提供可靠证据的全球性网络。

中国的循证医学虽处于起步阶段,但发展非常快,是在与世界前沿的学术竞争中跟进最快、差距最小的少数学科领域之一。1996 年,在原华西医科大学开始筹建我国循证医学中心(Cochrane 中心),1997 年中国循证医学中心正式成立。1999 年,国际 Cochrane 协作网正式批准中国 Cochrane 中心注册,成为国际 Cochrane 协作网的成员之一。2002 年循证医学教育部网上合作研究中心成立,随后陆续成立了复旦大学、中国中医科学院、中山大学、兰州大学等 7 个分中心。此外,北京大学等一批高校也陆续成立循证医学中心,共同开展循证医学教育、研究和临床实践。

循证医学是遵循证据进行决策的科学。"基于问题的研究,遵循证据的决策,关注实践的后果,后效评价、止于至善"是循证医学的思想灵魂。"提出问题,搜寻证据,评价分析,决策实践,后效评价,持续改进,止于至善"是循证科学的实践模式。可以说,它是人类社会发展几千年认识和实践的经验结晶,是人们认识问题、解决问题的实践模式和思想方法论。循证医学自诞生以来,其概念、方法、内涵和外延不断的发生着变化。循证医学的哲学理念也在逐渐发展,完全可以推广到医学以外的其他领域。

(二) 循证医学信息资源

1. 临床研究证据信息

(1) Cochrane Library:由英国的 Cochrane 中心委托 Wiley InterScience 公司出版,是一个提供高质量证据的数字化数据库系统,也是临床研究证据的主要来源。可通过 Cochrane Library 网站(http://www.thecochranelibrary.com)或从 Cochrane 协作网的主页(http://www.cochrane.org)进入 Cochrane Library。Cochrane Library 的检索途径有简单检索、高级检索、主题检索、主题浏览和组配检索等。其主要内容包括:①Cochrane 系统评价库;②疗效评价文摘库;③Cochrane 临床对照试验中心注册库;④Cochrane 协作网方法学文献注册数据库;⑤卫生技术评估数据库;⑥英国国家卫生服务部卫生经济评价数据库;⑦Cochrane 协作网的其他相关信息。

(2) PubMed(http://www.pubmed.gov):是由美国国立医学图书馆(NLM)、国家卫生研究院(NIH)和美国国家生物医学信息中心(NCBI)开发数据库的检索系统,主要提供基于 Web 的 MEDLINE 数据库检索服务,包括医学文献的定购、全文在线阅读的链接、专家信息的查询、期刊检索以及相关书籍的链接等。

(3) EMBASE.com(http://www.embase.com):由 Elsevier Science B.V 推出的生物医学及药理学信息数据检索系统,内容包括荷兰《医学文摘》(EMBASE)的 1 100 多万条生物医学数据记录(1974 年以来)与 7 000 多万条 MDELINE 特有的记录(1966 年以来),囊括了 70 多个国家和地区出版的 7 000 多种期刊,覆盖各种疾病和药物信息,尤其涵盖了大量欧洲和亚洲医学刊物。

（4）美国科学引文索引（science citation index，SCI）数据库：由美国科学情报研究所编辑出版（http://isiknowledge.com），是世界最权威的科技文献检索数据库之一，提供科技领域最重要的研究成果，是查找循证医学证据的重要文献数据库。截至 2008 年，共收录 SCI 核心期刊 3 700 多种，SCI 扩展版期刊（SCI-Expanded）7 600 余种。目前的数据可回溯到 1900 年，每周大约更新 19 000 条文献信息记录以及 423 000 条参考文献。

（5）Ovid 循证医学数据库（http://gateway.ovid.com）：由全球著名的数据库提供商 Ovid Technologies 开发，是获取循证医学证据重要的数据库之一，一次可以完成对多个数据库的检索。

（6）临床证据（http://clinicalevidence.bmj.com/ceweb/index.jsp）：由英国医学杂志出版集团与美国医师协会—美国内科医师协会联合开发出版。是目前全球最权威的循证医学数据库之一，涵盖了 200 多种常见疾病，500 多个临床问题的近 3 000 种治疗措施的有效证据，是按照临床问题收集编纂的更浓缩、更简明、更全面的证据概要。

（7）中国生物医学文献数据库（http://cbmwww.imicams.ac.cn）：是中国医学科学院医学信息研究所研制开发的中文医学文献数据库，是检索中文循证医学证据的重要数据库。

（8）其他：① SUM Search（http://sumsearch.uthscsa.edu）；② TRIP Database（http://www.tripdatabase.com）；③Doctors Desk（http://drsdesk.sghms.ac.uk）；④CRD Database（http://www.york.ac.uk/inst/crd/crddatabases.htm）；⑤ 中国知网（http://www.cnki.net）；⑥维普资讯网（http://www.cqvip.com）；⑦万方数据资源系统（http://www.wanfangdata.com.cn）。

2. 临床试验信息　上述的 PubMed、EMBASE、CBM 不但可以检索临床研究证据信息，也是检索临床试验信息的重要数据库。除此之外，以下网站也是获取临床试验相关内容的重要信息源。

（1）世界卫生组织国际临床试验注册平台（http://www.who.int/trialsearch）：2001 年，由世界卫生组织（WHO）发起，在美国纽约召开会议并发表了临床试验注册制度和分配全球统一注册号的《New York Statement》，决定建立世界卫生组织临床试验注册平台，成为全球各地区临床注册中心分配全球统一注册号的中心。2007 年 5 月，WHO 国际临床试验注册平台正式运行，由临床试验注册机构协作网和检索入口两部分组成。协作网由若干个一级注册机构和成员注册机构组成。一级注册机构是主要的临床试验注册机构，并直接向 WHO 中央数据库提交数据。成员注册机构通过一级注册机构间接上传数据。中国临床试验注册中心为一级注册机构。

（2）Current Controlled Trials（http://www.controlled-trials.com）：是英国伦敦的一个商用网站，免费注册后可检索相关数据库，提供正在进行的临床试验信息，同时接收临床试验信息。

（3）Clinical Trials（http://www.clinicaltrials.gov）：是 NIH 通过 NLM 建立的提供临床研究信息的数据库。收录了由 NIH、美国其他联邦机构和制药公司资助的 6 000 多条临床试验信息。

（4）中国临床试验注册中心（http://www.chictr.org）：由中国循证医学中心/Cochrane 中心、四川大学华西医院组建，提供临床试验注册、临床研究设计咨询、产生中心随机分配序列、临床科研论文评审、培训临床科研和论文评审专家等服务。

（5）其他：①澳大利亚—新西兰临床试验注册中心（http://www. anzctr. org. au/Survey/UserQuestion. aspx）；②印度临床试验注册库（http://www. ctri. in:8080/Clinicaltrials/trials_jsp/index. jsp）；③荷兰临床试验注册库（http://www. trialregister. nl/trialreg/index. asp）；④斯里兰卡临床试验注册库（http://www. slctr. lk）；⑤南非临床试验注册中心（http://www. sanctr. gov. za）；⑥香港临床试验注册中心（http://www. hkclinicaltrials. com）。

3. 临床实践指南信息

（1）NGC（http://www. guideline. gov）：提供结构式摘要，能进行指南间的比较，对指南内容分类，可链接部分指南全文，可订购指南（复制或打印），提供电子论坛，交换临床实践指南方面的信息。

（2）NICE（http://www. nice. org. uk/vacg2. asp? c=20034）：英国国家临床示范研究网站的一部分内容，除指南外，还有"Technology Appraisals"、"Publications"等方面的内容。

（3）CMA Infobase（http://www. cma. ca/index. cfm/ci_id/54316/la_id/1. htm）：加拿大医学会临床实践指南网站，内容包括来自加拿大各地和各机构团体提供的临床实践指南。

（4）NZGG（http://www. nzgg. org. nz）：新西兰临床实践指南网站，主要是制定和实施循证临床实践指南。

（5）SIGN（http://www. sign. ac. uk/guidelines）：苏格兰校际间指南网络，重点关注癌症、心血管疾病和心理卫生等。

4. 卫生技术评估

（1）INAHTA（http://www. inahta. org）：国际卫生技术评估网络的网站，有卫生技术评估数据库、出版物等资源。

（2）HSTAT（http://www. ncbi. nlm. nih. gov/books/bv. fcgi? rid=hstat）：美国国立医学图书馆卫生技术评估和指南网站，信息量大，检索功能强，可获得全文。

（3）ICES（http://www. ices. on. ca）：加拿大临床评价研究机构指南网站，其出版物有《Informed》、《Technical Reports》和《Practice Atlases & Atlas Report Series》等。

（4）SBU（http://www. sbu. se）：瑞典卫生技术评估机构网站，提供"Reports"、"News"、"Newsletter"、"Alert"等内容，部分内容提供 PDF 格式的全文。点击主页上的"in English"图标可将该网站内容由瑞典文转换成英文。

（5）NCCHTA（http://www. hta. ac. uk）：英国国家卫生技术评估协调中心网站，可通过基本检索、高级检索和浏览查询检索卫生技术评估报告。

（6）DIHTA（http://www. sst. dk/Planlaegning_og_behandling/Medicinsk_ teknologivurdering. aspx? lang=en）：丹麦卫生技术评估中心网站，数据库内容十分丰富。通过点击页面上的"Projects/Activities"→"The Danish HTA Projects Databases"，可进入卫生技术评估数据库。

（7）Finohta（http://finohta. stakes. fi/EN/index. htm）：芬兰卫生技术评估办公室网站，提供基本检索、高级检索和浏览 3 种检索途径。

（8）DAHTA@DIMDI（http://www. egms. de/en/index. shtml）：德国卫生技术评估网站，提供卫生技术评估会议和卫生技术评估报告等信息，可通过基本检索、高级检索和专业检索途径检索卫生技术评估报告。

（9）Cochrane Library 的 HTA（http://www. mrw. interscience. wiley. com/cochrane/

cochrane_clhta_articles_fs. html)：收录来自 INAHTA 和其他卫生技术评估组织已完成和正在进行的卫生技术评估，以改善卫生保健质量和成本效益为目的。

（10）中国卫生技术评估报告数据库（http：//lib-chta. sgst. cn/CN_HTA_Report/search. asp)：由复旦大学公共卫生学院和复旦大学医科图书馆联合开发研制。包括六个子库："中国卫生技术评估论文数据库"、"中国卫生技术评估学位论文数据库"、"中国卫生技术评估报告数据库"、"国外卫生技术评估报告摘要数据库"、"卫生技术证据摘要"和"卫生技术评估网络资源库"。

5. 期刊

（1）Evidence-Based Medicine（http：//ebm. bmjjournals. com)：为医疗卫生工作者从大量的国际性医学杂志中筛选和提供全科、外科、儿科、产科和妇科方面的研究证据。

（2）Evidence-Based Nursing（http：//ebn. bmjjournals. com)：提供与护理相关的最好研究和最新证据的高质量期刊。可通过简单检索、高级检索和浏览方式查阅。

（3）Evidence-Based Mental Health（http：//ebmh. bmj. com)：提供精神和心理保健方面的高质量研究和最新证据。

（4）ACP Journal Club（http：//www. acpjc. org)：筛选和提供已出版的研究报道和文献综述的详细文摘，使医疗卫生工作者掌握治疗、预防、诊断、病因、预后和卫生经济学等方面的重要进展。

（5）Bandolier（http：//www. medicine. ox. ac. uk/bandolier)：数据多来源于 York 疗效分析公报、PubMed 和 Cochrane Library 收录的系统评价、Meta 分析、随机对照试验、高质量的病例对照、队列研究等。并对收集的原始研究进行系统评价，特别是干预疗效方面的评价，为医学专业人员提供了治疗方面的科学依据。

（6）Evidence-Based Healthcare & Public Health（http：//www. journals elsevierhealth. com/periodicals/ebhph)：提供卫生管理中的财务、组织和实施等方面的研究证据，为卫生服务管理者进行决策提供充分的管理信息。

（7）中国循证医学杂志（http：//www. cjebm. org. cn)：内容涵盖临床流行病学、原始研究、系统评价、卫生技术评估、卫生经济研究、临床试验、加强卫生研究能力、循证医学方法学研究、循证医学与卫生决策和实践、国内外循证医学动态、循证医学热门话题等。

（三）循证医学信息检索

1. 循证医学信息资源检索的特点　循证医学信息检索的特点是信息来源广泛，资源丰富，更多使用网上资源，强调临床证据，特别关注检索正在进行和未发表的临床研究文献；检索范围宽，强调获得当前可得的全部相关文献，无国别和语种限制；以计算机网络检索为主，辅以手工检索和其他检索；检索策略的制定严谨，检索词分目标疾病和干预措施两大部分，并根据具体数据库调整，所有检索采用主题词与自由词相结合的方式，检索策略经多次预检索后确定；检索方法灵活多样，针对不同数据库和检索系统，多种检索途径或方法相结合，以提高查全率；对检索结果进行质量评价，尤其重视系统评价和 RCT 方面的研究结果，重视研究真实性、方法学的评价。

2. 循证医学信息资源检索的步骤　循证医学信息资源检索根据检索目的不同可分为两种，即为使用证据而进行的检索和为制作证据而进行的检索。具体步骤如下：

（1）分析整理信息需求：面对医疗实践中遇到的问题，需要当前最佳证据来帮助临床决策时,应首先对解决该临床问题的信息需求进行分析和整理。通常这类临床问题可以分解为PICO4个要素,P表示Patient or Population(患者或人群),I表示Intervention(干预措施),C表示Comparison(比较因素),O表示Outcome(结果,即干预措施的影响)。

(2)选择数据库:根据要解决的问题,首先检索最主要的数据库,若检索结果不能满足需要,再检索其他相关数据库。如针对治疗问题进行检索时,应首先检索Cochrane Library、Clinical Evidence及相关临床指南等,如果结果不能满足需要,再检索其他的二次研究数据库,如ACP Journal Club,Evidence Based Medicine,Bandolier等。若仍不能回答所提出的临床问题,则需检索PubMed、EMBASE、SCI、中国生物医学文献数据库、相关专业杂志和会议录、搜索引擎等。

(3)选择恰当的检索词:为提高检索质量和检索效率,检索时应熟悉数据库主题词表内容。选择检索词时,既要重视对主题词的选择,充分利用主题词检索系统的优点,如主题词的树状结构、主题词和副主题词的组配、对检索词扩充或不扩充检索等,但也不能忽视自由词检索方式的应用。

(4)制定检索策略并实施检索:制定针对疾病和干预措施的检索策略时,一般选用与疾病有关的多个检索词,用"OR"连接,同时将针对该疾病的各种干预措施可能涉及的检索词也用"OR"连接,然后用"AND"连接两组检索词。制定检索策略时常需确定检索的敏感性和特异性。

Cochrane协作网对主要数据库如PubMed,EMBASE中检索随机对照试验均提供相应的检索策略供检索者参考。如PubMed中RCT的检索策略如下:

检索策略一:高敏感度	检索策略二:兼顾敏感度和特异度
#1 randomized controlled trial[pt]	#1 randomized controlled trial[pt]
#2 controlled clinical trial[pt]	#2 controlled clinical trial[pt]
#3 randomized[tiab]	#3 randomized[tiab]
#4 placebo[tiab]	#4 placebo[tiab]
#5 drug therapy[sh]	#5 clinical trials as topic[mesh:noexp]
#6 randomly[tiab]	#6 randomly[tiab]
#7 trial[tiab]	#7 trial[ti]
#8 groups[tiab]	#8 #1 or #2 or #3 or #4 or #5 or #6 or #7
#9 #1 or #2 or #3 or #4 or #5 or #6 or #7 or #8	#9 humans[mh]
#10 humans[mh]	#10 #8 and #9
#11 #9 and #10	

(5)评估检索结果能否回答临床问题:对检索结果进行评价主要是看检索的结果是否在预期的范围之内。如果是为使用证据而进行检索,主要是从证据的级别和临床适用性来判断检索结果的质量。如果是为制作证据而进行检索,对检索结果的评价步骤有:浏览检出记录的标题和摘要,评价该记录是否符合事先制定好的纳入和排除标准,纳入符合要求的文献。对潜在的有可能符合纳入标准的记录以及不能确定是否需要纳入和排除的记录,应阅

读全文,以进一步判断或评估。

(6)必要时对数据库再次检索或检索其他数据库:如检索结果不能满足需要,有必要对已检索过的数据库进行再次检索或另行检索其他数据库,并在检索过程中仔细选择检索词、不断修改和完善检索策略,调整检索策略的敏感性或特异性,以制定出能满足检索需求的更高质量的检索策略。

(杨克虎)

思 考 题

1. 信息检索的基本原理是什么?

2. 何谓检索语言?常用的检索语言有哪些?

3. 常用的信息检索途径有几类?主题检索途径有哪几种?

4. 网络数据库有哪些类型?如何根据不同需求选择网络数据库?

5. 何谓网络检索工具?其有哪些类型?

6. 搜索引擎有哪些类型?主要有哪些检索功能?

7. 如何使用 Google 检索各种不同类型的网上信息?

8. Yahoo 有哪几种网上检索方式?

9. 如何使用 Medical Matrix 检索医学专业信息?

10. 常用的中文生物医学类数据库有哪些?

11. 常用的外文生物医学类数据库有哪些?

12. CNKI 的跨库检索有哪些主要功能?

13. PubMed 收录了哪些信息资源?提供了哪些检索功能?

14. EMBASE 有哪些检索途径和方法?

15. 循证医学信息资源可分为哪几类?其信息检索有何特点?

第九章 医学决策支持系统

决策支持系统(decision support system,DSS)是一种辅助决策者通过数据、模型和知识,以人机交互方式进行半结构化(semi-structured)或非结构化(non-structured)决策的计算机应用系统。它以管理学、运筹学、控制论和行为科学为基础,以计算机技术、仿真技术和信息技术为手段,为决策者提供分析问题、建立模型、模拟决策过程和方案的环境,调用各种信息资源和分析工具,帮助决策者提高决策水平和质量。医学决策支持系统是指将医学知识应用到某一患者的特定问题,提出具有最佳费用/效果比的解决方案的计算机系统。

第一节 决策支持系统与医学

20 世纪 70 年代初,美国的 Scott Morton 首次提出决策支持系统的概念,致使行为科学研究开始成为一个很活跃的技术领域。回顾决策支持系统的发展历史,已经经历了 3 个时期。

1971~1976 年是决策支持系统的萌芽时期:伴随从事该领域的研究者不断增加,DSS 被大家所认知并接受,但大多数研究者认为决策支持系统是交互式的计算机系统,将其视为决策的主体,忽略了在 DSS 开发中对人类思维和行为的模仿才是研究的核心。1977~1990 年为决策支持系统的快速发展期:Peter 和 Keen 等研究者初步确立了 DSS 的基本框架和功能定位,1980 年 Sprague 首次提出了决策支持系统三部件结构,1981 年 Bonczak 等提出了 3S 系统结构,即语言处理系统(LS)、问题处理系统(PPS)和知识系统(KS),80 年代末至 90 年代初,出现决策支持系统与专家系统的结合,实现了智能决策系统,提高了系统对定性问题的决策能力,使 DSS 的发展进入到一个新的阶段。90 年代初至现在为决策支持系统成熟时期:相继在各专业领域实现了对半结构化或非结构化问题的决策支持作用。时至今日,DSS 已经能协助处理高度复杂的半结构化和非结构化的决策问题,如智能决策支持系统(IDSS)、分布式决策支持系统(DDSS)、群体决策支持系统(GDSS)等,在医学领域出现了基于医院信息系统(HIS)的临床决策支持系统(clinical decision support system,CDSS)。

随着医学科学知识的快速更新和新技术的临床应用,对同一疾病的多种诊断方法与治疗手段的选择,让医务工作者客观、全面、科学地做出正确决策的难度不断增加。事实上,高质量的知识存在并不意味着一定能被正确使用,国际循证医学中心主任 Paul Glasziou 已证实了许多限制知识使用的障碍,并影响决策者的正确决策。在医疗实践过程中,临床决策贯穿始终。然而,临床决策支持与临床决策支持系统并非同一范畴,临床决策支持是目的,临床决策支持系统是工具。临床决策支持系统的存在并非取代决策的主体——医生,而是协助医生更好地利用现有医学知识和临床证据,合理选择诊断方法,采取科学的治疗方案,从而实现对非结构化的临床决策问题取得最优化求解。

临床决策支持系统(CDSS)至今仍没有一个公认的定义。众多学者在这方面做了大量的努力,试图给出 CDSS 的定义,目前有较多文献对 CDSS 的定义作了如下表述:凡能对临床决策提供支持的计算机系统,这个系统充分运用可供利用的、合适的计算机技术,针对半结构化或非结构化医学问题,通过人机交互方式改善和提高决策效率的系统。但是仔细推敲起来,这个定义并不完善,因为 CDSS 并没有标准模式或标准规范,凡是能达到决策支持这一目标的所有技术都可以用于构造 CDSS。不同时期、不同用途、采用不同技术所构造的 CDSS 可能完全不同,但有一点是共同的,那就是 CDSS 一定要能起临床决策支持作用。对于 CDSS 的功能定义,国际循证医学中心 Robert Hayward 博士认为:CDSS 是连接健康监测与医学知识的桥梁,通过对临床医生医疗保健方案选择的影响来提高医疗保健水平。

第二节 CDSS 的功能与特点

临床决策支持系统被设计成一个主动的知识管理系统,可以利用患者的两项或多项数据信息来生成针对此病人的建议。简单地讲,CDSS 就是一个决策支持系统,它着眼于利用某种方式的知识管理、通过部分项目的患者信息来实现并提供临床诊疗建议的目的。

一、CDSS 目标与功能

现代临床决策支持系统的目的是为帮助临床医生提供医疗保健服务。临床医生可以通过 CDSS 的帮助来进行诊断与鉴别诊断、进一步深入分析病例资料。早期关于 CDSS 的理论是利用 CDSS 来照本宣科地为临床医生提供决策。临床医生可以通过输入信息来等待 CDSS 输出"正确"的决策进行选择,并通过简单的输出来指示决策。然而,新的 CDSS 实现辅助决策的理论主要关注于临床医生与 CDSS 之间的互动,以便利用临床医生的知识和 CDSS 对医学知识的系统管理,更好地分析患者的信息,这样的作用较之于人或者 CDSS 系统本身具有更大的优越性。尤其是 CDSS 可以提供建议或输出一组相关信息以便临床医生浏览参阅,并可以选择出有用的信息而去除那些错误的 CDSS 建议。

临床医生如何使用 CDSS 的实例来源于 CDSS 的子系统,即诊断决策支持系统(diagnosis decision support system,DDSS)。DDSS 可以利用病例资料来建立一组适宜的诊断,医生根据 DDSS 输出的信息来确定哪些诊断是相关的。通过 CDSS 对临床问题做出科学决策时,需充分考虑 3 个方面的要素:①患者的需求、患者临床表现以及患者高危因素;②医生的诊疗需求;③基于循证医学的客观证据。其临床决策模式如图 9-1 所示:

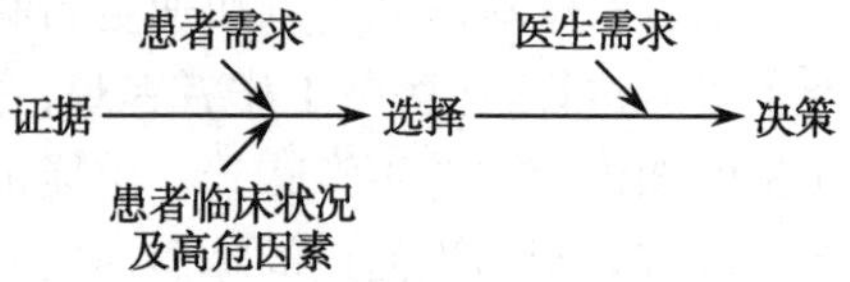

另一个重要的 CDSS 分类系统是基于它被使用的时机。医生利用这些系统来提供服务以便在他们处理病人时得到帮助,即被使用的时机为诊断前、诊断中和诊断后。利用诊断前 CDSS 系统,医生可以完成对疾病的初步诊断。而在诊断中的 CDSS 系统则

图 9-1 临床决策模式图

可以帮助医生回顾并筛选初步诊断,以便完善最终诊断结论。诊断后的 CDSS 系统可用于

挖掘病者与其既往医疗信息、临床研究之间联系的资料以便预测其将来的健康问题。目前的 CDSS 形式主要有两种:①基于知识库的 CDSS;②基于非知识库的 CDSS。

二、基于知识库的 CDSS

大多数 CDSS 由三部分组成,即知识库、推理机和人机交流接口部分,如图 9-2 所示。只是部分依赖包括编译信息的规则与联系,通常采用 IF-THEN 规则来存储和管理知识。例如,某一系统用来研究药物之间的相互作用,规则是如果(IF)服用 X 药与 Y 药,那么(THEN)服用者需要注意或者警惕什么。如果采用另外一种方式,高级使用者可以编辑相关知识库里的规则,从而用于其他新药的研究。推理机部分是知识库的知识与患者信息整合、

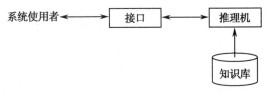

图 9-2 基于知识库的 CDSS 基本结构图

比较、分析的引擎。人机交流接口则允许将结果显示给使用者,同时也可以作为系统输入。

三、基于非知识库的 CDSS

基于非知识库的 CDSS 系统多采用人工智能的形式,这种人工智能在近年的 CDSS 研发中被称为机器学习,可以允许计算机从既往经验中或是其他临床资料中获得知识。两种非知识依赖系统分别基于人工神经网络和遗传算法。

1. 人工神经网络(artificial neural networks,ANN) 是利用节点及其之间的加权联系方法,加以分析患者资料,从中获得症状与诊断之间的联系。这种结构的 CDSS 优点是无需临床专家书写诊断规则,解决临床知识无法表示的瓶颈问题,并且通过训练数据集训练模型能得到可靠输出。然而,由于系统本身不能解释其使用数据的方式和分析诊断的细节,大多数临床医生不易通过系统作出鉴别诊断以及归纳总结出诊断依据,在临床应用中仍存在部分障碍,有待进一步改进。

2. 遗传算法(genetic algorithm,GA) 是基于进化理论基础,采用直接选择的方式来得到合适的 CDSS 结果。遗传算法可评价解决一个问题的各随机的组成成分。最先出现的解法将被重组和变异,进入下一次运算。这一程序经过 N 次循环运算获得最优解。这种模式与神经网络类似,从病人资料中获取信息并自动抽取知识规则。

从整体而言,基于非知识库的 CDSS 通常着眼于较为狭窄的症状列表,如某一症状仅对应一种疾病,而在基于知识库 CDSS 中,一种症状则覆盖了其他许多疾病以供诊断。两者无论从结构上还是功能上都存在很大的差异。

第三节 CDSS 的构建方法

临床决策支持系统可以采用多种不同的方法来构建和实现临床决策支持功能模块。分析现行的临床决策支持系统建模过程,一般包括如下基本方法。

一、贝叶斯网络

贝叶斯网络是一种应用有向无环图来表示变量间概率依赖关系的模型,由 Pearl 最先

提出。在临床决策支持系统中,贝叶斯网络方法是以图形的形式直观表示疾病与症状之间的因果联系的概率分布图。首先是基于一定的条件假设,即一些症状的出现为另一些症状或疾病的发生先决条件,在新情况出现时,贝叶斯网络可以根据大量已知信息来估算一件事情发生的可能性。

贝叶斯网络建模方法的优越性在于,它将医学知识和专家的经验总结以概率形式输出,可以为决策制定者提供帮助,并且是基于无偏倚概率事件,现已成功应用于多种模型。

贝叶斯网络系统的某些缺陷在于对于可能的诊断,很难得到概率知识;当所提供的是多重症状的大而复杂的系统时,具有一定的局限性。对使用者而言,贝叶斯网络在多重即时症状出现时是很难发挥作用的。

在 CDSS 系统中,贝叶斯网络的成功范例是 Iliade 系统,该系统利用贝叶斯原理对提供的症状和体征计算出某种疾病的后验概率,目前覆盖大约 1 500 种诊断。另一个实例是 DXplain 系统,其所采用的是改良版的贝叶斯逻辑,可提供与症状或体征相关的一系列等级的诊断。

二、人工神经网络

人工神经网络(artificial neural networks,ANN)是一个基于非知识库系统的自适应 CDSS 系统,它采用人工智能方法,也叫机器学习的形式,使这一系统可以从既往的经验或者实例中学习、识别出临床信息模式。它包括节点(又叫神经元)以及以单向模式传导各神经节点之间信号的加权连接值。一个 ANN 包括 3 个主要层面,如图 2-6 所示:输入层(接受患者信息的输入变量)、输出层(某些疾病相关的输出变量)和隐匿层(数据处理)部分。当提供样本数据对人工神经网络模型进行有效训练后,这一系统可以得出有效结论。

ANN 的优势在于它不需要专家来构建自适应临床决策支持系统,利用 ANN 构建的 CDSS 系统可以通过对缺失资料作可被接受的假设,来进一步处理不完整数据,并通过其自适应性学习系统改进其模式识别功能。另外,ANN 系统不需要强大的数据库来储存其相关联的概率结果资料。然而,其不足之处在于由于模型训练过程需要花费大量时间,可能导致使用者不能有效利用该系统,ANN 系统有其自成体系的一套加权、组合数据的方法,这种方法是基于长期统计学上所公认的模式运行,缺点是基于 ANN 的 CDSS 系统的可靠性很难被解释。

已有的实例包括阑尾炎、背痛、心肌梗死、急性精神疾病及皮肤问题的诊断。ANN 对肺栓塞的诊断预测,在某些案例中甚至用于内科疾病的诊断预测。另外,基于 ANN 的应用软件在脑电图、心电图的波形分析,脑肿瘤的核磁波谱识别及分类诊断中也很有价值。

三、遗 传 算 法

遗传算法(genetic algorithm,GA)于 20 世纪 40 年代在马萨诸塞州科技学院被提出,也是基于非知识库系统模型,是基于达尔文的进化理论来处理生存适宜性问题。遗传算法将信息重排以便获取不同的重组结果,从而获取优于先前解决方案的结果,与神经网络相似的是,遗传算法也是从病者资料中自主获取信息的,无需输入知识规则。

遗传运算法则的优越性在于通过重复处理过程来获得适宜答案。缺陷在于决策支持系统所包含的推理过程缺乏透明度,令临床医生感到不快。使用遗传算法最大的挑战在于定义恰当的标准。为了应用遗传算法,必须包括很多组成部分,例如多种药物相互作用、症状及治疗手段,这样才可能解决实际的医学问题。据文献报道,遗传算法在女性尿失禁的诊断中被证明十分有用。

四、产生式规则系统

基于产生式规则的专家系统企图获取各个领域的专家知识所长,将其设定成可被认为是规则的公式。一条实例规则如:"如果患者有高血压,他或她有中风风险。"产生式规则是一种描述形式语言的语法,其基本形式如下:

$$If \quad R \quad then \quad S \qquad CF = [0,1]$$

其中,R 是产生式规则的前提,S 是一组结论或操作,CF(certainty factor)为确定性因子,也被称为置信度。

当足够的规则被编译成为规则库后,这一知识系统将对患者条件进行组合对比,依据规则库得出因果结论。这一系统的优势在于它使得大量信息的储存变得很容易,拿出这些规则可以帮助在决策制定过程中阐明 CDSS 处理问题的逻辑性。然而,对于专家来说,要将他们的知识转化成清晰的规则是很难的,同时想要系统有效率就需要很多规则。

基于产生式规则的专家系统能在很多方面帮助临床医生,包括诊断和治疗。一个临床实例就是 MYCIN。自 20 世纪 70 年代由斯坦福大学创立后,MYCIN 拥有大约 600 条规则,并被应用于识别感染的细菌种类。很有用的是,MYCIN 是能通过比较规则库的大小与所存在问题的狭小范围来帮助论证大量这种类型的系统。

五、逻 辑 条 件

逻辑条件方法比较简单:给一个变量和范围,检查变量是在范围内或外,再根据结果采取行动。举实例语句如下:患者的舒张血压是否低于 50mmHg? 可以通过编程实现,也可将多条语句组合在一起来形成更为复杂的语句。研究者采用决策表方法可以更容易地分析逻辑语句所要表达的逻辑关系。

在临床医疗机构,逻辑条件通常被用来警告和提醒大家不要跨越安全区域。例如,可以警告麻醉师,患者的心率太慢;提醒护士根据患者个体健康状况来隔离患者;还可以提醒医生确认与他的患者讨论戒烟问题。警告和提醒可以帮助临床医生更好地服从各种不同的医学指南。然而,这也存在某些风险,创造了太多的警告与提醒也可能会使医生、护士及其他员工麻痹从而全然忽视这些警告。

六、因果概率网络

因果概率网络方法的主要基础是动机与效益。在临床因果概率网络中,节点被用来代表诸如症状、体征、患者状态或疾病种类之类的项目。节点之间的联系预示着动机与效益之间的关系。基于此逻辑的系统试图通过症状节点来全程追踪疾病的分类节点,通过概率来决定哪一条道路是最适宜的。这一途径的优势在于可以帮助模拟疾病的演变过程以及各种疾病之间的联系。然而并不是所有的病例都有明确病因或有典型的临床症状,选择何种标准来建立模型是有难度的。最早使用因果概率网络的临床决策支持系统是 CASNET。它被用来辅助诊断青光眼。CASNET 以知识的分级表述为特点,使其所有节点都分列为 3 个独立的等级:症状、主诉和疾病,通过因果概率选择决策路径,给出诊断建议。

第四节 CDSS 应用与发展

医疗机构和软件公司做出了大量的努力,试图设计和实现可行的 CDSS 系统来覆盖临床工作方方面面的应用。然而,临床工作的复杂性以及医生对时间的高要求,以及医疗机构对临床决策支持系统的使用能否成为临床工作流程中一部分的高度关注,致使到目前为止的 CDSS 系统虽已取得了较大的成功,但同时也面临着很多的障碍。

一、Mycin 专家系统

1975 年,斯坦福大学的 Shortliffe 研制开发了 Mycin 系统,被用来识别细菌感染的种类,并给出治疗建议的专家系统。Mycin 主要目的是协助医生诊断脑膜炎及感染的病原菌。其知识库里,大约存储有 600 条诊断规则和 1 000 条关于细菌感染方面的医学知识。

(一) Mycin 的体系结构

Mycin 由 3 个主要部分组成:患者数据库、知识库和人机接口程序,如图 9-3 所示。数据库系统完成患者数据查询、存取、添加、删除、更新等操作,采用关系数据库组织形式,知识库采用产生式规则方式表示存取,推理机制是基于规则系统的推理技术。

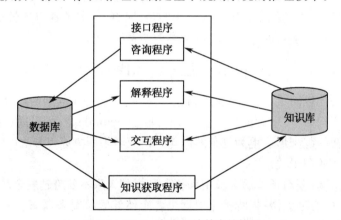

图 9-3 Mycin 专家系统基本结构图

(二) Mycin 的知识系统

Mycin 的知识表现形式采用人工智能中最通用的表示方法——"产生式规则表示法"。例如,Mycin 中有如下产生式规则:

IF 本微生物的染色是革兰阴性;

    本微生物的形状呈杆状;

     患者是中间宿主;

THEN 该微生物是铜绿假单胞杆菌,置信度为 CF=0.6。

Mycin 在使用产生式规则表示知识的系统中,"事实"与产生式规则的"前提"中所规定的条件进行匹配时,可以是"精确匹配",也可以是基于相似度的"不精确匹配",只要相似度

在预设特定的范围内,即可认为匹配。其 BNF 语义描述如下:

<产　生　式> ::= <前　　提> → <结　　论>
<前　　提> ::= <简单条件> | <复合条件>
<结　　论> ::= <事　　实> | <操作>
<复合条件> ::= <简单条件> AND/OR <简单条件>
<操　　作> ::= <操作名> [(<变元>,...)

产生式又称产生式规则;产生式规则的"前提"又称条件、前提条件、前件或左部;产生式的"结论"又称后件或右部。

(三) Mycin 系统问题求解的步骤

1. 初始化综合数据库,把问题的初始已知事实送入综合数据库中。

2. 若规则库中存在尚未使用过的规则,而且它的前提可与综合数据库中的已知事实匹配,则继续;若不存在这样的事实,则转至第 5 步骤。

3. 执行当前选中的规则,并对该规则做上标记,把该规则执行后得到的结论送入综合数据库中。若该规则的结论部分指出的是某些操作,则执行这些操作。

4. 检查综合数据库中是否已包含了问题的解,若已经包含,则终止问题的求解过程;否则,返回至第 2 步骤。

5. 要求用户提供进一步的关于问题的已知事实,若能提供,则转至第 2 步骤;否则,终止问题求解过程。

6. 若规则中不再有未使用过的规则,则终止问题的求解过程。

(四) Mycin 专家系统的优点与不足

1. 基于产生式规则的 Mycin 专家系统的优点有四:

(1) 自然性:由于 Mycin 专家系统采用产生式规则表示知识,符合人类思维表达因果关系的知识表示形式。既直观自然,又便于推理。

(2) 模块性:在 Mycin 专家系统中,产生式规则是规则库中最基本的知识单元,采用统一的 IF-THEN 规则形式,易于模块化管理。

(3) 有效性:能表示确定性知识、不确定性知识、启发性知识、过程性知识等。

(4) 清晰性:产生式规则有固定的格式,既便于规则设计,又易于对规则库中的知识进行一致性、完整性检测。

2. 基于产生式规则的 Mycin 专家系统也有不足之处:

(1) 效率不高:基于产生式规则的 Mycin 系统求解问题的过程是一个反复进行"匹配—冲突调解—执行"的过程。由于专家系统的规则库庞大,而匹配又是一件十分费时的工作,同时消耗大量系统资源,导致其系统工作效率不高。同时,在求解复杂问题时容易导致规则组合过度膨胀。

(2) 不能有效表达具有结构性的知识产生式专家系统:对具有结构关系的知识无能为力,它不能把具有结构关系的事物间的区别与联系表示出来。近年来,有研究者将它与其他知识表示方法(如框架表示法、语义网络表示法)相结合,实现了结构性知识表示问题。

Mycin 专家系统对于产生式规则系统方法具有很大贡献,以致整整影响了一代人工智能的研究者。该系统开发的目的是用于中枢神经系统感染诊断和治疗的咨询。该系统并没有真正应用于临床,正如 Shortliffe 在总结 Mycin 的死亡原因时说的那样:①在大型计算机上开发的 Mycin 不易移植至个人计算机;②Mycin 系统并没有整合于医务工作者的日常工作流程,不仅没有给一线工作者节约使用时间,而且增加了医生工作量;③医疗经费紧张,没有经费租用大型机上的 Mycin。人类医学科学已经具有几千年的历史,积累了大量的知识,每年出版了浩如烟海的医学文献和书籍,这里面包含大量的隐性知识,目前人类还无法将其形式化并整合于决策支持系统中供决策者利用,Mycin 专家系统迈出了人工智能系统在临床医学领域的第一步,并影响着后继 CDSS 的开发与应用。

二、Internist-1 和 QMR 系统

1982 年,美国 Pittsburg University 的 Miller RA 等人发表了关于 Internist-1:一种实验性的普通内科诊断计算机咨询系统。Internist-1 计算机辅助诊断系统可移植到微型计算机上,又被业界称为 QMR(quick medical reference)。其知识库中包含了 572 种疾病和大约 4 500 种症状,系统通过用户输入患者的临床症状来推理疾病。在 Internist-1 系统中,建立症状和诊断之间的对应关系来实现诊断推理过程,在给出诊断建议的同时,使用相关频数和提示力度两个参数对诊断建议的强弱进行限定,参数均用 0～5 数字来度量。

1. 相关频数　相关频数是指某种疾病中某些临床症状发生的频数,即测量某种临床表现在一种疾病中出现的频率。当相关频数取 5 时,表示几乎所有患有该疾病的患者均具有该症状。其具体数值意义见表 9-1。

表 9-1　针对某一症状被不同人群的患者所表现的频数含义

相 关 频 数	含　　义
1	极少见临床表现
2	少数患者的临床表现
3	约半数患者出现的临床表现
4	大多数患者出现的临床表现
5	几乎所有患者均出现的临床表现

2. 提示力度　提示力度是指某一症状对某种疾病存在的诊断提示强度,又称诊断效力,表示一种症状在多大程度能确诊一种疾病。提示力度为 5 时,表示该症状具有特异性,只要该症状出现即可诊断为某一疾病,其数值意义如表 9-2 所示:

表 9-2　针对某一疾病所表现临床症状的激发强度参数值含义

激 发 强 度	含　　义
0	非特异性项目
1	诊断意义最弱的临床症状
2	诊断意义较弱的临床症状
3	诊断意义中等的临床症状
4	诊断意义较强的临床症状
5	最具有确诊意义的临床症状

这两个参数与贝叶斯网络的条件概率和后验概率很相似,但是相关频数和提示力度两个参数是由专家评阅大量文献给定的数值。而贝叶斯网络的条件概率和后验概率是通过数理统计获得的。当用户在 Internist-1 系统中输入患者相关症状后,系统会给出一组诊断建议,并按照相关频率的高低排列,供临床医师参考。

Internist-1/QMR 的优点在于其灵活性,在交互诊断过程中回答相关问题,并且可以作为参考咨询库,可以从中查阅相关疾病信息,并提供清晰的诊断列表,便于临床医师诊断与鉴别诊断。同时,Internist-1/QMR 也存在不足之处,如系统推理过程过分依赖于临床表现的提示强度和相关频数,而且系统存储数据库具有地域性差异,并不适合其他地区患者诊断参考。根据城市设计的关于症状和疾病的相关频数和提示强度,不一定适合农村患者的使用,系统并不具备自适应调节参数功能。

与 Mycin 系统相比,改进之处在于 Internist-1 系统设计中总结了大量的医学文献来确立诊断参数,而现行的循证医学研究正沿着这条路发展而来。虽然 Internist-1 已经消亡,但循证医学却在蓬勃发展,其根本的问题在于目标定位。前者的医学专家系统都将自己定位在挑战医学专家的知识上限,而循证医学的定位是医生行为的底线,即给予诊断与治疗的合理性和科学性。

除了以上所述,临床决策支持系统的应用还有:①Iliade:采用贝叶斯网络计算内科系统可能存在的不同疾病诊断系统,可以实现近 1 500 种不同疾病的诊断。②Therapy Edge HIV:该系统利用人工智能和基于知识理论来评价患者的目前状态,向临床医生提供几种关于 HIV 患者独特而适宜的治疗方案,以供参考或比较。③TheraDoc:是一种实时监控产品,也是传染病的预防、协调及校正系统。采用大量标准化信息分类法来构建知识本体,便于和临床医疗机构现有软件系统兼容,从而实现临床决策支持,并报告该医疗机构所面临的问题所在。④Lifecom:发展了一种全新的人工智能技术和一组知识扩展工具支持体系。该技术系列包括全新的知识抽取和知识管理工具,人工智能引擎和高度可观赏性的操作界面,能否为医务工作者接受还有待进一步验证和评估。

三、CDSS 应用难题与发展趋势

(一)临床应用的困难

医疗卫生领域的 CDSS 具有较大影响作用的两个部分是药房和财务部门。药房和处方管理系统现在可以批量校对有害的药物相互作用,并向分发药品人员提出警示。这样的系统通常在发达国家的医疗机构以及商业区更多地被广泛使用,比如地方以及中心药房都使用这类软件系统。另一个 CDSS 成功实例是在财务系统以及需求满足方面,尤其在欧美发达国家,很多医疗机构依靠医疗保险的支付来维持其运作,因而创建 CDSS 来辅助评估治疗计划的成本与医疗保险现有规章之间的关系,以便使病患的保健需求与医疗机构的财务需求都能得到最大满足。

其他以诊断为目的的 CDSS 也取得了一些成功,但常在应用层面受到较大限制。利兹腹痛系统于 1971 年由利兹大学附属医院建立,并取得奇迹般的成功,其 CDSS 正确诊断率高达 91.8%,而临床医生的诊断率仅为 79.6%。

尽管医疗机构采取了很大的努力构建并使用临床决策支持系统,但大多数仍未被临床工作者广泛接受与认可,其中一个较大的障碍是工作流程整合。通常而言,决策支持系统是单机应用软件,需要临床医生停下手上的报告系统,切换到 CDSS 系统,将所需的资料输入才能得到相关建议信息。这一附加步骤打断了临床医生的工作思路,花费多余时间来进行。另一个不足之处是,临床医生所需要的输入资料其实已经以数字化的形式存在于医院的 HIS 系统中,但某些 CDSS 并不具备自动将其导入的功能,从而降低了 CDSS 的使用效率。据相关文献报道,一些关于药剂方面的决策支持系统,认为此类系统缺少有效的报警机制。当系统关于药物相互作用之类的事件发布无数次警告后,会导致临床医生不再注意到报警内容。这将使本来显著的警报不被注意到,这也间接导致了临床医生对该类系统的不满。

(二) 技术上的挑战

临床决策支持系统在很多方面都面临极大的技术挑战。生物系统是无比复杂的,临床决策可能需要利用庞大的潜在相关信息资源。例如,当向患者推荐治疗方案时,电子循证医学系统需要考虑到患者的症状和体征、既往疾病史、家族遗传史,以及疾病发生的历史和地理趋势,已发表的有效临床资料等。而且,最新发布的信息需要不断被整合到系统中去以维持系统的实用价值,这一跨平台信息整合技术至今还不尽如人意。

1. **系统维护** CDSS 所面临的一个核心挑战是很难将不断发表的大量临床研究结果整合到已经存在的数据库中。每年约有 50 万篇医学文献公开发表并被 Medline 收录,每一个研究结果都需要仔细研读,评价其科学价值,再将其以正确的方式整合入 CDSS 之中。除了工作艰难外,整合新资料有时很难量化,很难将其合并到已存在的决策支持系统中,尤其是当不同的研究结果存在冲突时更不易实现。如何解决这些矛盾通常要依靠临床文献本身进行 Meta 分析,综合相关的研究结果,消除各研究机构间的实验误差和抽样误差,这通常需要较长的时间才能完成。

2. **系统评价** 一个 CDSS 能显现其价值,需要证实其的确能够改善临床工作流程或结果。评价 CDSS 是一个量化并不断改进的系统工程,同时也是衡量效率的过程。由于不同的 CDSS 为不同目的设计而成,当前并没有一种普遍使用的标准评估方法,给系统价值评估带来困难。

CDSS 的评价基准需依靠系统目的本身。例如,诊断决策支持系统的定位在于稳定而准确地分类疾病(与医师本身或是其他决策支持系统相比)。循证医学系统则定位于最大限度地改善患者的状态,或是为医疗机构提供高额的财政收入。因而在评价不同的 CDSS 时,需设计不同的评价标准,并在软件需求分析阶段完成标准的界定。

(三) CDSS 发展趋势

回顾决策支持系统理论与技术在临床应用与发展的 30 年,CDSS 无论从其架构或构建方法上,都发生了巨大的变化。在此领域里的研究者和临床医生否定了原先构建专家系统的交互模式,基于专家经验的决策支持系统是不可能实现的。这存在两个方面的原因:一方面,专家经验并不是 CDSS 知识的唯一来源,对于不同的专家在同一问题上的表述存在差异,一个专家在不同时间对同一问题的看法同样也存在不同;同时,个人的医学经验在不断变化之中,这使 CDSS 利用"产生式规则"表示专家经验,为非专家用户提供决策建议时,组合相关规则易出现冲突。另一方面,在专家系统中以"产生式规则作为知识块"来表示医学知识和人类的经验,无论就系统的复杂性和人类认知来说,都是过于简单的模型,是致使专家系统低智能化的直接原因。

继医学专家系统之后,人工神经网络、遗传算法、模糊聚类算法等模式识别技术和基于数据仓库的数据挖掘技术在知识发现中的应用,不断提高了 CDSS 的决策能力与决策范围。然而,CDSS 的发展趋势受决策环境驱动,未来 CDSS 发展会呈多样性和丰富性。无论何种形式的 CDSS,医生是决策主体,辅助决策是本质,系统只是实现决策支持的载体形式,CDSS 的知识自动析取与管理才是未来发展方向和研究的重点。

（邓汉生　徐一新）

思 考 题

1. 何谓决策支持系统? 何谓医学决策支持系统?
2. 现有的临床决策支持系统主要有哪两种形式?
3. 临床决策支持系统的构建方法有哪几种?
4. 人工神经网络的结构包括哪几个层面?
5. Mycin 系统主要由哪几个部分组成?
6. 临床决策支持系统面临哪些技术上的挑战?

第十章

生物信息学

现代分子生物学的发展,特别是人类基因组计划的顺利实施,产生了大量的生物分子数据,使生物学家所面对的数据呈指数增长。据权威机构统计,目前生物学数据总量正以每14个月翻一番的速度在增长,这一速度已经超过了半导体芯片上的晶体管数量每18个月翻一番的"摩尔定律"。面对如此庞大而复杂的生物分子数据,如何对它们进行科学的搜集、管理、处理、分析、注释正在成为人们热切关注和亟待解决的热点问题。

第一节 生物信息学概述

生物信息学是为解决生物信息的获取、处理、分析、注释、管理等一系列问题而发展起来的一门新兴学科,是由生物科学、应用数学、计算机科学、信息科学、物理学等相互交叉所形成的学科,是当今生命科学和自然科学的重大前沿领域之一,同时也是 21 世纪自然科学的核心领域之一。

一、生物信息学的概念

生物信息学有多种不同的定义。1995 年,美国人类基因组计划的第一个五年总结报告中,将生物信息学定义为:生物信息学是一门交叉学科,包含了生物信息的获取、加工、存储、分配、分析、解释等在内的所有方面,它综合运用数学、计算机科学和生物学的各种工具,来阐明和理解大量数据所包含的生物学意义。广义的生物信息学是指应用信息科学的方法和技术,研究生物体系和生物过程中信息的存储、信息的内涵和信息的传递,研究和分析生物体细胞、组织、器官的生理、病理、药理过程中的各种生物信息,亦即生命科学中的信息科学。由于当前生物信息学发展的主要推动力来自于分子生物学和人类基因组计划,因此,通常提及的生物信息学指的是基因层面的生物信息学,即把基因组脱氧核糖核酸(deoxyribnucleic acid,DNA)序列信息作为信息分析的源头,获得蛋白质编码区的信息后进行蛋白质空间结构模拟和预测,然后依据特定蛋白质的功能进行分析处理,此为狭义的生物信息学。

生物信息学不仅是一门学科,同时也是一种重要的研究开发工具。从科学的角度来讲,它是一门研究生物和生物相关系统中信息内容物和信息流向的综合系统科学,只有通过生物信息学的计算处理,才能从众多分散的生物学观察数据中获得对生命运行机制的详细和系统的理解。从工具的角度来讲,它是今后几乎进行所有生物(医药)研究开发所必需的舵手和动力机,只有基于生物信息学,通过对大量已有数据资料进行分析处理,提供理论指导,才能选择正确的研发方向；同样，只有选择正确的生物信息学分析方法和手段，才能正确处理和评价新的观察数据并得到准确的结论。

生物信息学过去还有些被经常使用的名称，如计算生物学（computational biology）、计算分子生物学（computational molecular biology）和生物分子信息学（biomolecular informatics）等。

二、生物信息学的产生与发展

生物信息的孕育最早可以追溯到 1956 年，在美国田纳西州盖特林堡召开的首次"生物学中的信息理论研讨会"。20 世纪 60 年代，一些计算生物学家开始进行相关研究，虽然当时还没有具体提出生物信息学的概念，但已经开展了生物信息的搜集和分析方面的工作。1962 年，Zucherkandl 和 Pauling 通过序列分析研究序列变化和进化之间的关系，开创了分子进化这一全新的研究领域。氨基酸序列的收集也是这一时期一项较重要的工作。1967 年，Dayhoff 发表了蛋白质序列图集，该图集后来演变为著名的蛋白质序列数据库 PIR。20 世纪 60 年代是生物信息学形成雏形的阶段。

20 世纪 70 年代到 80 年代初期，生物化学技术有了很大发展，DNA 测序方法的出现，产生了大量的生物分子序列数据。与此同时，数学统计方法和计算机技术也得到了较快的发展，这就促使部分数学家和计算机科学家使用数学和计算机技术去解决大量的生物分子数据带来的生物学问题。在这一时期，产生了 Needleman-Wunsch 算法、矩阵打点作图法、PAM 矩阵、Smith-Waterman 算法、FASTA 序列比较算法等一系列著名的序列比较方法。

20 世纪 80 年代以后，出现了一批生物信息服务机构和生物信息数据库。国际上著名的三大生物数据库 GenBank、EMBL、DDBJ 相继建立并提供序列服务。科学家们开始了大规模的基因组研究。1986 年，出现了基因组（genomics）的概念，即研究基因组的作图、测序和分析。1990 年，被誉为生命科学的"阿波罗登月计划"的国际人类基因组计划正式启动，这一计划旨在精确测序人类基因组序列，发现人类所有基因并准确定位其在染色体上的位置，破译全部遗传信息。与此同时，许多生物的基因组研究也相继进行。这些基因组计划极大地推动了生物信息学的发展。

总体来说，生物信息学的发展大致经历了 3 个阶段：

1. 前基因组时代（20 世纪 90 年代前）　这一阶段主要是各种序列比较算法的建立、生物数据库的建立、检索工具的开发以及 DNA 和蛋白质序列分析等。

2. 基因组时代（20 世纪 90 年代后至 2001 年）　这一阶段主要是大规模的基因组测序，基因识别和发现，网络数据库系统的建立和交互界面工具的开发等。

3. 后基因组时代（2001 年至今）　随着人类基因组测序工作的完成，各种模式生物基因组测序的完成，目前生物科学的发展已进入了后基因组时代，基因组学研究的重心由基因组的结构（如 DNA 序列测定、基因定位）向基因的功能转移。这种转移的一个重要标志是产生了功能基因组学，而基因组学的前期工作相应地被称为结构基因组学。

结构和功能的统一是生命科学界普遍存在的规律，实现从结构基因组学向功能基因组学的战略转移是基因组学研究的必然。基因组的测序仅仅是工作的第一步，只有弄清楚基因的结构与功能，才可能在基因诊断、基因治疗、基因工程药物等方面取得进展。生物信息学的发展将会对生命科学带来革命性的变革，它的成果不仅对相关基础学科起到巨大的推动作用,而且还将对农业、医药、卫生、食品等产业产生巨大的影响。

第二节　生物信息学的研究内容

生物信息学研究的最终目标是阐明大量的生物分子数据所蕴含的生物学意义,其研究内容主要包括生物分子数据的收集管理、基因组注释、基因表达数据的分析、分子系统发生分析、完整基因组的比较、蛋白质结构预测、从功能基因组学到系统生物学7个方面。

一、生物分子数据的收集和管理

生物分子数据主要来源于分子生物学实验,核酸序列的测定是分子生物学的一个重大突破,带来的直接影响就是核酸序列和基因组序列数据的爆炸性增长。我们可以根据基因组序列预测编码区,并推测其产物(即蛋白质)的序列。因此,随着基因组序列数据的不断增长,蛋白质序列数据也在不断增加。目前生物大分子的结构主要是通过X射线晶体衍射和磁共振的测定获得。面对日益增长的生物分子数据,有组织地搜集和管理是进行各项工作的前提。国际上有专门的机构搜集和管理这些数据,包括构建数据库系统,建立网络服务器,开发数据查询和搜索工具,设计数据分析软件和数据可视化软件等。

生物信息学发展很快,各种数据库不断涌现。通常把这些数据库分为一级数据库和二级数据库。

一级数据库的数据直接来源于实验获得的原始数据,只经过简单的归类整理和注释。可分为核酸序列数据库、蛋白质序列数据库和生物大分子结构数据库等。国际上权威的核酸序列数据库有3个,分别是由美国国立生物技术信息中心(National center for biotechnology information,NCBI)建立和维护的 GenBank 数据库、欧洲分子生物学实验室(European molecular biology laboratory, EMBL)创建的、欧洲生物信息学研究所(European bioinformatics institute,EBI)维护的 EMBL 数据库和日本遗传研究所维护的 DDBJ 数据库。这3个数据中心各自搜集世界各国相关实验室和测序机构所发布的序列数据,每天通过计算机网络互相交换数据,以确保这3个数据库的数据完整和数据同步。比较著名的蛋白质序列数据库是由美国生物医学基金会建立的 PIR 及瑞士生物信息学研究所和欧洲分子生物学实验室共同维护的 SWISS-PROT。由美国 Brookhaven 实验室建立的 PDB 则是目前国际上著名的生物大分子结构数据库,这个数据库除收录蛋白质的三维结构外,还收录核酸、糖类、蛋白质与核酸复合物的三维结构。

二级数据库是根据生命科学不同研究领域的实际需要,对基因组图谱、核酸和蛋白质序列、蛋白质结构以及文献等数据进行分析、整理、归纳、注释,所构建的具有特殊生物学意义和专门用途的数据库。二级数据库种类繁多,如以核酸序列数据库为基础构建的基因调控转录因子数据库 TransFac、真核生物启动子数据库 EPD、克隆载体数据库 Vector、密码子使用表数据库 CUTG 等。以蛋白质序列数据库为基础构建的序列模式数据库 Prosite、蛋白质功能位点序列片段数据库 Prints、同源蛋白家族数据库 Pfam、同源蛋白结构域数据库 Blocks。以具有特殊功能的蛋白为基础构建的免疫球蛋白数据库 Kabat、蛋白激酶数据库 PKinase 等。以三维结构原子坐标为基础构建的蛋白质二级结构推导数据库 DSSP、蛋白质结构分类数据库 SCOP、已知空间结构的蛋白质家族数据库 FSSP、蛋白质同源序列比对数据库 HSSP 等。其他一些功能数据库如基因和基因组百科全书 KEGG、可变剪接数据库 ASDB、蛋白质相互作用数据库 DIP、人类孟德尔遗传疾病数据库 OMIM 等。

单个数据库的功用是有限的，而将相关数据库连接集成起来，其实用价值将大大提高。NCBI 开发的 Entrez 和 EMBL 开发的 SRS 就是这样的数据库集成系统。在这两个数据库集成系统中，除了能检索获得生物分子数据外，还集成了一些信息分析工具，如序列分析工具、统计工具、序列比对工具、可视化工具等。

二、基因组注释

近十多年来，从最早完成测序的流感嗜血杆菌一直到人类，已经有数以百计的生物基因组完成了整个的测序工作，且新的生物基因组序列还在陆续地完成和发表。我们由此获得了庞大的基因组序列数据。基因组序列的获得并不是基因组研究的最终目标，基因组研究的关键在于解读基因组序列，阐明基因组所包含的生物学信息和基因组是如何发生功能的，即基因组注释（genome annotation），包括结构注释（structural annotation）和功能注释（functional annotation）。基因组结构注释是指对基因组组成元素的识别。基因组功能注释是阐明基因组组成元素的生物学含义。过去的基因组注释重点主要是阐明蛋白质编码基因的结构与功能。现在随着对非编码区的逐步认识，对非编码区的注释已成为生物信息学家们面临的重大挑战。

（一）蛋白质编码基因

1. 基因识别　对蛋白质编码基因的识别方法概括起来主要有两种，一种是从头计算法，一种是基于同源序列的比较法。

（1）从头计算法（ab initio approach）：从头计算法是由 DNA 序列信息预测蛋白质编码基因的方法，也称基因预测。基因具有两种类型的特征：一类特征是"信号"，即基因往往不是核苷酸的随机排列，而是具有明显特征，这些特征决定了一段序列是否是一个基因，而非编码 DNA 则不具备这些特征。如在重复序列频繁出现的区域，基因编码区和调控区都不太可能出现；编码蛋白质的基因一般含有开放阅读框（open reading frame, ORF），由决定所编码蛋白质的氨基酸序列的一系列密码子组成。ORF 以起始密码子（通常为 ATG）开始，以终止密码子（TAA、TAG 或 TGA）结束。寻找以起始密码子开始，以终止密码子结束的 ORF 序列是识别基因序列的一种方法；对某些物种来说，具有独特的序列特征，如脊椎动物基因组中许多基因上游都有 CpG 岛（CpG island），它们大约长 1kb，其中的 GC 含量比整个基因组的平均含量要高，40%～50% 的人类基因上游含有 CpG 岛。因此如果这种特殊序列出现在脊椎动物 DNA 中，就意味着紧邻其下游可能会有一个基因。另一类特征是"内容"，即蛋白质编码基因具有某些统计学特征。如：DNA 序列中密码子的使用频率不是平均分布的，某些密码子会以较高的频率使用，而另一些则较少使用，这样就使得编码区的序列呈现出可察觉的统计特异性，即"密码子偏好性（codon bias）"，利用这个特征可对基因组序列进行统计学分析识别编码区。

（2）基于同源序列的比较法：序列比较是生物信息学中最基本、最重要的方法。通过比较生物分子序列，发现它们的相似性，找出序列之间的共同区域，同时辨别序列之间的差异。

序列比较通过序列比对(align)来完成。序列比对是指将两条或多条序列排列在一起,标明其相似之处。依据参与比对的序列数可分为两条序列比对和多重序列比对。

基于同源序列比较的方法,是根据具有相同起源的序列碱基组成的相似特点来识别未知的编码序列。通过搜索数据库中现有与基因有关的信息,如表达序列标签(expressed sequence tags,EST)、蛋白质序列,进行同源比较,识别新基因。到目前为止,已经完成了多种原核生物和酵母全基因序列的测定。研究表明:有将近一半的脊椎动物基因可以通过序列比对在酵母、细菌和线虫等模式生物中找到相似性相当高的序列,这为基因识别提供了基础。通过搜索发现待分析的序列与 EST 或已知的蛋白质编码序列具有一定的相似性,则可以推测待分析的序列是基因序列。

原核生物基因组基因密度较高,基因往往具有特定且容易识别的启动子序列信号,蛋白质编码区是一个完整的 DNA 片段,且蛋白质编码区还具有其他一些容易判别的统计学特征,使得原核生物的基因识别精确度相对较高。真核生物具有复杂的基因组结构,启动子和其他调控信号还未被很好地了解。此外,真核生物的蛋白质编码区是不连续的,编码区被内含子分割成了若干个片段(外显子),且外显子无固定长度,使得蛋白质编码区的统计学特征难于判别。因此,目前对蛋白质编码基因的识别除了结合以上两种方法外,还使用了更加复杂的一些模型和信息处理与分析技术,如概率论模型、决策树、神经网络方法等来增强基因识别的精确度。

目前,国际上主流的基因识别软件有:Genscan、GeneParse、FGENEH、GRAIL、VEIL、Genie、Twinscan、Glimmer 等。

2. 基因功能预测　对基因功能的预测主要可以通过 3 种方法进行。

(1) 序列同源比较:序列同源比较是预测基因功能最常用的方法。通过同源比较来预测基因功能是基于这样的一个假设:如果基因 A 和基因 B 同源,那么基因 A 可能具有类似基因 B 的功能。利用同源比较算法,将待检测的基因序列在 DNA 或蛋白质序列数据库中进行同源检索,得到一系列与待测基因序列同源的基因或蛋白质序列,则可以从已知的基因和蛋白质的功能来预测未知的基因的功能。

(2) 寻找蛋白质家族保守序列:多序列比对被广泛用于寻找基因家族和蛋白质家族中的保守区。通过同源比较,可以推测待检的新基因是某个蛋白质家族的新成员,通过该蛋白质家族的功能来推测该基因的功能。

(3) 蛋白质结构的预测:对于孤儿基因,通过序列比对找不到任何同源基因的基因序列,可通过结构比对寻找结构同源的基因或直接预测其高级结构来推测其可能的功能。

(二) 非编码区

海量数据分析结果显示,原核生物基因组内非编码区所占比例很小,而高等真核生物基因组内 90% 以上是非编码 DNA,人类则高达 95%~97%。研究显示,伴随着生物从简单到复杂、从低级到高级、从信息少到信息多,非编码 DNA 不断增加,这意味着非编码 DNA 可能蕴含着生物体复杂性的信息并可能参与生物大分子的相互作用。近年来越来越多的证据显示,这部分序列在疾病、发育和进化中起重要作用。

对非编码 DNA 的一个重要研究方向是非编码核糖核酸(non-coding ribonucleic acid,ncRNA)基因的识别。ncRNA 基因是转录 ncRNA 的 DNA 序列。研究表明,ncRNA 在多个水平调节基因的表达,对染色体结构、RNA 加工修饰及稳定性、转录和翻译,甚至对蛋白质的稳定性和转运都有重要影响。从基因组中识别出 ncRNA 基因,对进一步了解其结构和功能的关系具有重要意义。迄今为止,已出现了一些 ncRNA 基因预测软件,但它们一般都是特异性的,如 tRNAscan-SE 识别转运核糖核酸(transfer ribonucleic acid,tRNA)、snoScan 识别带 C/D 盒的核仁小分子核糖核酸(small nucleolar ribonucleic acids,snoRNAs)、SnoGps 搜索带 H/ACA 盒的 snoRNAs、mirScan 搜索 microRNAs。基于序列比对的 ncRNA 基因预测软件如 QRNA、RNAZ、ddbRNA 和 MSARI 等。

非编码 DNA 中还包含着很多调控序列,调控基因的活动。转录因子能特异识别基因附近的调控序列,通过它们之间的相互作用参与基因的抑制与激活。如在酵母中,大约30％的基因上游的调控序列在基因调控中发挥作用。

在非编码 DNA 序列中,还存在一类特殊的群体,与基因很像,但不能产生功能性蛋白质,被称为假基因。有研究发现在对小鼠进行遗传改造的时候偶然造成一个假基因的缺失,该小鼠的后代发生严重的先天缺陷,并且寿命急剧缩短,可见假基因的功能不可小觑。研究人员推测,假基因因为其貌似真基因,因此具有掩护真基因的功能,保护真基因免受不利因素干扰。研究人员认为这可能是一种新的基因调节方法。

非编码 DNA 序列中还存在大量的重复 DNA 序列,这些 DNA 序列看似没有意义,也不能编码蛋白质,但却能形成特殊的 DNA 高级结构,并以此调节附近基因的活性。

人类对非编码区的认识目前还处于起始阶段,阐明非编码区所隐含的生物学意义将是未来较长时间内的研究重点。

目前,已出现了一些对基因组进行自动注释的软件系统,如 EMBL-EBI 和英国 Sanger 研究所 Wellcome 基金会(WTSI)共同开发的 Ensembl(http://www.ensembl.org)、加州大学圣克鲁兹分校(University of California Santa Cruz)创立和维护的 UCSC Genome Browser Database(http://genome.ucsc.edu)。这些软件系统不仅可以通过在线平台进行基因组注释信息的查询,还可以添加自己的注释信息。

三、基因表达数据的分析

DNA 微阵列(DNA microarray)技术的迅速发展导致了基因表达数据的爆炸性增长。公共数据库中收录了大量的基因表达数据,如 EBI 的 ArrayExpress、NCBI 的 Gene Expression Omnibus(GEO)、斯坦福大学的 Stanford Microarray Database(SMD)等,促进了对基因表达数据的分析处理,有助于发现其中隐含的信息。基因表达数据分析的对象是在不同条件下,全部或部分基因的表达数据所构成的数据矩阵。对基因表达数据的分析是获取基因功能和基因表达调控信息的重要途径。

对基因表达数据的分析主要在 3 个层次上进行。第一个层次是单基因层次,主要研究单个基因的表达水平在不同实验条件下的变化情况,称之为基因水平差异分析。第二个层次是多基因层次,将基因分组,研究基因的共同功能、相互作用及协同调控等,称之为功能水平差异分析。第三个层次是基因网络层次,根据基因表达模式推断潜在的基因或蛋白质调控网络,从机制上解释观测到的基因表达数据,称之为网络水平差异分析。

基因表达数据分析的主要方法包括表达差异分析、聚类分析和分类分析 3 种。①表达差异分析是比较两种条件下的基因表达差异,从中识别出与条件相关的特异性基因,通常采用统计方法来分析这些数据。②聚类分析是基于这样的假设:表达模式相似的基因,很可能具有相似的功能。聚类分析是将表达模式相似的基因聚为一类,因此可以根据聚类中已知基因的功能推断某些未知基因的功能,进一步分析还可探知基因的转录调控。③分类分析首先通过概率统计模型得到数据集合的特征,从而进行分类,此后对新的表达数据依据分类进行归属。分类分析主要用于基于基因表达数据的复杂性疾病的分型诊断,如肿瘤的分型诊断。

基因表达数据的分析还处于初始阶段,各类分析方法仍有待完善,进行下一步的研究还面临许多挑战。基因表达数据分析最常用的方法是聚类分析,但对于同一基因表达数据使用不同的聚类方法进行基因聚类,所得结果差别会很大,就是同一种聚类方法,由于所选初始条件的参数不同,聚类结果也可能有差别。不同的生物过程和实验中,每个基因的功能和表达是不同的,一个基因可能参与多种生物学过程,在不同的生物学过程中扮演不同的角色,因此,在不同的实验数据中,甚至相同数据,应用不同聚类方法,一个基因可能聚到不同的类中。也就是说我们获得信息是多方面、多层次的,每种聚类方式只能挖掘到有关基因信息的某个方面,要想从基因表达数据中获得基因的更多信息,需要将各种聚类方法结合起来,去对不同的实验数据进行聚类,才能更加全面地了解基因的功能和基因间的调控关系。此外,聚类分析只能找出基因之间简单的、线性的关系。要想进一步了解基因之间的调控关系,需要建立调控网络模型,即基因表达数据分析的第三个层次,亦称基因网络层次。目前在基因调控网络分析方面,已经建立起一些数学模型,如布尔网络模型、线性关系网络模型、微分方程模型、互信息相关网络模型等。

DNA 微阵列技术及基因数据表达分析已成功应用于许多领域,如①疾病诊断:可通过分析肿瘤基因突变情况对肿瘤患者进行早期诊断;②疾病治疗:对感染的病菌进行耐药性鉴定,从而指导临床用药;③药物筛选:阐明药物的靶基因及作用机制,筛选药物的有效成分;④基础医学研究:用于表达谱研究,基因突变研究,基因组分型及测序等。

四、分子系统发生分析

系统发生(phylogeny,亦称种系发生、系统发育)是指生物形成或进化的历史。经典的系统发生分析主要是通过形态结构、生理生化、行为习性等表型特征来研究物种之间的进化关系。由于表型特征有限,很多生物体很难检测到可以用来比较的表型特征。亲缘越远则表型差异越大,远缘物种间可比性大大降低。此外,趋同进化(convergent evolution)的存在,使得有些关系很远的物种也能进化出相似的表型。因此,由表型特征推断的物种之间的进化关系往往不准确。

20 世纪中叶,随着分子生物学的不断发展,系统发生分析进入分子层次。科学家们认为,现今世界上存在的核酸和蛋白质分子都是从共同的祖先经过不断的进化而形成的,作为生物遗传物质的核酸和作为生命机器的蛋白质分子中存在着关于生物进化的信息,可用于系统发生关系的研究。分子系统发生分析就是指在分子水平上进行系统发生分析,通过比较生物分子序列,分析序列之间的关系,构造系统发生树,进而阐明各个物种的进化关系。其基本原理是:从一条序列转变为另一条序列所需要的变换越多,这两条序列的相关性就越小,从共同祖先分歧的时间就越早,进化距离就越大;相反,两条序列越相似它们之间的进化距离可能就越小。

分子系统发生分析主要分 3 个步骤,首先是分子序列或特征数据的分析,然后是系统发生树的构建,最后是稳定性检验。

(一) 分子序列或特征数据的分析

分子系统发生分析的目的是探讨物种之间的进化关系,其分析对象往往是一组同源序列。这些序列可以是 DNA 序列也可以是蛋白质序列,选择 DNA 序列还是蛋白质序列主要取决于序列的性质和研究的目的。序列比对是进行同源分析的基本方法,是进行系统发生分析的基础,一般采用基于两两比对渐进的多重序列比对方法,如 Clustal W 程序。通过序列比对,发现序列之间的相似,分析序列之间的差异,计算序列之间的距离。

特征数据是指分子所具有的特征。离散特征数据可分为二态特征和多态特征,二态特征只有两种可能的情况,多态特征具有两种以上可能的状态,如 DNA 的序列信息,对序列中某一位置来说,其可能的碱基有 A、T、C、G 4 种;蛋白质的序列信息,对序列中某一位置来说,其可能的氨基酸有 20 种。特征数据可以转换为距离数据。通过序列或特征数据的分析获得距离或特征数据,为建立系统发生树提供依据。

(二) 系统发生树的构建

系统发生树是一个用来表示一组对象之间进化关系的树型拓扑结构。由一系列节点(nodes)和分支(branches)组成,每个节点代表一个分类单元(物种或序列),节点之间的连线代表物种之间的进化关系。系统发生树分为有根树(rooted tree)和无根树(unrooted tree)。有根树有一个唯一的根节点,代表所有其他节点的共同祖先,从根节点历经进化到其他任何节点只有唯一的路径。无根树只说明节点之间的关系,没有关于进化发生方向的信息。

系统发生树的构建方法有很多种。根据所处理数据的类型,可将系统发生树的构建方法大体上分为两大类。一类是基于距离的构建方法,利用序列的进化距离,依据一定的原则及算法构建系统发生树。其基本思路是列出所有可能的序列对,计算序列之间的遗传距离,选出相似程度比较大或非常相关的序列对,利用遗传距离预测进化关系。属于这一类的方法有非加权算术平均组对(Unweighted pair group method with arithmetic mean,UPGMA)法、最小进化(minimum evolution,ME)法和邻接(neighbor-joining,NJ)法。另一类方法是基于特征的构建方法,利用的是具有离散特征状态的数据,如 DNA 序列中的特定位点的核苷酸,蛋白质序列中特定位点的氨基酸。建树时,着重分析序列间的每一个特征(如核苷酸位点)的进化关系等。属于这一类的方法有最大简约(maximum parsimony,MP)法、最大似然(maximum likelihood,ML)法等。

目前,国际上常用的构建系统发生树的软件有 PHYLIP、PAUP、Tree of Life、MEGA、PAML、PUZZLE、TreeView、phylogeny 等。

(三) 稳定性检验

对于构建好的系统发生树,由于统计分析误差的存在,需要对树的合理性和可靠性进行分析检验。通常系统发生树的构建过程要随机地进行成百上千次,只有以大概率(70%以上)出现的分支节点才认为是较可靠的。常用的检验方法是自展检验(bootstrap test),其基本方法是:从排列的多序列中随机有放回地抽取某一列,构成相同长度的新的排列序列,重复上面的过程,得到多组新的序列,对这些新的序列进行建树,再观察这些树与原始树是否有差异,以此评价系统发生树的可靠性。在构建系统发生树的软件包中通常都包含了自展检验。此外,对于若干条序列,如果利用多种不同的分析方法进行系统发生分析,并且得到相似的进化关系,那么认为分析结果具有较高的可信度。如使用两种截然不同的建树方法,NJ 法和 MP 法,对一组同源序列构建系统发生树,如果能够产生相似的系统发生树,则可认为该系统发生树较为可靠。

五、完整基因组的比较

随着测序技术的迅速发展,后基因组时代生物信息学家面对的不仅仅是序列和基因,还包括越来越多的完整基因组。通过完整基因组的比较,可以了解基因的表达、功能,非编码功能序列和物种进化。由此也诞生了一门新的学科——比较基因组学。完整基因组间的比较包括种间基因组的比较和种内基因组的比较。

1. 种间完整基因组的比较 通过对不同亲缘关系的物种基因组序列进行比较,有助于研究生物进化过程,识别基因并分析其功能,了解基因的演变过程,探索非编码区的功能序列和功能信息。如将人类基因组与模式生物基因组进行比较,一方面有助于根据同源比较分析人类基因的功能,另一方面有助于发现人类和其他生物的本质差异,探索遗传语言的奥秘。

2. 种内完整基因组的比较 同种群体内基因组存在大量的变异和多态性,正是这种基因多态性造成了不同个体和群体对疾病的易感性和对药物与环境因子的不同反应的遗传学基础。通过种内完整基因组的比较,发现这些变异和多态性,从而为疾病的预防、诊断、个体化治疗提供基础。

六、蛋白质结构预测

(一)蛋白质结构预测的背景

基因是遗传信息的携带者,而蛋白质是生命活动的主要承担者,一切生命活动无不与蛋白质相关。生物信息学的一个基本观点是:分子的结构决定分子的性质和功能。因此,蛋白质的生物学功能在很大程度上取决于蛋白质的空间结构。蛋白质空间结构的实验室测定方法主要是 X 射线晶体衍射、磁共振技术和电镜三维重构技术,由于过程复杂,代价较高,因而通过实验测定的蛋白质结构还很少。另一方面,随着 DNA 测序技术的发展、基因识别方法的进步,我们已经从 DNA 序列中推导出了大量的蛋白质序列,这意味着蛋白质结构数据远远落后于蛋白质序列数据,在一定程度上制约了对蛋白质功能的了解。1961 年,Anfinsen 提出 Anfinsen 原理,即蛋白质分子的一级序列决定其空间结构,蛋白质的天然构象是能量最低的构象。这为用理论方法从蛋白质的氨基酸序列预测蛋白质的结构奠定了基础。

(二)蛋白质结构预测

蛋白质结构预测的研究重点主要在二级结构预测和三级结构预测方面。蛋白质的二级结构是指 α 螺旋、β 折叠和 β 转角等规则的蛋白质局部结构元件。理论和实验表明,不同的氨基酸残基在不同的环境下具有形成特定二级结构的倾向性,因此在一定程度上蛋白质二级结构的预测可以归结为模式识别问题。二级结构预测的目标就是预测某一个片段中心的残基是 α 螺旋还是 β 折叠,或者是其他。蛋白质二级结构预测的方法有三种,一是由已知结构统计各种氨基酸残基形成二级结构的构象趋势,其中最常用的是 Chou 和 Fasman 法;二是基于氨基酸的物理化学性质,包括堆积性、疏水性、电荷性、氢键形成能力等;三是通过序列比对,由已知三维结构的同源蛋白推断未知蛋白的二级结构。各种方法预测的准确率随蛋白质类型的不同而变化,例如,一种预测方法在对某类型蛋白质二级结构预测的准确率可以达到 90%,而对另一种类型蛋白质二级结构预测的准确率只有 50%,甚至更低。二级结构预测通常作为蛋白质空间结构预测的第一步。目前预测蛋白质二级结构的软件和服务器主要有 nnPredict、PredictProtein、SOPMA 等。

蛋白质的三级结构是指整条肽链中全部氨基酸残基的相对空间位置,即整条肽链的三维空间结构,是在二级结构基础上进一步盘绕,折叠而成的。蛋白质三级结构的预测主要有两个方向,一个是基于二级结构预测的结果以及蛋白质结构类型和折叠类型预测的结果,把可信度较高的二级结构进一步组装搭建出最后的蛋白质空间结构。另一个是不依赖于二级结构预测的结果,直接预测三维结构的方法,主要有同源模型法、折叠识别法和从头预测法。同源模型法的依据是:相似序列的蛋白质倾向于折叠成相似的三维空间结构,一般认为序列等同部分超过 30%,则具有相似的三维结构。对于一个未知结构的蛋白质,首先通过同源分析找到一个已知结构的同源蛋白,以该蛋白质的结构为模板,为未知结构的蛋白质建立近似的三维结构模型。同源模型法是蛋白质三级结构预测的主要方法。在蛋白质结构数据库 PDB 中,有很多蛋白质具有相似的空间结构,但他们的序列等同部分小于 25%,即远程同源。这就说明许多结构相似的蛋白质都是远程同源的。对这类蛋白质的三级结构预测,可以使用折叠识别法也称为线索化法,其主要思想是利用氨基酸的结构倾向(如形成二级结构的倾向、疏水性、极性等),通过打分函数来评价一个序列对应的结构能否适配到一个给定的结构环境中。在既没有已知结构的同源蛋白,也没有已知结构的远程同源蛋白的情况下,只能采用从头预测法,即直接根据序列本身来预测其结构。这种方法是根据物理化学、量子化学、量子物理的基本原理,从理论上计算蛋白质的空间结构,但这种方法预测的结果准确性较低。以上 3 种方法可以互相穿插,达到互补的效果。目前预测蛋白质三级结构的软件和服务器主要有 SWISS-MODEL、CPHmodels 等。

(三) 蛋白质空间结构的比较

蛋白质序列之间的比较,可以发现相似的蛋白质,确定氨基酸序列的保守模序(motif)。蛋白质空间结构之间的比较,可以发现蛋白质的结构共性,发现属于同一家族蛋白质的保守结构,发现与蛋白质功能密切相关的结构域,发现特定的空间结构模式,这些模式由多个不相邻的序列片段组成,经过蛋白质折叠后,在三维空间结合到一起,形成特定的功能位点,如蛋白质结合部位、酶的活性位点等。蛋白质结构比对时,将一个蛋白质的结构叠放于另一个蛋白质结构之上,通过结构的空间变换,使得两个结构中各个对应的原子空间位置尽可能重叠,以发现结构之间的相似性。比较蛋白质结构实际上就是比较两个蛋白质中各个原子的空间位置。对已知结构原子坐标数据的两个蛋白质,结构比较方法如:最小二乘旋转平移、图论方法、距离矩阵比较及几何哈希表等。对结构坐标未知,依靠肉眼观察是较准确揭示相似性的方法。

蛋白质空间结构的预测是一项长期而艰巨的任务。虽然已经取得了一定的进展,但各种方法均存在一定的局限性,预测的准确性有待提高。随着蛋白质数据库的增加,对蛋白质结构的进一步认识,这一问题将最终得到解决。蛋白质结构预测问题的有效解决将会给蛋白质设计、药物设计等生命科学前沿领域提供更强有力的理论支持。

七、从功能基因组学到系统生物学

后基因组时代基因组研究的重点是功能基因组学。功能基因组学是在基因组整体水平上研究基因及其产物在不同时间、空间、条件的结构与功能的关系及活动规律的科学。下一步功能基因组学研究将朝着复杂系统的方向发展，在细胞、组织、器官和生物体整体水平研究结构和功能各异的各种分子及其相互作用，并通过计算生物学来定量描述和预测生物功能、表型和行为，即系统生物学的领域。系统生物学的基本工作流程有这样 4 个步骤。首先是对选定的某一生物系统的所有组分进行了解和确定，描绘出该系统的结构，包括基因相互作用网络和代谢途径，以及细胞内和细胞间的作用机制，以此构造出一个初步的系统模型。第二步是系统地改变被研究对象的内部组成成分（如基因突变）或外部生长条件，然后观测在这些情况下系统组分或结构所发生的相应变化，包括基因表达、蛋白质表达和相互作用、代谢途径等的变化，并把得到的有关信息进行整合。第三步是把通过实验得到的数据与根据模型预测的情况进行比较，并对初始模型进行修订。第四步是根据修正后的模型的预测或假设，设定和实施新的改变系统状态的实验，重复第二步和第三步，不断地通过实验数据对模型进行修订和精炼。系统生物学的最终目标就是要得到一个理想的模型，使其理论预测能够反映出生物系统的真实性。

第三节　生物信息学在医学领域的应用

一、疾病相关基因的识别

人类的疾病都直接或间接与基因有关。除外伤外，可以把所有的疾病分为三大类：单基因病，即一个基因的缺陷就可导致的疾病；多基因病，疾病的发生不但涉及多个基因，还与环境因素有关；获得性基因病，由病原微生物基因及其表达入侵所致。

识别人类疾病相关基因的传统研究方法有两种，分别是候选基因法和位置克隆法。①候选基因法需要先验知识，如与疾病假说有关的候选基因，与疾病病理、病理生理过程有关的基因，基因编码的蛋白质具有特定的结构域，与疾病连锁的染色体区域内的基因或能导致动物疾病模型的基因等。通过分析候选基因的突变体或多态性确定与疾病的关联。②位置克隆法采用覆盖密度适当的遗传标记在家系中进行分型，以此找到与疾病相关基因连锁的某一遗传标记，从而确定该基因在染色体上的大体位置，不断缩小候选区域，确定疾病相关基因。

随着人类基因组计划的不断向前推进，我们所能获得全基因组序列的物种越来越多。通过完整基因组之间的比较研究可以发现疾病相关基因。将人类全基因组序列与其他物种的进行比较，充分利用其他物种有用的遗传信息，应用到人体生理和疾病的研究中，从而识别基因序列和调控序列，获得基因的功能信息，确定与疾病的关系。

基因表达谱微阵列用于人类疾病研究，通过比较正常组织和疾病组织内基因表达水平的差异，可以从分子水平系统地监测疾病发生过程中主要器官、组织的基因表达变化，揭示疾病发生过程中的多个作用环节，明确疾病的发生机制，同时识别疾病相关基因及其调控网络。在线人类孟德尔遗传疾病数据库 OMIM（http://www.ncbi.nlm.nih.gov/sites/entrez?

db＝omim)就是关于人类遗传病和相关基因及基因座位等信息和文献的数据库。

二、单核苷酸多态性

单核苷酸多态性(single nucleotide polymorphism,SNP)是指在基因组水平上由单个核苷酸的变异引起的 DNA 序列多态性,是人种之间、个体之间差异的遗传物质基础之一,是决定人类疾病易感性和药物反应性差异的重要遗传学基础。SNP 在基因组中分布相当广泛,近年来的研究表明,人类基因组中平均每 300～600 个碱基就存在一个碱基突变。SNP 所表现的多态性包括碱基的转换(transition)、颠换(transversion)、插入和缺失。在基因组内,任何碱基均有可能发生变异,因此 SNP 既可能在基因编码序列内,也有可能在基因组的非编码区。位于基因编码区的 SNP(coding SNP,cSNP)既可能发生同义突变,即碱基的变换,不改变编码的氨基酸,也可能发生非同义突变,造成编码氨基酸的改变,或多肽合成的提前终止。

研究显示,相邻近的 SNP 等位位点倾向于以一个整体遗传给后代。位于一条染色体上或某一个区域的一组相关联的 SNP 等位位点被称为单体型(haplotype)。一个染色体区域可以有很多 SNP 位点,但是只用少数标签 SNP(tag SNP)就能够提供该区域内大多数的遗传多态信息,这样就大大减少了用于基因型与疾病关联分析中的 SNP。2002 年 10 月在美国华盛顿召开的第一届国际人类基因组单体型图计划的战略会议,宣布了人类基因组单体型图计划的正式启动。随着人类基因组单体型图计划的顺利进行,SNP 和单体型已经逐步应用于疾病研究的各个方面。

复杂疾病是多对微效基因协同作用,并受环境因素影响所导致的疾病。其遗传模式不稳定,存在遗传异质性和表型异质性,因此,对复杂疾病中微效基因的定位难度较大。通过对候选基因或相关区域的单个或多个 SNP 或单体型与复杂性状的关联分析寻找复杂疾病风险的遗传因素,有助于确定候选基因或者相关区域在疾病中的作用。SNP 和单体型还可以应用到药物基因组(pharmacogenomics)的研究中。药物基因组是研究遗传变异如何影响个体对药物不同反应的科学。目前的研究显示,基因序列的多态性影响药物的代谢、活性、作用途径、不良反应等,使药物的效应呈现多态性。通过 SNP 与药物反应的相关分析能够揭示不同个体的药物作用目标或药物代谢过程中的某个酶的差异,弄清个体的基因组多态与疾病治疗药物反应之间的关系。此外,对基因组多态性与药物反应的研究也将促进个体化治疗的发展。

近年来,人类的 SNP 数据呈现较快的增长态势。国际上较重要的 SNP 数据库有 NCBI 的 SNP 数据库(http://www.ncbi.nlm.nih.gov/SNP/)、美国人类基因组研究所 SNP 数据库(http://www.genome.gov/About/)等。

三、从模式生物研究疾病相关基因

由于人体实验的限制和伦理学的制约,医学的研究在很大程度上依赖于对一些模式生物的研究。随着模式生物基因组测序的完成,我们可以在全基因组水平对模式生物基因组和人类基因组进行比较。通过基因组的比较,在人类基因组中发现模式生物基因组中的同源基因,并推测其生物学功能;在模式生物基因组中发现人类某个未知功能基因,并对其功能进行研究,加深对人类基因功能的认识;在模式生物基因组中发现人类疾病相关基因的同源基因,通过疾病的动物模型研究揭示疾病的分子机制,为疾病的诊断、治疗和预防提供新方法。超过60%的人类疾病基因在果蝇中有直系同源基因,如参与帕金森的 tau 和 Parkin 基因、抑癌基因 p53,以果蝇为模型研究这些人类疾病同源基因,将大大促进对疾病机制的了解。基因功能最明确的研究方法是通过在特定组织内敲除该基因,分析其对整体的生理生化过程的影响。目前,只有小鼠具有成熟的基因敲除技术。小鼠全基因组测序的完成,为以小鼠作为模型研究人类疾病相关基因提供了有利的分子基础。

四、生物信息学与药物设计

传统的新药设计过程耗时长,花费大。生物信息学的发展提供了另外一种药物研发手段。生物信息学在药物研发中的意义在于找到病理过程中关键性的分子靶标,阐明其结构和功能的关系,从而指导设计能激活或阻断生物大分子发挥其生物功能的治疗性药物。主要通过以下几个方面为药物设计提供帮助:确定与疾病相关的靶标,验证靶标的有效性,预测靶标生物大分子的三维结构,验证药物的作用机制,预测药物的毒性。

迄今为止,疫苗仍然是预防死亡和疾病最有效最经济的方法。基于微生物基因组序列开发疫苗是微生物基因组学、生物信息学和分子生物技术的有机结合。首先获得微生物全基因组序列,对基因组序列进行分析注释列出所有的蛋白质,依照功能预测对它们进行分类;其次是利用生物信息学预测毒理因子、分泌及表面相关抗原,利用蛋白质组学技术寻找外膜抗原,应用体内表达技术、信号标签诱变技术、DNA 芯片等寻找侵袭及毒力相关抗原;最后,对上述抗原基因进行高通量克隆、表达、纯化重组蛋白,对纯化后的抗原进行体内、体外评价,筛选出保护性抗原,进行疫苗研究。b 型抗流感嗜血杆菌结合多糖疫苗、金黄色葡萄球菌疫苗就是利用微生物基因组序列进行疫苗开发的成功例子。随着生物信息学、基因组学和分子生物学技术的不断发展,这种疫苗开发策略在理论上可研制出所有感染性病原体安全有效的疫苗,为给当今世界上的一些难治之症,如肿瘤、疟疾等的预防和治疗提供一条新的途径。

(施李丽)

思 考 题

1. 生物信息学的研究内容包括哪几个方面?
2. 基因功能预测的方法主要有哪几种?
3. 系统生物学的基本工作流程是什么?
4. 生物信息学在医学领域有哪些具体应用?
5. 生物信息学在哪几个方面可为药物设计提供帮助?

附录：中英对照专业缩写词汇表

ACR	American College of Radiology	美国放射学会
ADSL	asymmetric digital subscribe line	非对称数字用户线
AMIA	American Medical Informatics Association	美国医学信息学会
ANN	artificial neural networks	人工神经网络
APAMI	Asia Pacific Association for Medical Informatics	亚太医学信息学协会
ATM	asynchronous transfer mode	异步传输模式
BA	Biological Abstracts	美国生物学文摘
BA/RRM	biological abstracts/report、reviews、meetings	生物学文摘/报告、述评、会议资料
BIOSIS	Biosciences Information Service of Biological Abstracts	生物学文摘生物科学信息服务社
B/S	Brower/Server	浏览器/服务器
CA	Chemical Abstracts	美国化学文摘
CALIS	China Academic Library & Information System	中国高等教育文献保障系统
CDA	clinical document architecture	临床文献框架
CDC	Centers for Disease Control and Prevention	疾病预防控制中心
CDSS	clinical decision support systems	临床决策支持系统
CHIS	community health information systems	社区卫生信息系统
CIS	clinical information systems	临床信息系统
CJFD	Chinese Journal Full-text Database	中国期刊全文数据库
CNKI	Chinese national knowledge infrastructure	中国知识基础设施
CPOE	computer physician order entry	计算机化医嘱录入
CPR	computer-based patient record	计算机化患者记录
CPU	central processing unit	中央处理器
CR	computed radiography	计算机 X 射线摄影
C/S	Client/Server	客户/服务器
CSCW	computer-supported cooperative work	计算机辅助协同工作
CT	computed tomography	X 线计算机断层扫描
DBA	database administrator	数据库管理员
DBS	database system	数据库系统
DBMS	database management system	数据库管理系统
DD	data dictionary	数据字典
DDL	data definition language	数据定义语言

DDN	digital data network	数字数据网
DDSS	distributed decision support system	分布式决策支持系统
DFD	data flow diagram	数据流程图
DICOM	digital imaging and communication in medicine	数字医学图像通信协议
DM	data mining	数据挖掘
DML	data manipulation language	数据操纵语言
DR	digital radiography	数字 X 射线摄影
DSA	digital subtraction angiography	数字减影血管造影
DSS	decision support systems	决策支持系统
EBM	evidence-based medicine	循证医学
EFMI	European federation for medical informatics	欧洲医学信息学联盟
E-Health	electronic health	电子健康
EHR	electronic health records	电子健康档案
EMBASE	Excerpta Medica Database	荷兰医学文摘数据库
EMCC	English Medical Current Contents	西文生物医学期刊文献数据库
CMCI	Chinese Medical Citation Index	中国生物医学期刊引文数据库
EMR	electronic medical records	电子病历
EPR	electronic patient record	电子化患者记录
ES	expert system	专家系统
FDA	Food and Drug Administration	美国食品药品管理局
FDDI	fiber distributed data interface	光纤分布式数字接口网
FTP	file transfer protocol	远程文件传输
GA	genetic algorithm	遗传算法
GDSS	group decision support systems	群体决策支持系统
GUI	graphical user interface	图形用户界面
HIS	hospital information system	医院信息系统
HL7	health level seven	医疗健康信息传输与交换标准
HMIS	hospital management information systems	医院管理信息系统
IAS	information analysis system	信息分析系统
ICD	international classification of diseases	国际疾病分类法
IDSS	intelligent decision support systems	智能决策支持系统
IFIP	International Federation for Information Processing	国际信息处理联合会
IM	Index Medicus	美国医学索引
IMIA	International Medical Informatics Association	国际医学信息学学会
IMIA-LAC	Regional Federation of Health Societies in Latin America	拉丁美洲医学信息学学会
IOD	information object definitions	信息对象定义
IP	Internet Protocol	国际互联网协议
IRM	information resource management	信息资源管理
ISBN	international standard book number	国际标准书号
ISDN	integrated services digital network	综合业务数字网
ISSN	international standard serial number	国际标准连续出版物编号
IT	information technology	信息技术

KDD	knowledge discovery in databases	知识发现
KM	knowledge management	知识管理
LIS	laboratory information systems	实验室信息系统
LOINC	logical observation identifiers names and codes	观测指标标识符逻辑命名与编码系统
MEDLARS	medical literature analysis and retrieval system	医学文献分析与检索系统
MEDLINE	medical literature analysis and retrieval system on line(MEDLARS on line)	联机的医学文献分析与检索系统
MeSH	medical subject headings	医学主题词
MIS	management information system	管理信息系统
MIT	medical information technology	医学信息技术
MRI	magnetic resonance imaging	磁共振成像
NCBI	National Center for Biotechnology Information	美国国立生物技术信息中心
NCI	National Cancer Institute	美国国立癌症研究所
NEMA	National Electronic Manufacturing Association	全美电子厂商联合会
NIH	National Institutes of Health	美国国立卫生研究院
NIS	nursing information system	护理信息系统
NKI	national knowledge infrastructure	国家知识基础设施
NLM	National Library of Medicine	美国国立医学图书馆
NMI	nuclear medical imaging	核医学成像
OCLC	online computer library center	联机计算机图书馆中心
OLAP	online analytical processing	联机分析处理
OLTP	online transaction process system	联机事务处理系统
OMIM	online mendelian inheritance in man	人类孟德尔遗传数据库
OS	operating system	操作系统
PACS	picture archiving and communication systems	图像存储与传输系统
PDA	personal digital assistant	个人数码助理
PDQ	physician data query	医生咨询数据库
PEIS	physical examination information system	体检信息系统
PHIS	public health information systems	公共卫生信息系统
PHR	Personal health record	个人健康记录
PIS	pathology information system	病理信息系统
RCT	randomized controlled trial	随机对照试验
RIS	radiology information system	放射科信息系统
SCI	Science Citation Index	美国科学引文索引
SDH	synchronous digital hierarchy	同步数字系列
SMDS	switched multi-megabit data service	变换多兆位数据服务
SNOMED	systematized nomenclature of medicine	医学术语系统命名法
SONET	synchronous optical network	同步光纤网
STM	synchronous transport module	同步传输模块
STS	synchronous transport signal	同步传输信号
TCP	transmission control protocol	传输控制协议
UMLS	unified medical language system	统一医学语言系统
USI	ultrasound imaging	超声成像

VPN	virtual private network	虚拟专用网
WAN	wide area network	广域网
WHO	World Health Organization	世界卫生组织
WHOSIS	WHO statistics information system	世界卫生组织统计信息系统
WLAN	wireless local area network	无线局域网
WWW	world wide web	万维网
XML	extensible makeup language	可扩展标记语言

主要参考文献

［1］ Tan J. Medical Informatics：Concepts, Methodologies, Tools, and Application. New York：IGI Global, 2009：35-69

［2］ Fitzmaurice JM, Adams K, Eisenberg JM. Three decades of research on computer applications in health care：medical informatics support at the Agency for Healthcare Research and Quality. Journal of American Medical Informatics Association, 2002, 2：144-160

［3］ Collen MF. A history of medical informatics in the United States. United States of America：American Medical Informatics Association, 1995：3-69

［4］ Staggers N, Thompson CB, Snyder-Halpern R. History and trends in clinical information systems in the United States. Journal of Nursing Scholarship, 2001：75-81

［5］ 董建成. 医学信息学的现状与未来. 中华医院管理杂志, 2004, 4：232-235

［6］ van Bemmel JH, Musen MA. Handbook of Medical Informatics. Netherlands：Bohn Stafleu Van Loghum, 1998：3-18

［7］ 王汝宽. 生命科学研究理念和方法学革命及其影响. 医学研究杂志, 2006, 1：4-11

［8］ 梅人朗, 陈刚, 杨益, 等, 编译. 医学教育全球标准. 上海：上海科学技术出版社, 2004：115-122

［9］ 杨善林, 刘业政. 管理信息学. 北京：高等教育出版社, 2003：1-25

［10］ 傅征. 数字医学的提出与发展. 中国数字医学. 2007(11)：9-13

［11］ 钟世镇. 数字人与数字医学研究现状及展望. 中国数字医学, 2009(1)：5-7

［12］ 王玉来. 中医神经信息学研究趋势. 中华中医学刊, 2007, 3：426-427

［13］ 郭晋蜀, 卢娴. 从医疗信息化的进展看加强医学类专业信息技术教学的努力方向. 西北医学教育, 2005, 4：346-348

［14］ 徐一新, 应峻, 董建成. 医学信息学的发展. 中国医院管理, 2006, 3：30-32

［15］ 张福炎, 孙志挥. 大学计算机信息技术教程. 第2版. 南京：南京大学出版社, 2004：34-305

［16］ 俞梦孙. 关于我国医学信息技术的发展. 中国生物医学工程学报, 2008, 2：161-163

［17］ 孟广均. 信息资源管理导论. 第3版. 北京：科学出版社, 2008：1-86

［18］ Fayyad U, Piatetsky-Shapiro G, Smyth P. From data mining to knowledge discovery in databases. American Association for Artificial Intelligence, 1996 (fall)：37-54

［19］ Chen H, Fuller SS, Friedman C, Hersh W. Medical Informatics—Knowledge Management and Data Mining in Biomedicine. New York：Springer, 2005：3-21

［20］ 罗爱静, 方庆伟, 任淑敏. 卫生信息管理概论. 北京：人民卫生出版社, 2009：24-32

［21］ 代涛, 钱庆, 王小万, 等. 医疗卫生领域知识服务与知识管理的理论和实践. 医学信息学, 2008, 4：1-10

［22］ 中国医院协会信息管理专业委员会, 埃森哲咨询公司. 中国医院信息化发展研究报告(白皮书). 中国数字医学, 2008, 6：10-18

[23] 傅征. 加强医院信息化的现状分析与对策研究. 中国数字医学,2006,1:9-11

[24] 李包罗. 医院信息化建设过程中的两个核心问题. 当代医学,2005,6:66-67

[25] 饶克勤. 卫生信息化与卫生改革同行. 医院管理论坛,2007,4:9-12

[26] 傅征,任连仲. 医院信息系统建设与应用. 北京:人民军医出版社,2003:3-109

[27] Ball MJ, Weaver CA, Kiel JM. Healthcare Information Management Systems. Third Edition. New York:Springer,2004:251

[28] 王伟,黄晓鹏,常兴哲,董建成. 医学信息学. 北京:高等教育出版社,2006:146-167

[29] 李友专,张显洋. 医学资讯管理学. 台湾:华杏出版股份有限公司,2007:203-269

[30] 丁宝芬,施诚,陈亦江,董建成. 实用医学信息学. 南京:东南大学出版社,2003:59-88

[31] 董建成. 我国医院信息系统现状及原因分析. 中华医院管理杂志,2003,4:228-230

[32] 金新政,陈敏. 医院信息系统. 北京:科学出版社,2004:105-224

[33] Haux R, Winter A, Ammenwerth E, Brigl B. Strategic Information Management in Hospitals—An Introduction to Hospital Information Systems. New York:Springer,2004:25-43

[34] 薛万国,李包罗. 临床信息系统与电子病历. 中国护理管理,2009,2:77-80

[35] Hanson CW. Healthcare Informatics. New York:McGraw Hill Publishers,2005:93-114

[36] 任懋榆,王建民. 临床医学信息学. 北京:军事医学科学出版社,2002:6-13

[37] 李刚荣,李桂祥,李晴辉,等. 门诊电子排队管理系统的设计和应用. 中国数字医学,2008,2:15-18

[38] 顾卫江,董建成. 基于 Web 的电子病案系统设计. 医学信息—医学与计算机应用,2004,4:187-189

[39] 董建成,申飞驹,周董. 基于 Web 的电子病历安全体系分析与设计. 中华医院管理杂志,2006,8:560-563

[40] 李包罗,马琏,许燕. 护理信息学及信息技术的应用. 中国护理管理,2009,3:76-78

[41] Lu YC, Xiao Y, Sears A, et al. A review and a framework of handheld computer adoption in healthcare. International Journal of Medical Informatics,2005,5:409-422

[42] Velde RV, Degoulet P. Clinical Information Systems—A Component-Based Approach. New York:Springer-Verlag,2003:217-229

[43] 吴静,饶克勤,吴凡,等. 以标准化健康档案为核心的社区卫生信息系统模式. 中国卫生经济,2009,1:49-51

[44] 胡新平,张志美,董建成. 基于自主许可的医疗数据共享研究. 医学信息学杂志,2008,11:1-4

[45] 董建成,周董,胡新平. 我国医学信息标准化建设存在的主要问题及建议. 中国医院管理,2007,2:59-60

[46] Huang HK. PACS and Imaging Informatics—Basic Principles and Applications. Canada:Wiley-Liss,2004:3-78

[47] 宋余庆,陈健美,朱峰,等. 数字医学图像. 北京:清华大学出版社,2008:31-75

[48] Huang HK. Medical imaging informatics research and development trends. Computerized Medical Imaging and Graphics,2005,2-3:91-93

[49] 赵越,韩滢,王之琼. DICOM 技术在 PACS 系统中的应用综述. 中国数字医学,2009,2:57-60

[50] 叶建林,张照林,吴国华. 基于 DICOM 标准和分布式对象技术的 PACS 体系研究. 实用放射学杂志,2008,12:1694-1697

[51] 贾军琪,刘延洲,钟田亮等. Mini-PACS 系统在临床医学中的应用. 实用放射学杂志,2006,5:623-624

[52] Goldstein D, Groen PJ, Ponkshe S, et al. Medical Informatics 20/20:Quality and Electronic Health Records Through Collaboration,Open Solution,and Innovation. Boston:Jones and Bartlett Publishers,2007:129-158

[53] Hoyt R,Sutton M,Yoshihashi A. Medical Informatics—Practical Guide for Healthcare Professional. Florida:

Pensacola,2007:26-51

[54] Canada Health Infoway. EHRs Blueprint——an Interoperable HER Framework. 卫生部电子病历委员会,2008:2-149

[55] 中华人民共和国卫生部. 健康档案基本架构与数据标准(试行). 中国卫生信息管理杂志,2009,2:8-14

[56] 杨文秀,刘爱民. 社区居民健康档案(试行). 北京:北京大学医学出版社,2008:1-63

[57] 董建成,周董,胡新平,等. 电子健康档案的标准体系框架研究. 中华医院管理杂志,2007,8:555-558

[58] 李道苹,陈敏,蔡筱英,等. 美国电子健康档案功能模型分析. 中国医院院长,2008,11:53-56

[59] 王陇德. 卫生应急工作手册. 北京:人民卫生出版社,2005:72-75

[60] 马家奇,戚晓鹏. 公共卫生地理信息系统应用教程. 北京:人民卫生出版社,2006:106-110

[61] Walker JM,Bieber EJ,Richards F. Implementing an Electronic Health Record System. London:Springer,2005:3-107

[62] 赵同刚,陈锐,何翔,等. 卫生监督与法制社会. 中国卫生监督杂志,2007,2:154-156

[63] 刘开钳,陈敏. 卫生监督信息化的问题与对策. 医学与社会,2007,10:45-47

[64] 曹丽萍,张琪,陈永祥,等. 卫生监督信息标准化现状研究. 中国卫生监督杂志,2008,5:345-347

[65] 刘开钳,李奕才,夏磊,等. 卫生监督执法信息平台的构建研究. 中国卫生监督杂志,2006,2:58-60,19

[66] 吴正红,张峰,蔡明等. 浙江省卫生监督信息系统研发应用及讨论. 中国卫生监督杂志,2008,2:126-130

[67] 韩宏,梁向东. 我国省级卫生监督执法数据平台建设的基本构想. 中国卫生监督杂志,2005,3:412-414

[68] 张婵,白尚旺. 妇幼保健管理信息系统的设计与实现. 计算机与数字工程,2008,5:83-85,89

[69] Ball MJ,Weaver CA,Kiel JM. Healthcare Information Management Systems:Cases,Strategies,and Solutions. Third Edition. New York:Springer,2004:22-40

[70] O'Carroll PW,Yasnoff WA,Elizabeth WM,et al. Public Health Informatics and Information Systems. New York:Springer,2003:85-198

[71] Wootton R,Craig J. Introduction to Telemedicine. Kansas:Royal Society of Medicine Press,1999:191-195

[72] 白净,张永红. 远程医疗概论. 北京:清华大学出版社,2000:1-16

[73] 高岚,代涛. 医学信息学. 北京:科学出版社,2007:416-477

[74] Boehning N,Blau A,Kujumdshieva B,et al. Preliminary results from a telemedicine referral network for early diagnosis of sleep apnoea in sleep laboratories. Journal of Telemedicine and Telecare,2009,4:203-207

[75] Ciemins EL,Holloway B,Coon PJ,et al. Telemedicine and the mini-mental state examination:assessment from a distance. Telemedicine Journal and e-Health,2009,5:476-478

[76] Chang JY,Chen LK,Chang CC. Perspectives and expectations for telemedicine opportunities from families of nursing home residents and caregivers in nursing homes. International Journal of Medical Informatics,2009,7:494-502

[77] 史美玲. 计算机支持的协同工作理论与应用. 北京:电子工业出版社,2000:246-257

[78] 张连霞,张喜雨,边建农. 远程医疗监护技术及其应用. 医疗设备信息,2006,5:43-44,56

[79] 徐庐生,唐慧明. 从信息技术看我国远程医疗的发展. 中国医疗器械信息,2006,1:33-37

[80] 王晓民,周卫东,Scott RE. 从远程医学概念的转变展望远程医学的发展. 医疗设备信息,2005,6:1-4

[81] 王蕾. 远程医疗系统中关键信息技术的应用. 河北北方学院学报(自然科学版),2007,4:45-46,49

[82] 农智红,刘郦,覃丽群. 远程医疗技术演变过程及其发展趋势浅析. 广西民族大学学报(自然科学

版),2007,2:39-43

[83] 董建成. 医学信息检索教程. 第2版. 南京:东南大学出版社,2009:1-86

[84] 徐一新. 医学信息检索. 北京:高等教育出版社,2004:142-162

[85] 李晓玲、夏知平. 医学信息检索与利用. 第4版. 上海:复旦大学出版社,2008:88-129

[86] Hersh WR. Information Retrieval—A health and Biomedical Perspective. Second edition. New York: Springer-Verlag,2003:3-82

[87] Shortliffe EH, Perreault LE. Medical Informatics—Computer Applications in Health Care and Biomedicine. Second edition. New York:Springer-Verlag,2001:76-130

[88] 崔雷,尚彤,景霞. 简明医学信息学教程. 北京:北京大学医学出版社,2005:93-110

[89] 黄晓鹏. 医学信息学教程. 北京:中国科学技术出版社,2005:159-173

[90] 陈文伟. 决策支持系统及其开发. 第3版. 北京:清华大学出版社,2008:56-92

[91] Carroll S. Is there anything nicer than NICE? A question the conservative shadow health team is right to ask. Value in Health,2009,5:631-633

[92] Wu JH,Chen YC,Greenes RA. Healthcare technology management competency and its impacts on IT-healthcare partnerships development. International Journal of Medical Informatics,2009,2:71-82

[93] 丁卫平,顾卫江,董建成等. 模糊逻辑推理在电子病历智能辅助诊断系统中的应用研究. 南通大学学报(自然科学版),2006,4:77-81

[94] 高洪深. 决策支持系统(DSS)——理论、方法、案例. 第3版. 北京:清华大学出版社,2005:1-37

[95] Berner ES. Clinical Decision Support Systems—Theory and Practice. Second edition. New York: Springer,2007:3-22

[96] Krane DE,Raymer ML. 生物信息学概论. 北京:清华大学出版社,2004:100-177

[97] Mount DW. Bioinformatics—Sequence and Genome Analysis. Second Edition. New York:Cold Spring Harbor Laboratory Press,2004:1-27

[98] Kalet IJ. Principles of Biomedical Informatics. Amsterdam:Academic Press,2009:3-97

[99] Shortliffe EH,Cimino JJ. Biomedical Informatics:Computer Application in Health Care and Biomedicine. Third Edition. New York:Springer,2006:447-475